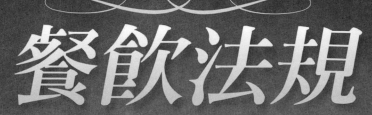

# 餐飲法規
## Food and Beverage Regulations

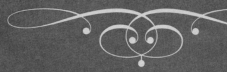

李義川◎著

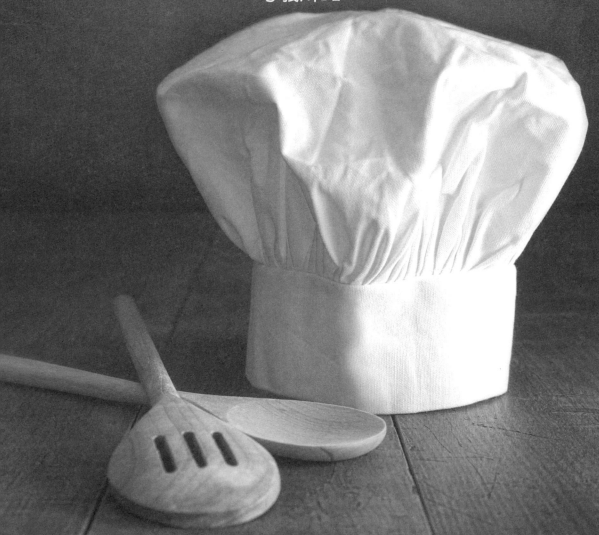

# 序

「相見時難別亦難，東風無力百花殘。春蠶到死絲方盡，蠟炬成灰淚始乾。曉鏡但愁雲鬢改，夜吟應覺月光寒。蓬萊此去無多路，青鳥殷勤為探看。」

「春蠶到死絲方盡，蠟炬成灰淚始乾」這首著名詩的作者是李商隱，又名李義山；李義山是我大哥的名字，我是李義川。

2013年台灣持續爆發食品安全問題，包括知名連鎖麵包店「胖達人」，因為網友踢爆添加人工香精，涉嫌廣告不實；台灣包裝米市占率第三大山水米，也經由消費者自行送驗，發現山水米係以進口劣質米假冒台灣米進行販售；市場過去標榜「百分百」、「純」食用油、自然釀造醬油、不純砍頭蜂蜜接連一一踢爆混充後，連食用米也出包；農委會公布市售食米檢驗結果，知名的關山農會、台糖部分產品均上違規廠商榜單。除了山水米外，連台糖包裝米都「中鏢」，知名關山農會出產「關山芋香益全香米」，也被發現標示不實；另外過去擁有36年歷史、市占率逾一成的台灣老牌「大統」食用油品公司，2013年10月則爆發利用香精及各式添加物混充橄欖油事件。標示「百分之百特級橄欖油」，結果查出不但是以廉價葵花油及棉籽油混充，甚至為了讓色澤好看，還添加各式添加物混充橄欖油；完全是之前胖達人的翻版。而透過摻加香精，大統花生油中完全沒有任何花生，完全藉由添加香精調製，大統混油事件也真的重創國人對於台灣食品安全的信心。以上各違規廠商在爆發違規面對消費者時，彼此間則都有一個相似之處：首先業者會在第一時間否認自家產品有發生問題，接著開始推託此行為，係屬於業內潛規則，或是因為部分生產作業人員不小心的疏失所造成，同時間產品開始下架，及接受消費者退貨；最後

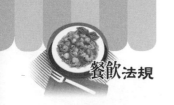
則由主管機關依法行政處罰；但是因為政府罰款金額與廠商不當獲利間不成比率，導致違規的廠商仍然繼續違規，國外低價進口米混充台灣本地米兩年違規22次；顯然市場上「砍頭生意有人做」，但是很明顯的，賠錢生意則沒人肯幹；因此台灣政府食品安全管理之重點，顯然必須透過法律速審速結並予以重罰；讓違規業者一旦被查獲時，不但無利可圖，並且還必須「有仇必報，加倍奉還」才行（2013年台灣流行日劇中最經典的台詞）。如果不健忘，過去20年前各大報紙持續刊登的違規廣告，也是後來因為針對廠商與媒體採取重罰方式，導致違規廠商無利可圖後始絕跡。

　　台灣許多人對於法律，迄今仍有以為「不知者無罪」錯誤想法。事實上，中華民國刑法第16條規定：「不得因不知法律而免除刑事責任。」因此行為人雖然不知道法律，仍然會受到處罰。另外紅燈右轉時，打與不打右轉方向燈，差在哪裡？在紅燈不能右轉路口紅燈右轉，但是有打右轉方向燈時，屬於違規紅燈右轉行為。依據道路交通管理處罰條例第53條「汽車駕駛人，行經有燈光號誌管制之交岔路口闖紅燈者，處新台幣1,800元以上5,400元以下罰鍰。前項紅燈右轉行為者，處新台幣600元以上1,800以下罰鍰」；因此紅燈不打右轉方向燈就右轉，警方會以闖紅燈開罰，最高罰款5,400元，兩者間相差4,800元（紅燈右轉最低處新台幣600元）；法律與生活其實習習相關，需要多多瞭解。但是筆者就學期間，一上法律課就會打瞌睡，因此一直想像能提供生動、豐富與有趣的法規書籍可以當教科書；所以本書係透過個案進行探討，希望提供過去已發生之實際個案，能夠快速提供法規基本知識與重點；並逐步說明法規之基本概念、如何預防與進行管理；期盼藉由深入淺出之書寫方式，讓讀者能夠儘快瞭解單調枯燥條文式法規之精髓；更希望因此吸引讀者興趣，提升法律概念，讓讀者日後不論自用、管理與考照均可順利應用。唯本書能夠順利完成，後來發現如《聖經》所說：「敬畏上帝是智慧的開端」，筆者深信係藉由每天禱告、大量閱讀與謙卑學習，才能夠在許多貴人協助之下

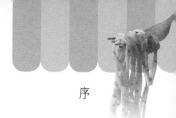

完成。

　　過去筆者多次擔任國內各學校、公會及機構講師，加上在各大專院校教書的經驗，總希望能將相關30多年之實務經驗予以分享、傳承，及提供對於法規有興趣者之輔佐與參考；不過當撰寫過程中，不斷發現個人真的才疏學淺，理想太多加上「學然後知不足」，又公務繁忙；因此實際結果，理想與實際總有所差距，期盼諸多先進能不吝指正，以為改善；而本書之順利完成，衷心感謝愛妻蕭惠汝與家人竺逸、芊嶧之陪伴與鼓勵，及揚智公司吳韻如與范湘渝小姐等諸多工作人員之鼎力協助。

李義川 謹誌於

高雄榮民總醫院營養室

2014年春

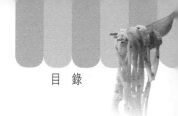

# 目　錄

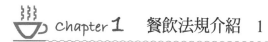
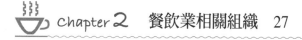
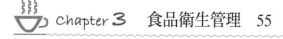

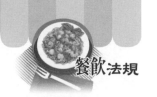

餐飲法規

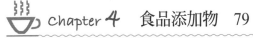

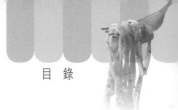

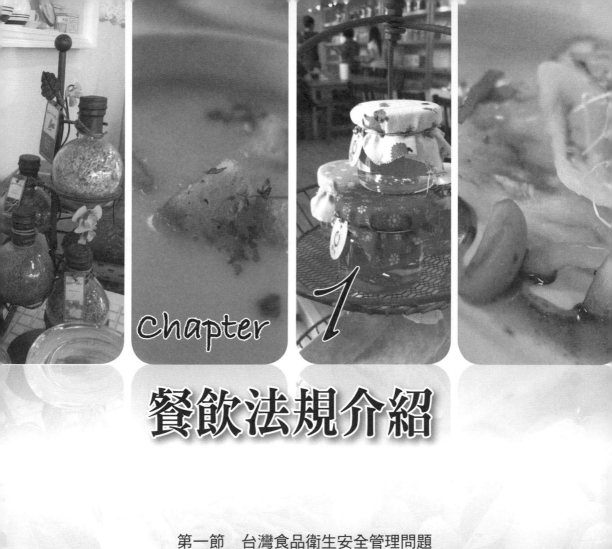

# 餐飲法規介紹

Chapter 1

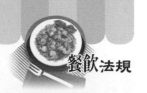

## 案例分析

「法律面前，人人平等」，聯合國《世界人權宣言》第7條：「讓所有人在法律之前保持平等」。但是如果民眾不懂法律時，哪來的平等？曾有一個碩士生，利用網路做起男妓生意，第一次交易就被喬裝女客的女警查獲，但是這位碩士生竟說「我不知道這是違法的」。很多人對於法律往往一知半解，或以全然不知態度，遊走在法律邊緣。依據我國刑法第16條規定：「不得因不知法律而免除刑事責任」，因此就算民眾說「我不知道」還是必須承擔違法的後果。

### 師大夜市存廢危機

台北市師大商圈店家過去因為在住宅區內開店，影響居民的居住品質，造成怨聲不斷，後來台北市政府開鍘，當地店家面臨強制斷水電處分；於是師大商圈店家改放低姿態，展開自律行動，希望可以挽回居民信心，讓美食街能夠繼續營業。為解決台北市特定商圈、區域土地使用分區的問題，北市府因此研擬修改北市土地使用分區管理自治條例，以期一勞永逸。師大夜市是昔日的觀光重點商圈，為什麼101年卻成為民眾率先討伐喊打之目標？主要是因為師大夜市過度發展，導致住戶與店家間不斷紛爭，當地居民，依法祭出土地使用分區管制規則，要讓商圈消失。按照市府劃定的商業區，只有師大路三十九巷、雲和街、龍泉街及師大路所圍成約一公頃屬於「商一特」，依法可以從事「為供住宅區日常生活所需之零售業、服務業及其有關商業活動」；其他地區則應該屬於住宅區，道路寬六公尺以上者，尚可從事日常服務業與零售業；寬八公尺以上者則可從事飲食業。但是，愈來愈多的店家不斷違法往住宅區進行延伸，經略估計「師大商圈」101年初之面積，已經擴大到十八公頃以上；由原本一公頃，變成放大18倍的商圈。如果依照土地分區使

用及路寬限定規定執行，師大商圈總共七百個店家之中，至少有一半，300至400家將不符規定；因此，除非修法，否則不可能改善。未來經濟商圈之發展與民眾住宅之品質間如何共存，已成為政府與民眾必須面對與學習之功課；而對於餐飲業者而言，遵守法規是任何投資以前，所必須瞭解清楚與學習的第一課。

## 挑剔讓門外漢變蛋糕連鎖老大

企業如果能夠內化自己價值觀，養成企業的品格，將是永續經營的一大動力。這是白木屋食品公司董事長經營有成的哲學，認為「企業有品格，就有經營續航力」。「白木屋」2009年係屬於消費者耳熟能詳的蛋糕、喜餅、伴手禮品牌，強調品牌價值，將文化創意融入品牌精神，先後獲得國家磐石獎；第十三屆國家磐石獎頒給白木屋，董事長簡菱臻是獲獎主要關鍵人物。簡菱臻對於蛋糕，只要有0.01%不滿意時就會立即要求銷毀；堅持完美個性，導致其原料成本，往往比同業高出數倍。創立白木屋之初期，為了要到處打聽那裡的師傅手藝好，於是吃遍各蛋糕店。往往一直光顧店家，一跑就是二、三十趟，最後吃蛋糕吃到連門市人員都認識她，也終於願意幫她引見做蛋糕的師傅。但是也因為四處試吃蛋糕，導致因此胖了八公斤，還因此驗出罹患糖尿病，視力也受到影響，一度還發生腎臟萎縮等症狀，因此之後必須小心控制飲食。而在6年以後，白木屋成為北、中、南擁有32家門市的全台最大專業蛋糕連鎖店。白木屋除了重資購進日本先進機器設備以外，在於其注重研發，持續與日本、法國及義大利等國家技術顧問，不斷進行研發出新的產品。對於品質的堅持，讓白木屋成為日式精緻蛋糕代言人。最讓白木屋全體員工難以忘懷的，是民國91年白木屋第一次推出中秋月餅系列產品時，沒有想到當時沒人注意到測量糖度的儀器壞了，導致後來月餅成品餡的糖度不夠。董事長知道以後，下令回收糖度不足的月餅並進行銷

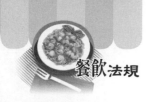

毀。那年白木屋共投入200多萬元來製作月餅,而問題月餅約40萬元,一聲令下,月餅全面回收銷毀。蛋糕屬於成熟的產業,因此想要永續經營,除了一面創新還要維持品質,而不論如何挑剔,均需先建立在法規之基礎上面。

# 第一節　台灣食品衛生安全管理問題

　　行政院衛生署2013年7月23日改為**衛生福利部**,由行政院政務委員頒授印信給衛福部長,並與總統、行政院長共同為衛生福利部揭牌。而衛生福利部一掛牌,即端出部分負擔五大調整方案,導致反彈聲浪排山倒海而來。台灣在食品衛生安全管理上的問題,包括:

## 一、食品安全問題層出不窮

### (一)毒澱粉

　　2013年5月,台灣爆發「毒澱粉順丁烯二酸」食品安全事件,過去台灣曾有「洗腎王國」封號,洗腎人口全世界第一名,在毒澱粉事件爆發之後,部分腎臟科醫師與毒物專家認為毒澱粉就是洗腎元兇。台北市衛生局認為,根據目前科學文獻的資料顯示,順丁烯二酸的急毒性低,對於人類並不具有生殖發育與基因等毒性,也沒有致癌性,只要不過量攝取,並不會造成健康的危害。北市府衛生局依據歐盟評估資料,成人每公斤體重每天可耐受量為0.5毫克(mg),若以60公斤的成人計算,則每日可忍受劑量為30毫克。衛生局因此呼籲,只要適量飲食,並不會造成健康危害。

　　**順丁烯二酸**屬於工業用的黏著劑、樹脂原料與殺蟲劑之穩定劑、或潤滑油之保存劑。美國食品藥物管理局明令順丁烯二酸不得添加於食品中。一般加工主食類米製品、粉製品、魚漿製品，甚至有些麵粉製品，其中都含有修飾澱粉，主要是用來增加製品口感及美味。因此過去芋圓、粉圓、黑輪、粄條及涼肉圓，都可能受到污染。急性毒性的動物實驗中，狗狗每公斤體重如果餵食9毫克時，只要吃一次，就足以造成腎小管壞死；如果攝取多次或更大量，更會導致急性腎衰竭，往往必須洗腎才能活命。慢性毒性方面，大鼠長期攝取濃度0.5％含有順丁烯二酸食物，或世代研究大鼠，每天如果餵食順丁烯二酸每公斤體重餵食20毫克，就會導致近端腎小管發生病變。病變的症狀包括糖尿、蛋白尿及無法排除體內有毒酸性物質，長期下來就可能導致慢性腎病變與增加終生洗腎風險。而許多人血液檢驗正常，尿液卻可以檢出糖分，就是因為近端腎小管發生損傷所造成的後果。不過將大鼠每天餵食順丁烯二酸，每公斤體重餵食100毫克連續2年，卻沒有腎病變出現。順丁烯二酸每天攝取最大耐受值（tolerable daily intake, TDI），歐盟規定為每公斤體重0.5毫克，美國則為每公斤體重0.1毫克。如果以歐盟較寬鬆標準進行估算，2013年市售查獲粉圓順丁烯二酸含量高達779ppm，黑輪順丁烯二酸含量高達496ppm。因此60公斤的成人，如果每天攝取40公克粉圓或一支70公克黑輪時，就將會造成超過每天攝取的最大耐受值（TDI）。換言之，即會增加罹患腎病變的風險，更不用說體重較60公斤輕的孩童或婦女。

## (二)塑化劑（Plasticizer）

　　2011年5月台灣衛生福利部查獲全球首見在飲料食品，違法添加有毒塑化劑DEHP（鄰苯二甲酸二酯）違規事件。台灣最大的起雲劑製作供應公司，為了降低生產成本，連續30年來一直將列為第四類有毒物質的工業塑化劑，代替棕櫚油生產起雲劑，至少供應45家飲料與乳品製造商，甚至

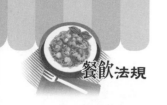

包括生產健康食品的生物食品科技公司與藥廠。總計已經上萬噸的違法起雲劑,被製成濃縮果粉、果汁、果漿及優酪粉等五十多種食物香料,當時預估台灣恐有三分之一市場,被違法添加物攻占,其中也包括多家知名飲料與食品廠商產品均涉入在內;而含有毒成分的食品,更遠銷至菲律賓等台灣周邊地區。

**塑化劑**也稱為增塑劑或可塑劑,係屬於一種增加材料柔軟性或材料液化之添加物。所添加對象包括塑膠、混凝土、乾壁材料、水泥及石膏等;也是化妝品最常見的防腐劑之一。種類多達百餘種,但最普遍的則是一群稱為鄰苯二甲酸二酯(DEHP)的化合物。產品在添加塑化劑以後,將可使成品擁有各種軟硬度與光澤;而塑膠當材質愈軟時,所需添加之塑化劑數量就會愈多。一般經常使用的保鮮膜,有的是屬於沒有添加劑的PE(聚乙烯),但沒放的成品黏性將會比較差;而另一種被民眾廣泛使用的PVC,則有添加塑化劑;添加後PVC的材質,因此可以變得很柔軟而且增加其黏度,因此成為非常適合做為生鮮食品的包裝。

塑化劑被歸類為疑似環境荷爾蒙,具有雌激素與抗雄激素生物活性,因此會造成人體內分泌失調,阻害影響生物體的生殖機能,包括造成降低生殖率、流產、天生缺陷、異常的精子數及睪丸損害,還可能引發惡性腫瘤或造成畸形兒。

## (三)三聚氰胺(Melamine,$C_3H_6N_6$)

三聚氰胺俗稱密胺或蛋白精,屬於一種含氮雜環有機化合物,普遍使用做為化工原料。因為對人體有害,因此規定不可使用於食品加工或食品添加物。三聚氰胺是製造三聚氰胺甲醛樹脂(melamine-formaldehyde resin)的原料,常用於製造日用器皿及紙張等,美耐皿(Melamine)其實就是三聚氰胺英文之直接音譯,主要由三聚氰胺與甲醛所聚合而成。市售美耐皿一級品可耐攝氏120°C,但次級品只能耐80°C。因此剛煮熟的餐

食，如果立即置於次級美耐皿餐具時，可能因此而釋出三聚氰胺。

2008年9月24日衛生福利部參考國際檢驗方法及香港最新立法的規定，及會商藥物食品檢驗局及食品工業研究所專家以後，因為難以在短時間內驗出2ppm以下的三聚氰胺，為了加速檢驗，決定將2.5ppm（2,500ppb）做為食品殘留三聚氰胺之檢驗判定標準。後來考慮到民眾擔心，則不允許乳製品檢出三聚氰胺。根據歐盟執委會2008年9月26日發給會員國的緊急通報中，清楚指出所有含三聚氰胺量超過2.5毫克／公斤（2.5ppm）的產品應立即銷毀。

## (四)瘦肉精

**瘦肉精**或稱瘦體素，簡稱「受體素」，係用來增進家畜增長瘦肉的乙型交感神經受體劑（$\beta$ adrenergic agonist），台灣早期稱其為「健健美」。肉品瘦肉精的種類多達廿餘種，經常使用的則有七種；其中的培林（Ractopamine，萊克多巴胺）對人體健康的風險最低，因此台灣政府後來同意在「動物用藥殘留標準」中增列培林，但是其他瘦肉精則仍禁用。瘦肉精係屬類交感神經興奮劑，具有類似人體的腎上腺素功能。而除了培林，還有齊派特羅（Zilpaterol）、沙丁胺醇（Salbutamol）及克侖特羅（Clenbuterol）等多種瘦肉精，後兩者用於人類的氣喘用藥。

動物在食用瘦肉精以後，將可有效提升肉品中蛋白質的形成，並降低脂肪堆積，因此不但可讓豬隻體型健美，肉質吃起來也比較不會有油膩的感覺。但是，瘦肉精則可能導致急性中毒，症狀包括心悸、四肢肌肉顫抖、頭暈及心跳過速，若碰上罹患交感神經功能亢進的患者，如冠心病與甲狀腺機能亢進，更容易發生不適症狀。

2012年，包括美國、加拿大、香港等二十六個國家及地區，已經允許培林作為飼料添加物，並訂有殘留限量（maximum residual limit，MRL值）。2011年台灣的市場，美國牛肉供應突然大量減少，因為當時牛肉約

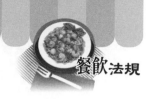

近2%被檢出「瘦肉精」，而被海關拒絕輸入（之前是因為政府沒有進行檢驗，而不是產品合格）；因此導致台灣與美國貿易關係緊張，甚至台美貿易暨投資架構協定（TIFA）會議也因此宣告停擺。瘦肉精在2012年成為國際政治問題，已非單純的食品衛生安全案件。最後則因為國際食品法典委員會（由聯合國農糧組織與世界衛生組織共同設立，制訂食品法典標準，供所屬一百八十五個會員國參考，以避免某些國家以單獨標準做為貿易壁壘手段）同意動物用藥萊克多巴胺做為動物用藥，台灣援照標準使用而獲得解套。

## (五)其他

1. 孔雀綠石斑魚：2011年8月衛生福利部公布市售禽畜水產品動物用藥殘留結果，其中紅杉魚不合格率仍高達8成5，分別被驗出孔雀綠或還原型孔雀綠。

2. 毒菜脯：2009年5月彰化縣一間農產加工廠製作的菜脯蘿蔔乾，驗出添加禁用的工業用防腐劑甲醛「福馬林」；2013年嘉義生產的菜脯，發生添加防腐劑苯甲酸超標事件。

3. 故宮毒茶葉：烏龍茶中殘有農藥致癌性的氟芬隆及可能造成神經病變的愛殺松。

4. 戴奧辛鴨：養鴨場遭到「世紀之毒」戴奧辛污染。

5. 致癌工業用鹽：廠商使用致癌工業用鹽混充食用鹽販售，估計已有數萬包、上萬公斤透過大賣場流入市面。

6. 黑心素食、豬飼料酵母粉、過期奶粉。

## 二、預算經費不足

衛生福利部責任既重且鉅，興辦的工作極多，但在政府財政十分困

難的狀況下，想要再增加預算額度實屬不易。自94年度至98年度，扣除人事費用淨增數以後，衛生福利部可自行支配的預算資源，僅淨成長6,224萬8,000元（或0.53%）；同時期又要著手改造全民健康照護系統，提供社福醫療照顧，免除疫病侵入威脅。因此經費就顯得極端不足，導致各項衛生政策推動，確實有未臻完善之處。

## 三、人力不足

人力不足，難以因應當前業務需要，由於未能適時補足必要的員額，並提出相關的替代方案，也因此監察院認定確有疏失。

## 四、食品營養管理缺失

食品安全案件層出不窮，未能積極落實執行「食品安全與營養白皮書」，造成無法維護國民的基本健康權益。

## 第二節　餐飲法規定義

### 一、餐飲法規的意義

從事餐飲業的業者，經常以為供應的是食品，但是就餐飲法規的規範來看，業者如果一不小心，違反「食品安全衛生管理法」（原為食品衛生管理法）或「公平交易法」時，可能會遭到判刑、坐牢或處以千萬元以上的處分；另外如果不是被政府相關管理機關當作食品，而當成「毒品」或「藥品」時，代表業者可能會違反「毒品危害防治條例」、「醫師法」或

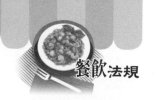

「藥事法」，而被移送法辦判處重刑，因此餐飲業者不得不注意。

　　廣義的法律泛指憲法或由立法機關，所制定及通過的法律、規章（由行政機關訂頒）及包括沒有成文規定的一般習慣；狹義的法律指經過立法院通過及總統公布之法律，如食品安全衛生管理法、營養師法及消費者保護法等。

## (一)法律的定義

　　依「中央法規標準法」第2條規定：「法律得定名為法、律、條例或通則。」

1. 法：凡屬於全國性、一般性或長期性事項之規定者，如食品安全衛生管理法、營養師法及刑法等。
2. 律：凡屬於戰時軍事機關之特殊事項，而規定者稱之，如戰時軍律（已於中華民國91年12月25廢止）。
3. 條例：凡屬於地區性、專門性、特殊性或臨時性事項之規定者，如台北市政府組織自治條例及飲用水管理條例等。
4. 通則：凡屬於同一類事項共通適用的原則或有關組織之規定者，如財政部國有財產局各地區辦事處組織通則及內政部警政署保安員警總隊組織通則等。

## (二)命令的定義

　　依「中央法規標準法」第3條規定：「各機關發布之命令，得依其性質，稱規程、規則、細則、辦法、綱要、標準或準則。」

1. 規程：屬於規定機關組織者，如高雄榮民總醫院組織規程及台北市各區公所組織規程等。
2. 規則：凡屬於規定應行遵守或應行照辦之事項者，如土地登記規則

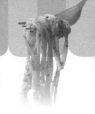

及台北市政府市政會議議事規則及屠宰衛生檢查規則。

3.細則：屬於規定法規之施行事項或就法規另作補充解釋者，如食品衛生管理法施行細則及營養師法施行細則。

4.辦法：屬於規定辦理事務之方法、時限或權責者，如乳品食品工廠產品衛生檢驗辦法及食品製造工廠衛生管理人員設置辦法。

5.綱要：屬於規定一定原則或要項者，如動員戡亂完成憲政實施綱要及皮膚科專科醫師訓練醫院認定標準及專科醫師訓練課程綱要。

6.標準：屬於規定一定程度、規格或條件者，如食品添加物使用範圍及用量標準及食品衛生標準等。

7.準則：屬於規定作為之準據、範式或程序者，如地方行政機關組織準則等。

## (三)制裁

法律制裁係法律對於違法行為所予的處罰，常見的制裁有：

1.有期徒刑、拘役、罰金及沒收：均係由法院裁罰，但是請注意決定裁罰之刑度輕重（究竟要採用罰金、拘役或有期徒刑），一開始是由行政機關，負責將調查結果，移送給司法單位（先移送地方檢察署，由地方檢察署的檢察官決定是否予以起訴，也可能微罪不起訴或改判簡易罰款），轉給地方法院，再由法院的推事決定刑度之輕重；而法院的推事，就是俗稱的法官）。法院裁決為罰金，行政機關處分為罰鍰。

2.罰鍰、停業、撤銷許可證照、銷毀及沒入：由行政機關裁決。

3.公務員懲戒罰及陸海空軍懲罰：公務員因為涉及貪污案件，被移送地方檢察署，結果起訴以後，移送法院後，法院最後判決，予以緩刑或易科罰金（免坐牢），之後公務員回到原服務機關仍將會面臨

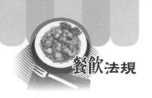

公務員懲戒委員會之懲戒。例如2012年5月廉政署南部地區調查組查獲高屏地區160名公務員，涉嫌以「假消費、真刷卡」詐領國民旅遊補助費，160名公務員涉案繳回金額達423萬。2006年12月審計部主動進行稽核時也發現，有部分公務人員使用假消費（向旅行社購買國內旅遊行程，實際上卻是到國外旅遊）憑證方式，據以向各服務機關，申領2005年旅遊補助費，本案係當事人向旅行社購買國內旅遊行程，實際是到國外旅遊，之後卻上網下載不實消費之電磁紀錄資料，及填寫「公務人員符合報領公務人員強制休假補助費申請表」，向機關人事室請領強制休假旅遊補助，致使機關會計人員，因而陷於錯誤撥款至當事人帳戶。這種詐領強制休假旅遊補助的行為，原本是觸犯「貪污治罪條例」第5條第1項第2款「利用職務之機會詐取財務」，經調查結果審酌該等公務員詐領強制休假補助費之行為，尚難構成「利用職務之機會」的構成要件，而認為比較符合公務員以詐術、偽造文書等方法，使公務機關交付強制休假補助費，並致生損害於公眾，因此改依「刑法」第339條詐欺罪及第210條偽造私文書等罪進行偵辦。

## (四)常見的餐飲法規

| 法律 | 命令 |
| --- | --- |
| 食品安全衛生管理法 | 食品衛生管理法施行細則、食品良好衛生規範 |
| 消費者保護法 | 消費者保護法施行細則、消費者保護團體評定辦法 |
| 公平交易法 | 公平交易法施行細則 |
| 廢棄物清理法 | 一般廢棄物回收清除處理辦法 |
| 加值型及非加值型營業稅法 | 貨物稅條例 |
| 菸酒管理法 | 菸酒管理法施行細則 |
| 健康食品管理法 | 健康食品管理法施行細則、魚油健康食品規格標準、舉發或緝獲違反健康食品管理法案件獎勵辦法 |
| 營養師法 | 營養師法施行細則、營養師執業執照費及營養諮詢機構開業執照費收費標準 |

| 勞工安全衛生法 | 勞工安全衛生法施行細則、勞工安全衛生設施規則 |
|---|---|
| 糧食管理法 | 糧食管理法施行細則 |
| 商品標示法 | 商品免驗辦法 |
| 農產品市場交易法 | 農產品市場交易法施行細則 |
| 室內空氣品質管理法 | 室內空氣品質管理法施行細則、室內空氣品質標準 |

## 二、餐飲業的範疇

## (一)定義

### ■ 餐廳

餐廳（restaurant），是提供顧客購買或享用已經烹調好的食物及飲料之場所，也稱為酒家、菜館、酒樓、飯館、飯店、飯莊、食堂、餐館、館子、食肆或食店。廣義來說，是生產或分配食物與飲料，提供或不提供座位，讓消費者坐下來食用的外食場所。餐廳涵蓋不同地點及提供不同烹調風格的飲食場所，有時還會附屬於另一個場所，如觀光飯店的餐廳，除了方便住客用餐外，也開放非住客用餐，增加收入來源。

一般習慣將吃東西的地方稱為餐廳，此種說法來自法國，稱為「restaurer」，本意是指提供營養的食物，使人在吃完東西以後恢復體力。顧客在不同餐桌坐下，可以從餐牌進行選菜，並有指定的營業時間，最早是1782年開業的「La Grande Taverne de Londres」。1789年發生法國大革命，法國飲食業同業公會解散，貴族逃亡，留下大批善於烹調的傭人，再加上從法國各個不同省份湧入巴黎的人，因為有膳食方面的需求，於是餐館開始在巴黎如雨後春筍般開業，也漸漸養成法國人外出用膳的習慣，並使得法國烹飪受到歡迎及走向高級化。後來開始有人以restaurant做為噱頭，於特定場所提供餐食、點心及飲料招徠消費者，此種方式便是早期西方餐廳的雛形。就字面意義而言，餐廳係指幫助消費者恢復體力，提供及給予營養的食物及休息的場所；而就實質意義來說，則是

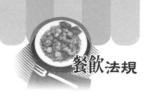

設席待客，提供餐飲、設備、服務及氣氛，以賺取合理利潤的服務性企業。因此餐廳首先必須以營利為目的，同時提供餐飲及服務等商品，包含人力及設備等服務，並具備固定營業場所者。所以，餐廳可以定義為：設席待客，以提供餐食及飲料的服務與設備之服務性企業。而在中國，餐廳在13世紀的杭州發展起來。當時杭州是宋朝的文化與經濟中心，人口超過100萬，為了供應旅客而設的茶室及酒館因此林立，後來更發展出餐廳，提供旅客及本地人餐食與服務。

### ■ 餐飲餐館業

依據行政院主計總處「中華民國行業標準分類」，**餐飲業**是凡從事調理餐食或飲料提供現場立即消費之餐飲服務之行業。餐飲外帶外送、餐飲承包等服務亦歸入本類。餐飲業組成要素包括：

1.必須提供餐食或飲料及其服務。
2.提供足夠令人放鬆精神、恢復體力的環境或氣氛。
3.具有固定之營業場所。
4.滿足消費者差異性需求及期望，並獲得合理利潤之服務性企業。

**餐館業**則為從事調理餐食提供現場立即食用之餐館。便當、披薩、漢堡等餐食外帶外送店亦歸入本類。但是並不包括：

1.非供立即消費之食品及飲料製造（製造業）。
2.包裝食品或飲料之零售（零售業）。
3.固定或流動之餐食攤販（餐食攤販業）。

其中的飲料店業（指從事調理飲料提供現場立即飲用之非酒精及酒精飲料供應店），又可以區分成：

1.非酒精飲料店業：從事供現場立即飲用之非酒精飲料供應店。冰果

店亦歸入本類。

2.酒精飲料店業：從事提供現場立即飲用之酒精飲料供應店。本類可附帶無提供侍者之餘興節目。

■ 餐飲攤販業

**餐飲攤販業**為從事調理餐食或飲料提供現場立即消費之固定或流動攤販。此類別下又分為：

1.餐食攤販業：從事調理餐食提供現場立即食用之固定或流動攤販。不包括供立即食用之餐食供應店，改歸「餐館業」。

2.調理飲料攤販業：從事調理飲料提供現場立即飲用之固定或流動攤販。

## (二)其他分類

1.其他餐飲業：從事前述以外餐飲服務之行業，如餐飲承包服務（含宴席承辦、團膳供應等）及基於合約僅對特定對象供應餐食之學生餐廳或員工餐廳。交通運輸工具上之餐飲承包服務亦歸入本類。

2.住宿及餐飲業：從事短期或臨時性住宿服務及餐飲服務之行業。

3.住宿服務業：從事短期或臨時性住宿服務之行業，有些場所僅提供住宿服務，有些場所則提供結合住宿、餐飲及休閒設施之複合式服務。不包括以月或年為基礎，不提供住宿服務之住宅出租，改歸「不動產租售業」。

4.短期住宿服務業：從事以日或週為基礎，提供客房服務或渡假住宿服務等行業，如旅館、旅社、民宿等。本場所可附帶提供餐飲、洗衣、會議室、休閒設施、停車場等服務。不包括僅對特定對象提供臨時性住宿服務之招待所，改歸「其他住宿服務業」。

5.其他住宿服務業：從事以上以外住宿服務之行業，如露營區、休旅

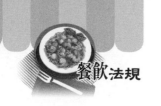
車營地及僅對特定對象提供臨時性住宿服務之招待所。不包括民宿服務，改歸「短期住宿服務業」。

## (三)特性

### ■進入或退出障礙門檻低

如一般小吃攤、餐館、早餐店及飲料販售店，創業資本金額低，技術難度也不高，屬於低度進入障礙之產業。2009年全世界經濟不景氣，台灣投入餐飲的業者數目，便因此快速增加；不過相對的，同時也有很多業者，因為不符合市場需求，短時間內很快就消聲匿跡。

中高價位餐館及連鎖速食店業需要一定的資金及品牌建立，所以有一定的進入障礙，但目前已有許多的加盟品牌，願意主動提供其產品製程、人力資源訓練及裝潢設計的整套經營模式，有願意加盟的創業者僅需籌備足夠的資金即可，因此實務上進入的障礙程度，也已經不高。台灣中小企業平均壽命約7至13年，淘汰率40%，進入不是問題，如何永續經營才是困難之所在。

### ■地區性

餐飲業的設置位置，顯然與其營業額多寡與收益好壞間關係重大，正因為如此許多餐飲業，均爭取設在市區三角窗或調查顯示集客力良好的地區。

### ■公共性

餐飲業是提供餐食等服務性企業，因此必須滿足消費者餐飲及設施需求，並且獲取利潤同時兼顧大眾便利與安全。

### ■綜合性

除了提供基本餐飲服務外，餐飲業往往也必須重視其他附加服務，如提供舒適的用餐環境、書報閱讀、外送服務及無線上網等，滿足消費者

更便利、更舒適的環境及服務。

## ■ 未知性

　　消費者在沒有進入餐廳用餐前，其實很難從菜單（menu）或其他方面，判斷餐廳提供餐食及飲料的品質；也因此選擇在門口展示食物的模型提供消費者參考，便成為許多餐飲業吸引消費者上門的方式之一。

## ■ 難以標準化

　　雖然標準化是現代團體膳食之要求，但是餐飲業在產品生產的過程中，很難完全克服產品所產生的差異性；只有透過不斷的職前及在職訓練，才能確保服務品質，降低顧客抱怨的機率。

## ■ 市場變化性

　　餐飲業由於消費的客群，來自社會各個階層，服務的對象每天也不盡相同，因此往往必須應付可能發生各種的突發狀況，所以必須訓練從事餐飲服務的第一線員工，具有高度的應變能力。

## ■ 其他特性

　　包括工作時間長、勞力密集性、不可儲存性、服務即時性、小本經營及員工流動率高等。

## (四)發展趨勢

## ■ 銀髮市場增加

　　台灣65歲以上高齡銀髮族人口，占總人口數的10%，已經超越聯合國所訂定的7%老年化社會之標準；目前老年人口高居亞洲第二，因此未來居家照顧與老人飲食問題不可忽視。人口老化的問題，也是台灣未來不可避免的趨勢。

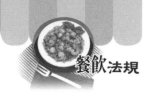
**餐飲**法規

### ■便利性

　　台灣以便利商店與購物商場密集度世界第一聞名。2011年3月，世界經濟論壇（WEF）公布全球觀光競爭力排名，台灣從2009年的四十三名進步到三十七名，在一百三十九個國家中，台灣的電話普及率全球排名第一；除了國際評比進步，來台的觀光客則在2010年突破550萬人，許多外國遊客回到家鄉後，紛紛在網路寫下對台灣的美好印象，難忘台灣人的友善、全球分布密度最高的便利超商、24小時營業，與成為生活時尚指標的誠品書店。而台灣每2,500人，就可以分配到1家便利商店，總店數接近1萬；平均每8.7萬人分配到1家百貨商場，密度也是世界第一。不少台灣海外移民最懷念的就是台灣的便利商店，也由於便利商店提供服務實在太方便，讓台灣人每天不能沒有便利商店。

　　現代社會中的家庭受到高齡化、單身人口增加及少子化等因素影響，減少了開伙的次數，超商不只適時提供了便利性，更提供民眾少量、多樣選擇、多變化及方便攜帶的餐飲。此外消費者在超商門市內用餐比率逐漸上升，消費習慣則改由過去「一盒吃飽」方式（選一個餐盒），轉向「搭配組合」型態（餐盒加關東煮加飲料或咖啡加水果）。台灣超商逐漸轉為大店型態，附設座位區也日漸普及，此舉更讓相關業績產生了跳躍性成長。

### ■健康蔬食

　　蔬食已經成為許多人，包括企業董事長到大明星，普遍流行的新食尚運動。根據食品工業發展研究所（FIRDI）調查指出，台灣素食人口約10％。過去多數人會食用蔬菜，多半如果不是因為宗教信仰因素，就是尋求健康；而為健康的食用人口，正逐年增加中。例如：美國好萊塢影星奧斯卡影后葛妮絲派特羅（Gwyneth Paltrow）只吃有機食品，「搖滾精靈」加拿大歌手艾薇兒（Avril Lavigne），也是蔬食

擁護者，影星李查吉爾（Richard Gere）及金貝辛格（Kim Basinger）均以「愛動物」之名而主張食用蔬食，張學友不吃肉，還會主動跟別人分享蔬菜好處，認為不但可以讓精神與皮膚變好，流汗也不會產生臭味，國內運動員奧運跆拳道金牌得主陳詩欣，往往在重要比賽前經常選擇吃素，理由是親身感受到素食，反而能夠維持良好體能狀態。

　　蔬食並非現代產物，早在中國的古代時期，許多文人就主張蔬食，發明「東坡肉」的蘇東坡，晚年開始茹素，並發明「山芋玉糝羹」，利用薯芋、大白菜及糙米，予以慢火熬製而成，在現今仍是屬於可口健康的餐點。現代蔬食，強調使用新鮮、帶有創意，並且能讓腸胃減輕負責，及享受當季當令盛產的新鮮蔬果或五穀雜糧，讓身體食物後輕輕鬆鬆沒有負擔，現代素食是蔬食，也是舒食。

## ■ 要求安全與健康（營養）趨勢

　　儘管有時經濟不景氣，荷包縮水，但是民眾對於健康的意識卻逐漸不斷的向上提升。有機食材及輕食類食品，已成為餐飲界的當紅炸子雞。漢堡與薯條則成為名副其實「垃圾食物」，許多速食業者感受到這股風潮，紛紛發展出健康套餐，以為因應。台灣麥當勞推出強調健康米食的和風系列，平均每日可賣出五十份，業績較好的店面還可達上百個。摩斯漢堡也推出過「新纖窈窕餐」，包括沙拉、蔬菜湯、牛蒡培根珍珠堡（米漢堡）、蒟蒻等，其中最受歡迎的改良式米漢堡，累積銷售量更已突破一千萬份。而由肉食轉成素（蔬）食，一開始必須靠意志力抑制欲望。一般建議，可先在每天的中餐或晚餐，增加一碗具有風味的生菜沙拉，並改吃一部分的糙米和全麥麵包，以蔬果取代葷菜。等一段時間以後，再逐漸改吃糙米和五穀雜糧，並且不用白糖、白鹽，改用紅糖、味噌。最後再完全以蔬果與五穀雜糧為食，並飲用回春水、精力湯、小麥草幫助身體改善體質。

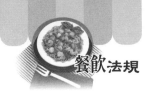

## 餐飲法規

### ■ 餐飲企業走向e化

　　全民e化時代來臨，超商、連鎖西式速食及餐飲店，大多提供無線上網服務，只要消費者使用的手機、筆電具有WI-FI無線上網功能時，就能使用業者提供的無線網路服務，隨時上網收發電子郵件與瀏覽網頁。高雄市鳳山區中山路販賣粽子與碗粿的傳統小吃攤，為吸引年輕消費族群上門，於是在店內提供免費無線上網服務，只要顧客使用的手機、筆電有WI-FI功能，不必輸入帳號、密碼，就能連接店內的無線網路上網。隨著網路設備、小筆電與智慧型手機持續發展，電信、賣場、金融業、出版業及美食業等多種行業不斷整合，未來超商能以三千種商品，擊敗販賣十五萬種商品的量販店，因此超商對於消費者生活的滲透性將持續不斷擴大中。

### ■ 中央廚房設備化

　　中央廚房是指將菜餚製作工業化，應用專業食品機械與自動化設備，大量生產出營養均衡、美味可口及快速便利的食品；即快速大量生產食品的工廠，配備專門生產設備，或為單獨食品加工設備，或採機械化、自動化功能的食品生產線。

　　中央廚房需要搭配標準化，並配合文字描述及圖片進行比對，以求成品品質標準化。例如泰國菜藍象餐廳採用中央廚房統一包裝，全球配送，縮減備料時間；85度C砸下3億元買地蓋中央工廠、建立物流系統，建立對手不易超越的競爭門檻。

### ■ 網路與雲端科技

　　一般人往往沒有察覺上網瀏覽的同時，其實遠端的雲端機房已經因此製造產生$CO_2$；而未來在人人無法抵擋網路資訊的年代，從企業、產業乃至國家，如果不先對當紅的雲端應用，進行綠色環保規劃與要求時，未

來勢必將因為大量使用相關技術，導致造成影響全球氣候與對於環保的危害。

### ■生態與永續經營

環保是未來之趨勢，經營餐飲業，必須瞭解與體會這種趨勢。以魚類為例，過去無鬚鱈遭到濫捕岌岌可危，因為麥當勞麥香魚（漢）堡的祕方，就是來自太平洋漆黑深海的無鬚鱈。紐西蘭雖然還沒有正式承認紐西蘭無鬚鱈遭到濫捕，但是已經開始逐步減少政府許可的撈捕量。台灣屬於國宴級的大廚阿發師，過去曾經料理過的高級食材無數，包括魚翅，近期阿發師也呼籲大家停止吃魚翅。因此食材如果仍大量選擇魚翅或屬於瀕臨絕種保育魚類時，均可能遭到環保人士譴責。

## 個案研究

### 菸與餐館法規

根據《英國醫學期刊》報導，一項針對2,000名非吸菸者、經過為期20年的研究結果指出，本身不吸菸者，光吸別人二手菸，罹患心臟病的機率可能提高60%，而且只要吸進微量，就足以產生影響，因此許多公共場所開始禁菸。台灣一條500公尺的市街道上，往往就有四至五家連鎖咖啡店，但是在哪一家用餐與喝咖啡最健康，那家連鎖咖啡店最LOHAS？經過台灣康健雜誌針對八大連鎖咖啡店品牌，進行「樂活大調查」結果發現，其中禁菸最佳與服務態度最好的是「星巴克」。芬蘭進行的研究數據顯示，在餐館工人吸菸之比率，明顯比其他一般芬蘭人高。新菸草法推出後，暴露於酒吧及餐館的菸害開始緩慢下降。1999年至2007年間，每週接觸菸害時間4小時者，由73%下降到43%。

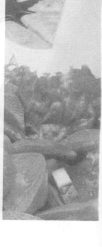

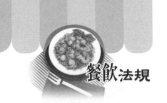

**餐飲法規**

## 食品標示與法規

　　2013年9月摻香精「胖達人」創始人繳交百萬元獲得交保，「胖達人」手感烘焙麵包被消費者指控涉及詐欺不實，廣告不實遭到罰18萬元台北地檢署偵辦胖達人麵包添加人工香精案，經過勘驗藝人小S代言站台錄影畫面後，發現她曾表示麵包是以天然酵母所製成，吃了以後會瘦、會健康。檢方為釐清是否涉及不實代言，傳喚小S出庭說明。

　　部分市售薏仁產品，以大麥充當薏仁，衛生署（註：2013年7月23日後改為衛生福利部，下同；有些部分仍保留衛生署用字，係因當時法規係由衛生署所訂定）表示這樣屬於標示不實，要求業者限期回收產品；但是大麥販賣時可標示洋薏仁或小薏仁，不過應同時標示大麥，以避免讓消費者誤解。主要是薏仁已經成為新的健康食品，但如果是大麥，則不具有類似薏仁降血脂方面之功效。而過去市售橘子、葡萄汽水及鮮果水、果茶等，很多只有水果的「風味」、但是其實內容並無原汁，衛生福利部2014年1月21日預告「宣稱含果蔬汁之市售包裝飲料標示規定」，未來內容物沒有蔬果原汁的飲品，都要標示「無蔬果汁」。食品如果聲稱營養及健康者，將可有助於刺激消費者對於該食品之選擇，因此法律必須加強相關管理，提供消費者可信的健康訊息（即經過科學證實者），以及如何正確使用。

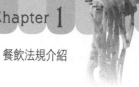
## 問題與討論

一、台灣現行食品衛生安全管理有什麼問題？

二、法律中的「法」與「律」有什麼不同？

三、請列舉出三種餐飲法規。

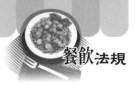

餐飲法規

## 參考書目

石宛沛（2012）。〈健康瘦〉。《消費者報導》，369，53-57。

石宛沛（2012）。〈健康飲食～天然ㄟ尚好〉。《消費者報導》，363，19。

行政院消費者保護委員會（2003）。《消費者手冊》。http://www1.vghtpe.gov.tw/
cpc/doc/%E6%B6%88%E8%B2%BB%E8%80%85%E4%BF%9D%E8%AD%B7
%E6%89%8B%E5%86%8A.doc。

吳志康、陳品錄（2012）。〈台灣消費者對購買美國牛肉之營養認知、安全觀
感、口感風味與購買意願相關研究〉。《商業現代化學刊》，6（4），129-
145。

李義川（2012）。《嬰幼兒膳食與營養》。新北市：揚智文化。

林韋萱（2011）。〈遲來的無毒革命〉。《經典》，156，112-125。

林崇頤、王傳陞（2012）。〈雲端運算上具隱私保護之使用者屬性查詢機制〉。
《資訊安全通訊》，18（2），161-174。

邱文達（2011）。〈台灣長期照護制度簡介〉。《消費者報導》，365，6-14。

消費者報導編輯部（2011）。〈黃金10年　譜現終老奏鳴曲〉。《消費者報導》，
366，46-57。

張子午（2012）。〈多素食八分飽〉。《經典》，164，74-83。

張子午（2012）。〈食物盡頭的反思〉。《經典》，164，58-73。

張錦文、陳逸鴻、文士祺、蔡明凱、薛肇文、項正川（2008）。〈甲醛家族中毒
二案例報告──假酒與福馬林〉。《中華職業醫學雜誌》，15（2），157-
162。

黃玉禎（2012）。〈「小七」戰場從餐廳再伸到廚房〉。《商業周刊》，1269，
68-70。

黃貞瑜、梁家興（2008）。〈消費者對食品驗證制度的認知研究〉。《嶺東學
報》，24，129-158。

趙凱（2011）。〈實施長期照護我們準備好了嗎？〉。《消費者報導》，365，16-
18。

羅澤逸（2012）。《餐飲連鎖業生產作業設計改良：以火雞肉飯為例》。台北大
學企業管理學系學位論文。

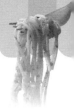
譚偉恩、蔡育岱（2009）。〈食品政治：「誰」左右了國際食品安全的標準？〉。《政治科學論叢》，42，1-42。

Reijula J. P., & Reijula K. E. (2010). The impact of Finnish tobacco legislation on restaurant workers'exposure to tobacco smoke at work. *Scandinavian Journal of Public Health, 38*(7), 724-730.

Van Trijp, H. C. (2009). Consumer understanding and nutritional communication: Key issues in the context of the new EU legislation. *Journal of Nutrition , 48 Suppl 1*, S41-8.

行政院主計總處行業標準分類。http://www.dgbas.gov.tw/ct.asp?xItem=28854&ctNode=5479&mp=1。

全國法規資料庫。http://law.moj.gov.tw/index.aspx。

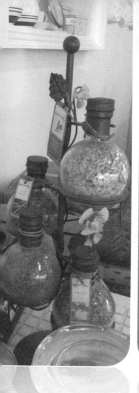
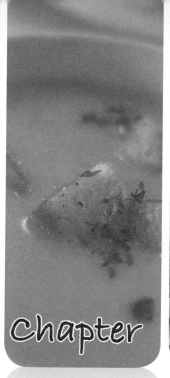
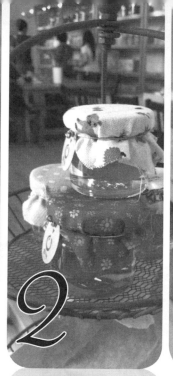
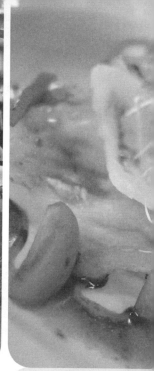

# chapter 2

# 餐飲業相關組織

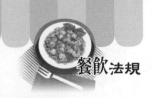

## 案例分析

　　2008年台灣發生三聚氰胺毒奶事件，2011年發生塑化劑風暴，2013年5月則是毒澱粉爆發，2013年6月食品衛生管理法修正案通過，繼之發生假油事件，於是楊志良發聲，要求衛生政策只要大老，不需老大；何謂大老？即屬於眼光遠大、前瞻引領國家發展、造福眾生；或能夠創造發明、開發產業、雇用眾多員工，而讓廣大受雇者得以安身立命者。前者孫運璿、李國鼎，後者王永慶均屬之。而何謂老大？小焉者夜市收保護費、包娼包賭、魚肉鄉民；大者政商勾結、炒股炒地皮者；假油事件爆發，許多過去號稱「優良製造」的台灣食品加工業者，一夕之間均信用崩盤，導致全台人心惶惶，不知道什麼才是安全的食物。其實美國100多年前就有厄普頓·辛克萊（Upton Sinclair）的小說《叢林》，控訴當時屠宰業中移民勞工所受到的悲慘待遇，而因為也詳細描寫了工廠裡處理肉類的安全衛生問題，引起社會大眾嚴重關心，進而讓政府通過相關法案，成立專責機構，美國才有今天的局面。「危機就是轉機」，行政院衛生署2013年7月23日掛牌，升格成為「衛生福利部」，透過組織改造，整併原內政部、教育部，轄下福利與醫藥單位，年度預算並因此將增加1倍，由原本700億元擴充至1,500億元，是過去成立60年來的最大變革，原食品藥物管理局（TFDA）改制為「食品藥物管理署」；而以往由內政部所推動的長期照護，也將交由衛生福利部來統籌；除原有的26家衛生署醫院，之後將再增加13家原隸屬於內政部的社會福利機構，相信痛定思痛，將有一番作為與改善。

### 餐飲業病症

　　餐飲業經常忽略的管理問題，其實往往是可以避免的，只要克服了壞習慣，將能百戰百勝。一般按照柏拉圖20：80的管理理論，餐飲業組

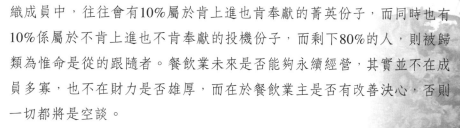

織成員中,往往會有10%屬於肯上進也肯奉獻的菁英份子,而同時也有10%係屬於不肯上進也不肯奉獻的投機份子,而剩下80%的人,則被歸類為惟命是從的跟隨者。餐飲業未來是否能夠永續經營,其實並不在成員多寡,也不在財力是否雄厚,而在於餐飲業主是否有改善決心,否則一切都將是空談。

◆貪心症

　　許多餐飲業主不知此一時彼一時,拚命節省應有的開支,不應有的開支,偏偏又過度浪費,也不願意回饋經營成果。一旦出現這種貪心不足蛇吞象的現象,未來想要不敗也難。台灣著名的王品企業,認為品牌生命不一定能長命百歲,因此王品旗下餐飲系統,每月都會固定編制預算汰換,每3年則固定花200萬元進行整修,每5年則花1,000多萬元,全面重新裝潢,其中最主要的目的,就是為了防止發生品牌老化。

◆失衡症

　　人體耳朵之中,有三個半規管,負責主導人體之平衡感覺,而餐飲業在進行管理時,法理情就是組織的三個半規管,其中缺一不可,要驅動三個半規管持續發生作用,必須賞罰併行。許多餐飲業主,往往認為賞罰無關緊要,也不想訂立相關遊戲規則,其主要目的大多在於不想付出;高階主管不想執行賞罰,因為除了可討好餐飲業主外,也可避免強人出頭,取代自己的地位;員工不想受到賞罰制度規範,代表不想負責,又可據此來逃避處分。當此三種想法交互形成以後,餐飲業的管理等同自廢武功。以緯創公司為例,負責人每天早上七點半時會看看牆壁上的鬧鐘,確認早餐會議的部門主管一秒不差全部到齊。要求工作紀律是其「管理八戒」的第一步。然後開始逐一檢視各部門的數字成績。以結果為導向的政策很明顯,過去講求有苦勞沒功勞的方式撇棄不用,當然公司的變化也因此悄悄反映出來,在市場中進而反敗為勝。

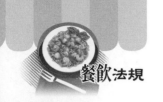

## ◆好鬥症

競爭是別人表現好，我要比他表現更好，但是鬥爭則是要讓別人表現好不了。而兩者間之差別在於前者能夠提升餐飲業的自我戰鬥能力，並且創造更多的利潤；後者則會削弱團隊的戰力，讓組織績效歸於零。因此當餐飲業內部發生爭議時，建議雙方都要保持理性平和，讓事情獲得解決，餐飲業主此時則不宜直接介入；但是如果雙方發生僵持不下，形同冷戰的情形時，則要審慎評估利弊後再介入並逕行裁決，以避免較弱勢的一方因為屈從，影響到未來組織的整體績效。

## 漢堡王

漢堡王（Burger King）前執行長椎西（John W. Chidsey）非傳統餐飲背景出身，卻可讓漢堡王反敗為勝。加入漢堡王前，他是一位沒賣過漢堡的連鎖租車公司執行長，接手漢堡王後2008年交出創造連續18季營收成長的亮麗成績單，權利金加上直營店，年營收24億5,000美元（約合新台幣800億元），創下有史以來的新高紀錄。漢堡王一度發生財務危機四起、財務報表連續7年虧損、三分之一加盟主處於破產邊緣，市場版圖等著被對手麥當勞與溫蒂漢堡接手等窘境，椎西接手之後，認為餐飲連鎖企業實真正賣的是人際技巧，於是重建與加盟主間的信任關係，採用具體行動打動對方，包括提供加盟主店面裝修融資貸款，及提供奧援共同開發商圈；行銷方面更使用網路專攻主客層，選擇把心思花在漢堡王死忠的超級粉絲，並將消費群鎖定在18到35歲的男性，讓廣告公司設計動一連串搞笑式的網路廣告。漢堡王用上過去傳統速食業者認為有損品牌形象、不適當的作法，此種逆向操作方式卻讓網友競相傳送，發揮病毒式之傳播效果，甚至受封為「最酷的漢堡王」。但光把顧客找回來還不夠，對手麥當勞的總店數是其3倍多，獲利模式主要是靠壓低獲利率、以量取勝；而漢堡王所賺的則是加盟主權利金，利基不

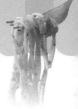
同，沒有必要比照麥當勞盲目追求市占率，但策略上必須拉高加盟主營收金額；因此再次發揮創意，設計出槓鈴（barbell）型菜單策略，一面推出6.39美元（約合新台幣210元）的安格斯（Angus）頂級牛肉漢堡套餐，一面也供應99美分（約合新台幣33元）的低價漢堡；分別向上搶攻牛排餐廳消費群，及向下滿足想購買便宜漢堡的M型兩端消費者，同時創造總部及加盟主雙贏的局面。

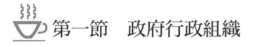 第一節　政府行政組織

2010年台灣中央二級機構原本有三十七個，在2010年通過新組織改造以後，將精簡為二十九個，包括十四部、八會、三獨立機關、一行、一院、二總處，共二十九個機關，如**圖2-1**。

## 一、台灣行政院組織改造新舊機關對照

| 項次 | 新機關名稱 | 原機關 | 組織改造生效日期 |
|---|---|---|---|
| 1 | 內政部 | 內政部 | |
| 2 | 外交部 | 外交部 | 2012-09-01 |
| 3 | 國防部 | 國防部 | 2013-01-01 |
| 4 | 財政部 | 財政部、內政部、工程會 | 2013-01-01 |
| 5 | 教育部 | 教育部、體委會、青輔會 | 2013-01-01 |
| 6 | 法務部 | 法務部 | 2012-01-01 |
| 7 | 經濟及能源部 | 經濟部、青輔會 | |
| 8 | 交通及建設部 | 交通部、內政部、工程會 | |
| 9 | 勞動部 | 勞委會、青輔會 | 2014-02-17 |

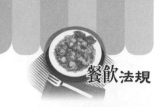
| 項次 | 新機關名稱 | 原機關 | 組織改造生效日期 |
|---|---|---|---|
| 10 | 農業部 | 農委會 | |
| 11 | 衛生福利部 | 衛生署、內政部 | 2013-07-23 |
| 12 | 環境資源部 | 環保署、內政部、經濟部、交通部、農委會 | |
| 13 | 文化部 | 文建會、教育部、新聞局 | 2012-05-20 |
| 14 | 科技部 | 國科會（行政院科技顧問組）、原能會 | |
| 15 | 國家發展委員會 | 研考會、經建會、工程會、主計處 | |
| 16 | 大陸委員會 | 陸委會、蒙藏會 | |
| 17 | 金融監督管理委員會 | 金管會 | 2012-07-01 |
| 18 | 海洋委員會 | 研考會（行政院海洋事務推動小組幕僚機關）、海巡署 | |
| 19 | 僑務委員會 | 僑委會 | 2012-09-01 |
| 20 | 國軍退除役官兵輔導委員會 | 退輔會 | |
| 21 | 原住民族委員會 | 原民會 | |
| 22 | 客家委員會 | 客委會 | 2012-01-01 |
| 23 | 行政院主計總處 | 主計處 | 2012-02-06 |
| 24 | 行政院人事行政總處 | 人事局 | 2012-02-06 |
| 25 | 中央銀行 | 中央銀行 | 2012-01-01 |
| 26 | 國立故宮博物院 | 故宮 | 2012-01-01 |
| 27 | 中央選舉委員會 | 中選會 | 2012-01-01 |
| 28 | 公平交易委員會 | 公平會 | 2012-02-06 |
| 29 | 國家通訊傳播委員會 | 通傳會 | 2012-08-01 |
| 30 | 行政院院本部 | 行政院秘書處、內政部、新聞局、消保會 | 2012-01-01 |

## 二、政府行政組織

　　2010年新制定的行政院組織法於中華民國99年2月3日總統華總一義字第09900024171號令修正公布；新舊行政院組織法對照如下：

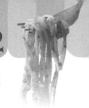

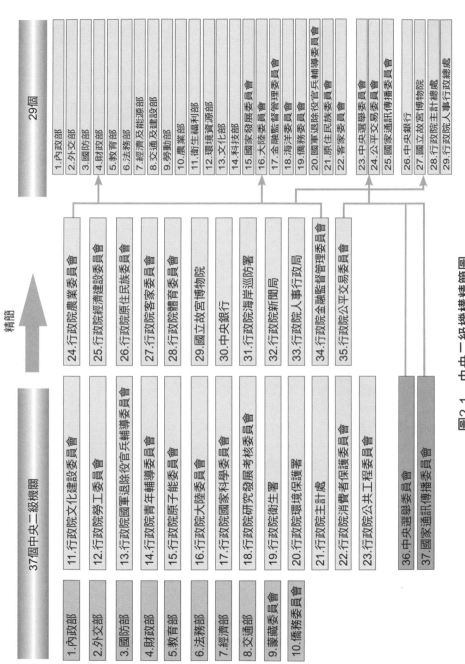

圖2-1　中央二級機構精簡圖

資料來源：行政院研究發展考核委員會。

33

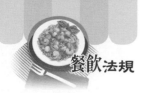

餐飲法規

## (一)新行政院組織法

1. 行政院設下列各部：一、內政部。二、外交部。三、國防部。四、財政部。五、教育部。六、法務部。七、經濟及能源部。八、交通及建設部。九、勞動部。十、農業部。十一、衛生福利部。十二、環境資源部。十三、文化部。十四、科技部。

2. 行政院設下列各委員會：一、國家發展委員會。二、大陸委員會。三、金融監督管理委員會。四、海洋委員會。五、僑務委員會。六、國軍退除役官兵輔導委員會。七、原住民族委員會。八、客家委員會。

3. 行政院設行政院主計總處及行政院人事行政總處。

4. 行政院設中央銀行。

5. 行政院設國立故宮博物院。

6. 獨立機關：行政院設下列相當中央二級獨立機關：一、中央選舉委員會。二、公平交易委員會。三、國家通訊傳播委員會。

7. 本法自中華民國101年1月1日開始施行。

## (二)舊行政院組織法

1. 行政院設下列各部及各委員會：一、內政部。二、外交部。三、國防部。四、財政部。五、教育部。六、法務部。七、經濟部。八、交通部。九、蒙藏委員會。十、僑務委員會。

2. 各部及各委員會之組織，以法律定之。

# 第二節　餐飲業主管機關

## 一、中央主管機關

　　餐飲業的主要中央主管組織，主要是由**衛生福利部食品藥物管理署**負責行政管理，同時也涉及經濟部及公平交易委員會等多個部會組織。

### (一)衛生福利部的成立與由來

　　台灣的衛生行政組織，原本分為「中央、省與縣（市）」三級。食品管理過去在中央為衛生署食品衛生處，在省為台灣省政府食品衛生處，在縣（市）則為各縣衛生局（市政府衛生局）；後來因為配合88年「地方制度法」的公布施行，及完成「精簡台灣省政府組織」作業，衛生行政組織也因此簡化成為「中央、直轄市及縣（市）」二級；即在中央為衛生福利部食品藥物管理署，台灣省政府食品衛生處被精簡，而在縣（市）則為各縣（市）政府衛生局（縣衛生局組織層級提高，主管的官等也提高）。

　　在中央，行政院衛生福利部屬於台灣最高衛生行政機關，負責全國衛生行政事務，並對各級地方衛生機關負有業務指導、監督和協調的責任。台灣的中央衛生主管機關之組織型態，歷經政府北伐、抗戰及國民政府遷台等政局動盪，而隨之迭有更動。自民國17年4月開始設立內政部衛生司以後，其間共歷經九次改組，過程包括：

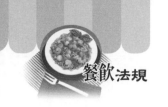

| | |
|---|---|
| 17年11月 | 衛生部 |
| 24年4月 | 內政部衛生署 |
| 25年11月 | 行政院衛生署 |
| 27年4月 | 內政部衛生署 |
| 29年4月 | 行政院衛生署 |
| 36年5月 | 衛生部 |
| 38年5月 | 內政部衛生署 |
| 38年8月 | 內政部衛生司 |
| 60年3月17日 | 行政院衛生署 |
| 102年7月23日 | 衛生福利部 |

目前行政院衛生福利部組織架構見**圖2-2**。

### (二)行政院衛生福利部食品藥物管理署組織職掌與業務

衛生福利部食品藥物管理署依「衛生福利部組織法」第5條第2項第2款規定成立,其組織法於102年5月31日經立法院三讀通過,102年6月19日總統令(華總一義字第10200113911號)公布。依據組織法,職司食品、西藥、管制藥品、醫療器材、化粧品(以下簡稱產品)管理、政策及相關法規之研擬與執行,產品查驗登記、審查與審核,業者生產流程之稽查與輔導,產品檢驗研究與科技發展,產品風險評估與風險管理,產品安全監視、危害事件調查及處理,以及消費者保護措施之推動,並設置企劃及科技管理、食品、藥品、醫療器材及化粧品、管制藥品、研究檢驗及風險管理等七個業務組,北、中、南三個區管理中心,秘書、人事、政風、主計及資訊等五室行政單位,科技中心、兩岸醫藥品事務辦公室、國會公關室及管制藥品製造工廠等四個以任務編組方式運作(見**圖2-3**)。而為落實行政院生技起飛行動方案,提升專業審查效能,並強化不法藥物及藥害之監測,亦將進一步整合並有效運用財團法人醫藥品查驗中心與財團法人藥害救濟基金會等合作單位之人力與資源。

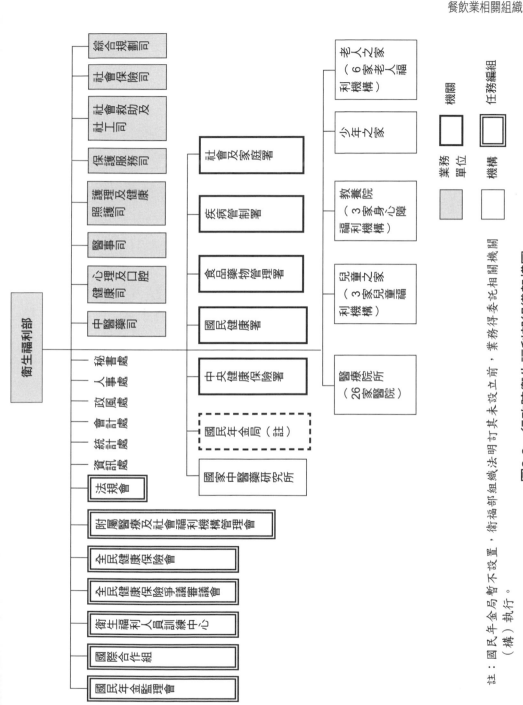

圖2-2　行政院衛生福利部組織架構圖

註：國民年金局暫不設置，衛福部組織法明訂其未設立前，業務得委託相關機關（構）執行。

資料來源：衛生福利部網站。http://www.mohw.gov.tw/CHT/Ministry/。

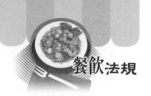

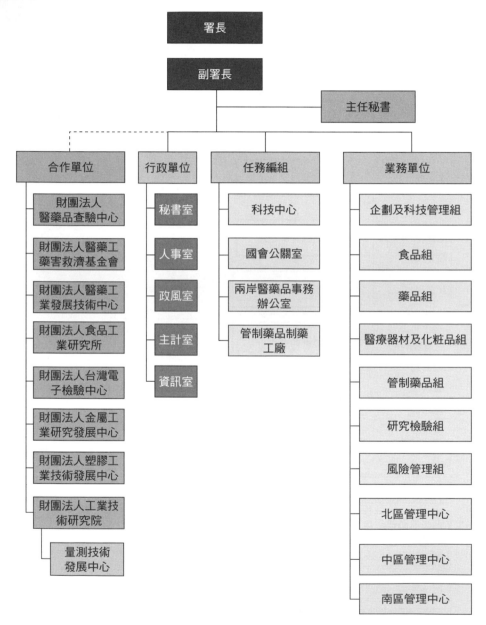

**圖2-3　衛生福利部食品藥物管理署組織架構**

資料來源：衛生福利部食品藥物管理署網站。http://www.fda.gov.tw/TC/siteContent.
aspx?sid=1916。

## 二、地方主管機關

縣（市）政府衛生組織負責執行中央衛生福利部所交辦之業務，**圖2-4**至**圖2-8**僅就五都（直轄市）衛生局簡述。

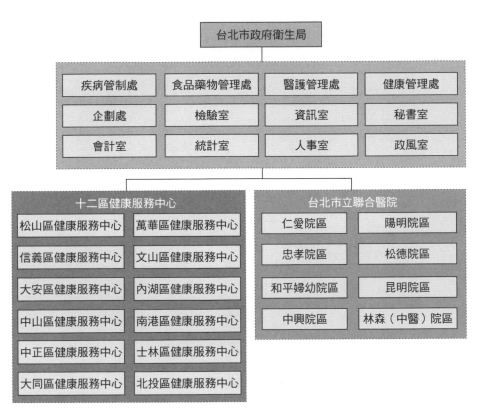

**圖2-4　台北市政府衛生局組織架構**

資料來源：台北市政府衛生局網站。http://www.health.gov.tw/Default.
aspx?tabid=692。

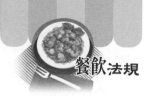

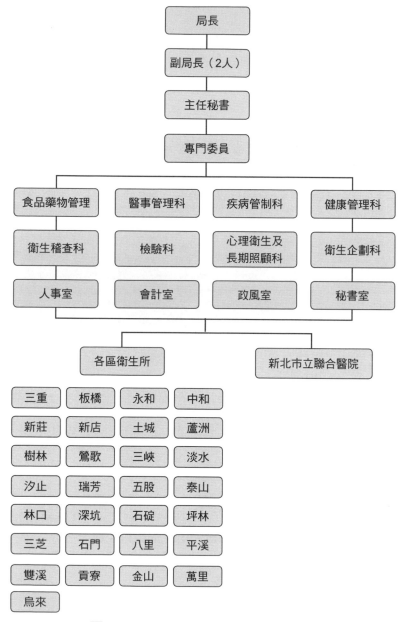

**圖2-5　新北市政府衛生局組織架構**

資料來源：新北市政府衛生局網站。http://www.health.ntpc.gov.tw/_file/1459/
SG/33006/43047.html。

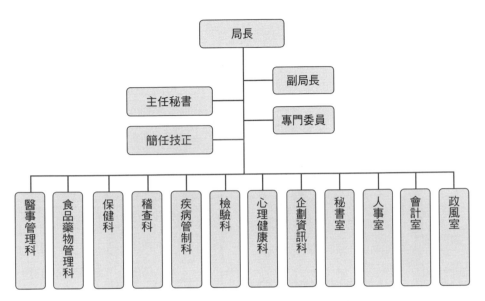

**圖2-6 台中市政府衛生局組織架構**

資料來源：台中市政府衛生局網站。http://www.health.taichung.gov.tw/ct.asp?xItem=
48754&CtNode=1215&mp=108010。

## 第三節 民間餐飲團體組織

### 一、中華民國餐飲業工會全國聯合會

1. 調查、輔導、協助會員工會各項會務、業務推展事項。
2. 推動與本業勞工有關之經濟、文化、教育、職訓、證照、福利等相關業務。
3. 促進勞動條件、勞工安全衛生及會員福利事項。有關本業勞工政策、立法、勞（健）保、就業安全及本業證照制度之推動、宣導、修改、廢止等建議事項及答覆詢問等事項。

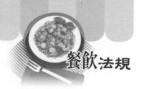

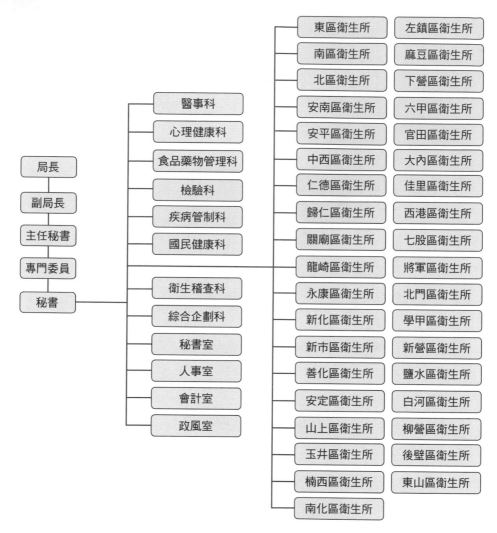

**圖2-7 台南市政府衛生局組織架構**

資料來源：台南市政府衛生局網站。http://health.tainan.gov.tw/tnhealth/about/ organizational.aspx。

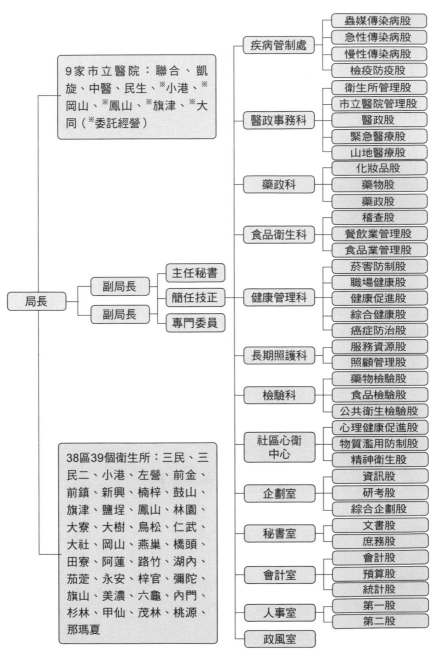

圖2-8 高雄市政府衛生局組織架構

資料來源：高雄市政府衛生局網站。http://khd.kcg.gov.tw/Main.aspx?sn=333。

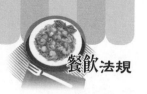

4.調處工會或會員糾紛事件。

5.勞工政策與法令制（訂）定及修正推動。

6.協助會員就業。

7.舉辦會員康樂事項。

8.舉辦勞工教育

9.舉辦依法令從事之事業。

10.勞工家庭生計調查之勞工統計編製。

11.合於本會章程第3條所揭事項及其他有關法令規定事項。

## 二、中華民國餐旅教育協會

1.餐旅教育學術研究事項。

2.餐旅教育功能應用及推廣事項。

3.餐旅教育人員培養及訓練事項。

4.餐旅教育問題建議及解答事項。

5.國內及國際餐旅教育組織中合作聯繫事項。

6.與章程有關其他相關事項。

## 三、中華民國餐飲藝術推廣協會

1.配合國家政策推廣「餐飲藝術研究發展」。

2.推廣餐飲藝術事業成長。

3.促進同業交流，達成國際水準，並激勵會員教育學習。

4.奠定失業國民及中輟生之專業技能。

5.推廣建教合作及餐飲藝術文化。

## 四、中華民國職業安全衛生協會

1. 輔導事業單位規劃應有必要的安全衛生設施，訂定自動檢查計畫，實施自動檢查，訂定（或修正）各主管人員安全衛生權責，建立職業安全衛生管理系統，健全安全衛生管理組織。

2. 輔導事業單位訂定（或修正、增訂）安全衛生管理事宜，實施職業災害調查與分析，訂定安全衛生工作守則及實施作業場所環境測定，以期零災害管理。

3. 輔佐事業單位對指定具有危險性的機械設備，處理竣工檢查，變更檢查，定期檢查以及重點檢查，安全檢點措施，防止危害發生。

4. 協助事業單位或依法舉辦左列勞工安全衛生教育訓練，防止職業災害發生：

    (1)各項勞工安全衛生管理人員安全衛生教育訓練。

    (2)危險性機械設備及重機械操作人員教育訓練。

    (3)特殊作業安全衛生教育訓練。

    (4)一般勞工安全衛生教育訓練。

    (5)急救人員教育訓練。

    (6)危險物品運送人員緊急應變訓練演練。

    (7)消防設備維護及防火管理人訓練。

    (8)營造工程品質管制人員訓練。

    (9)挖掘機、裝載機、推土機等重機械操作人員訓練。

5. 政府、機關團體或事業單位委託勞工安全衛生專案工作或計畫之研究、辦理及危險性機械設備代行檢查業務。

6. 國內外職業安全衛生相關學術、資訊蒐集、整理、保存及相關期刊、宣導物品、訓練教材等出版。

7. 其他有關勞工安全衛生管理學術及實務工作的推廣事項。

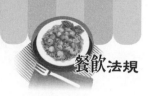

8.接受政府或職業訓練單位委託辦理勞工安全衛生教育訓練期末測驗
業務。

## 五、中華民國國際調酒協會

1.中外酒類調配研究與示範。
2.國內外酒類及調酒知識交換與報導。
3.舉辦調酒技藝競賽。
4.調酒教學教材提供與師資、專業人員。
5.社會服務及會刊出版事項。
6.政府委辦之調酒專要檢定及訓練等事項。

## 六、其他

1.中華民國外燴服務人員職業工會全國總工會。
2.全國廚師職業工會聯合總會。
3.中華美食交流協會。
4.中華民國烹飪協會。
5.中華廚藝交流協會。
6.台灣米其林廚師學會。
7.台灣國際廚藝協會。
8.中華國際美饌交流協會。
9.台北市牛肉麵交流發展協會。
10.台南市外燴服務工作人員職業工會。
11.高雄市易牙廚藝學會。
12.台中市廚藝研究協會。

13.台中市烹飪商業同業公會。

14.各縣市的廚師職業工會、餐飲業職業工會、美食交流協會。

 第四節　國際餐飲評鑑：米其林指南

## 一、米其林指南的由來

　　《米其林指南》（*Le Guide Michelin*）即米其林餐廳的評比，係由製作輪胎的米其林輪胎公司所創辦。1900年在巴黎萬國博覽會期間，米其林輪胎公司創辦人米其林兄弟，覺得如果能夠駕駛汽車旅行，加速輪胎的磨損與消耗，有助於米其林輪胎日後的銷售，因此將地圖、加油站、旅館及汽車維修廠等有助於汽車旅行的資訊進行彙整與集結成《米其林指南》，並且免費提供給客戶。一直到1920年，米其林兄弟發現精心製作的《米其林指南》被維修廠的員工拿去當作工作臺的桌腳補墊用，這才查覺到免費提供反而會被一般人視為沒有價值，於是改變策略訂價販售，直至今日每年的三月米其林公司都會發行最新版的《米其林指南》。

　　《米其林指南》分為：

1.紅色書皮的紅色指南（Le Guide Rouge）：內容詳細介紹酒店及餐廳，最具有代表性，更是美食界的聖經，不僅社會大眾注目，也是全世界各名廚的名單，因此一般所謂的《米其林指南》，多半是指「紅色指南」。其中的內容由於嚴謹詳實，甚至曾在二次世界大戰期間，被同盟軍拿來做為進攻歐洲的城鎮地圖之用。

2.綠色書皮的綠色指南（Le Guide Vert）：提供旅遊資訊、行程規劃、景點推薦及道路導引等。

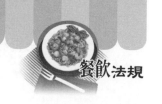

## 二、米其林三星評鑑系統

　　眾所周知的米其林三星餐飲評鑑系統，開始於1931年，評分之依據是依照烹調技術、服務及裝潢等項目。為了維護評鑑的中立及公正，評鑑員都會喬裝成普通顧客，並且以匿名方式進行評鑑，能夠被評鑑為三星的主廚或餐廳，一般都是經過好幾年的觀察，表現年年維持在水準以上者，才有可能獲得三顆星評價，因此，如果想要獲得米其林三星的餐廳，平時即使對於陌生的單身客人，也不太敢怠慢。米其林的三星數目，分別代表不同的意義：

1. 一顆星：表示值得消費者停車一嚐的好餐廳。
2. 兩顆星：表示廚藝一流，提供極佳的食物及美酒搭配，值得消費者繞道前往，但是所費不貲。
3. 三顆星：表示廚藝完美及登峰造極，值得消費者專程前往，以享用手藝超絕的美食、精選的上佳佐餐酒、零缺點服務及極雅緻的用餐環境，但是同時也代表消費時需要花一大筆錢。

　　星星除頒給餐廳以外，也會頒給廚師，而獲得一星的主廚，只要能夠維持既有的水準，這顆星就通常可以一直保留；但是如果是屬於二星或三星主廚，只要日後被發現一點疏失，就可能會被降等。曾有一位名廚，因為其餐廳被從三星降為二星而自殺；而正因為評鑑的過程，往往要花好幾年的時間，因此也考驗著餐廳及師傅烹飪技術的穩定性。

## 三、對於米其林評鑑的反思

　　2008年3月《經濟日報》報導，擁有108年歷史的世界美食評鑑權威米其林首度進軍亞洲，並發行日語版的東京指南，不過當時有些日本

人，認為米其林公司根本不懂日本及其飲食。這些人自覺日本美食源自日本，因此只有日本人最瞭解，所以怎會由一群外國人進行評鑑，再來告訴日本人什麼餐廳好、什麼不好。但是米其林的東京美食指南，卻在日本創下銷售佳績，反映出日本人本身既歡迎又排斥的複雜心理，也反映出米其林美食指南及其星級評鑑系統，在進入全然不同的飲食文化時，可能面臨到的考驗。

　　台灣目前沒有米其林餐廳，因為米其林的餐廳評鑑，除了口味與廚藝以外，也著重用餐氣氛、環境及人員服務品質，而這些都是中式餐廳所欠缺與不在意的；因此台灣雖然具有很多好吃的餐廳，但是在規格及服務水準方面，達不到米其林的要求，也比較難以吸引西方人評鑑。

　　2010年10月15日台灣行政院新聞局，為了推廣台灣小吃美食，特別選出八種代表性小吃，然後各分成臭豆腐與豬血糕、蚵仔煎與台灣肉圓、小籠包與魯肉飯、珍珠奶茶與芒果冰等四組，在政府英文入口網站辦理為期兩個月的票選，經過8,117位網友投票的結果，台灣臭豆腐、蚵仔煎、台灣魯肉飯及珍珠奶茶等飲食，是最能代表台灣口味的美食。其實米其林評選標準，比較適合用在西餐，對於中餐，不一定完全適合。因為中式菜餚，並不單單只有酸甜苦辣鹹，還包括特殊的臭與嗆等西方人難以理解的味道，惟有評鑑者先瞭解這種中式特殊複雜的香與味，才能深入瞭解中國菜系，也才有資格進行評鑑。

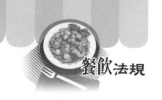

## 個案研究

### 任務環境與組織變革

　　研究結果顯示，百貨業環境複雜度與組織變革的關係，會受到動態能力（dynamic capability）及控制機制的干擾。如果企業擁有較強的動態能力，可以順利將過去累積的資源，加以轉化並重新配置，使其更容易執行新的策略。夥伴間的信任及合作關係，也能降低環境對於變革的影響。探討國際觀光旅館餐飲部門員工對於內部服務品質、員工工作滿意度及員工忠誠度的結果發現：內部服務品質與工作滿意度呈現顯著正向關係，內部服務品質與員工忠誠度間呈現顯著正向關係，工作滿意度及員工忠誠度間也呈現顯著正向關係；而組織文化，僅對內部服務品質的員工獎酬與工作滿意度間產生干擾效果。針對員工組織承諾，研究餐飲部員工的組織承諾、職涯滿意及前置影響因素間的因果關係，發現工作價值觀、適配度、組織承諾、職涯滿意間具有直線因果關係，個人具備組織承諾，可促進職涯滿意，達到組織與個人雙贏的效果。

### 績效衡量與非營利組織

　　一般非營利組織往往難以進行績效衡量，因為無法如同營利組織般追求明確的利潤及營收。研究歷經兩次轉型的救國團，分析救國團由過去具有濃厚官方色彩的機構，到成為公益性社團法人，內部職工對此轉型的認知與評價。結果顯示救國團職員與志工重視的變數分別是「內部流程」及「學習與成長」；整體而言，以「學習與成長」最受到重視，「財務管理」則最不受重視。不過因為救國團在兩次的轉型計畫中，均將「財務」構面納入整體目標之中，但是職工主觀判斷卻最不重視，如此顯示出，決策階層與職工對於組織目標之認知間存

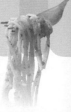

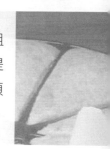

有相當程度之歧異。因此，救國團應該重新思考「財務管理」對其組織重要性，並提升組織成員對於「財務管理」的認知與瞭解；同時提供適當學習成長機會，將成為達成救國團組織目標及提升績效所必須面對的重要課題。

## 問題與討論

一、某業者想由澳洲進口鮑魚，有關食品衛生部分，將會牽涉哪些組織與單位？會與縣（市）政府衛生局有關嗎？

二、某業者想在高雄市開餐廳，將會牽涉哪些組織與單位？會與當地衛生所有關嗎？

三、廚師需要技術士證與廚師證書，只要具有其中一種或兩者都要？

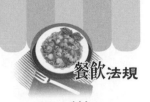
## 參考書目

尤子彥、李郁怡（2008）。〈另類執行長　終結漢堡王七年虧損　他沒賣過一個漢堡，卻刷新公司營收紀錄〉。《商業周刊》，1093期，78-80。

王一芝、林珮萱（2010）。〈餐飲變時尚，你吃過米其林了嗎？〉。《遠見雜誌》，283期。取自http://www.gvm.com.tw/Boardcontent_15738.html。

王瑤芬、洪久賢、林咨攸（2008）。〈國際觀光旅館餐飲部員工組織承諾、職涯滿意、工作價值觀、適配度之因果關係研究〉。《觀光休閒學報》，14（3），277-300。

李義川（2013）。《團體膳食管理》。新北市：華立圖書。

林樺（2012）。〈《米其林酒店與餐廳指南法國2012》評審結果出爐〉。《中國食品》，7，41。

林樺（2012）。〈米其林星級主廚掌廚空中美食〉。《中國食品》，17，88-89。

林樺（2012）。〈米其林推出中文版旅遊指南《希臘經典遊》〉。《中國食品》，17，168。

林樺（2012）。〈米其林推出中文版旅遊指南《希臘經典遊》〉。《中國食品》，17，93。

保林（2012）。〈米其林星級大廚傾心打造秋季美食〉。《中國食品》，17，79。

許順旺、郭依潔、陳漢軒（2010）。〈國際觀光旅館餐飲部門員工對內部服務品質、工作滿意度與員工忠誠度之相關研究——以組織文化為干擾變項〉。《餐旅暨家政學刊》，7（1），25-54。

趙義隆、許旭緯（2013）。〈百貨業環境複雜度與組織變革之關係：以M百貨與U品牌為例〉。《行銷評論》，10（2），117-144。

劉麗娟、汪明生、高明瑞、劉明宗、陳淑玲（2013）。〈非營利組織職工對組織目標與績效衡量之認知研究——以救國團為例〉。《管理實務與理論研究》，7（2），44-74。

曠文琪（2006）。〈花22億元換腦袋學會管理　緯創董事長林憲銘走過職涯低潮關鍵兩年〉。《商業周刊》，954期，56。

台中市政府衛生局網站。http://www.health.taichung.gov.tw。

台北市政府衛生局網站。http://www.health.gov.tw。

台南市政府衛生局網站。http://health.tainan.gov.tw。

政府e公務。http://g2e.nat.gov.tw/

高雄市政府衛生局網站。http://khd.kcg.gov.tw。

新北市政府衛生局網站。http://www.health.ntpc.gov.tw/。

衛生福利部網站。http://www.mohw.gov.tw。

衛生福利部食品藥物管理署網站。http://www.fda.gov.tw。

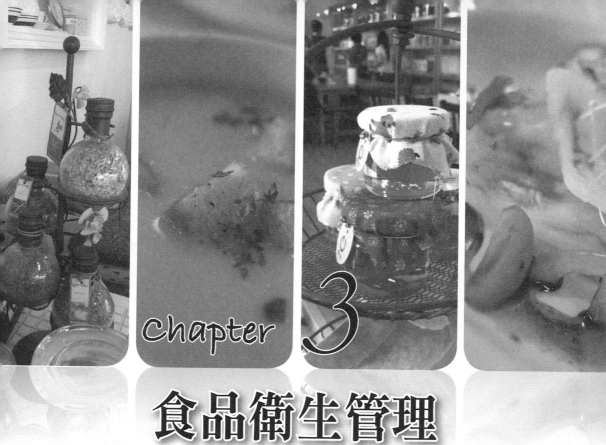

# Chapter 3

# 食品衛生管理

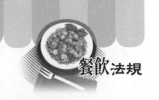

## 案例分析

　　「○○生機明日葉精力湯」被查出標示不實,該產品成分標示含天然葉綠素,但其實添加了銅葉綠素鈉,於是桃園縣衛生局依照品項標示不符,開罰○○生機公司新台幣20萬元。某食品公司販賣「健康廚房橄欖油」標示西班牙進口,但是實際上卻購入假橄欖油,換上自家包裝進行販售,與衛福部保證油品沒摻銅葉綠素的切結書,因此成為涉犯詐欺的「鐵證」。另外一家標榜三代祖傳油廠卻照樣凸槌,雲林縣衛生局會同檢警直搗虎尾鎮一家老油廠,結果發現販售苦茶油其實混合沙拉油,卻標榜百分百純苦茶油。

### 農藥殘留

　　國內七成以上的家庭習慣到傳統市場採購蔬菜水果,2013年綠色和平抽驗全台七縣市、十二個傳統市場蔬果總共102件樣本,發現半數仍發現有農藥殘留,其中16件更違規超標,特別以A菜超標14倍最為嚴重。芥藍、小白菜、葡萄和彩椒等也檢出含有五至七種農藥殘留。2013年7月消基會公布豆類和甜椒農藥殘留結果,發現逾九成豇豆,被檢出超標與多重農藥殘留,有的樣本甚至被檢出八種農藥或農藥超標近300倍。消基會也點名,在量販店和超市檢出的違規情況,並不亞於傳統市場,連販售有機食品的聖德科斯南昌門市也檢出。過去衛生署100年公布農產品農藥殘留之抽驗報告,其中發現雲林縣許姓農民所栽種的長年菜,含有會導致大小便失禁及昏迷的「雙特松」等禁藥殘留;而經過農業處連日追查,確認許姓農民使用的是屬於合法的「雙特氯松」,但是因為雙特氯松,是用來防治菊花蚜蟲之用藥,並非可以使用於蔬菜之用藥。縣府農業處農務科長說,核准使用的雙特氯松,在自然狀態下,將分解為雙特松及三氯松,研判長年菜所被驗出之雙特松,應屬於雙特氯

松分解所致，而並非農民使用禁藥。許姓農民雖未使用禁藥，但是因為長年菜中的農藥殘留，已經超過規定之安全容許量，因此衛生局已依違反食品衛生管理法予以裁罰6萬元。

## 細菌檢驗不合格

炎炎夏日許多人愛吃涼麵，2013年5月新北市衛生局公布4月針對餐飲業、便利超商、量販店、食品工廠及攤商等市售涼麵賣場，總共進行抽驗40件，結果11件不符合衛生標準；經過要求限期改正，複檢之後抽驗仍有1件大腸桿菌群數超過標準。而台北市衛生局食品藥物管理處長2012年12月表示，為維護消費者食用即食熟食品安全，針對市售滷味、麵食、三明治、飯糰、便當、漢堡和輕食餐點等進行抽驗，共抽驗37件，其中2件不符規定，不合格率5.4%。2012年9月台南市衛生局抽檢市售冰品、冷飲201件，結果其中46件不合格，分別是生菌數與大腸桿菌超標，不合格率達22.8%，其中也不乏知名店家。2012年新北市衛生局5月抽檢29件市售米製品，進行檢驗發現○○超商三重區吉美門市販賣的培根蛋沙拉御飯糰大腸桿菌群超標，食品藥物管理科長認為該產品屬於中央廚房所製作，可能製程中因為工作人員衛生習慣不佳、疏忽，導致食材或器具包裝遭到污染，也可能是在運送、販賣時，因為保存不當，助長微生物繁殖所導致。

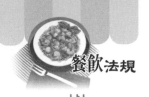

餐飲法規

## 第一節　食品衛生管理之定義

　　與餐飲業相關的法律，在台灣除了主要的「食品安全衛生管理法」外，其他尚包括「消費者保護法」及「公平交易法」等，在大陸則是以「食品安全法」為管理依據。

　　何謂**食品**？是不是所有可以吃的東西都是食品？維基百科認為「食品是通常由碳水化合物、脂肪、蛋白質或水所構成，能夠藉由進食或是飲用提供人類或生物營養或愉悅之物質。」食品的來源可以包括植物、動物或其他生物，如真菌或發酵產品（酒精）等。人類藉由採集、耕種、畜牧、狩獵及釣魚等諸多不同方式來獲得食品，經過烹調以後的食品則稱為菜餚，許多文化通常都包括各式各樣獨特菜餚、烹飪偏好或方式，而研究文化與食品間的關係科學則稱為美食學。

　　「食品安全衛生管理法」第3條中的定義為：「本法所稱食品（food），係指供人飲食或咀嚼之產品及其原料。」所以「供人飲食或咀嚼之產品及其原料」就是食品！由於中央的法規之中，並沒有專門規範「餐飲」、「餐廳」或「餐食」等法規，因此餐飲業或餐廳之管理，主要係歸入於「食品」安全衛生管理法中。除了一般所認知的食品之外，其他食品安全衛生管理法的用詞，則分別定義如下：

1. 特殊營養食品：指嬰兒與較大嬰兒配方食品、特定疾病配方食品及其他經中央主管機關許可得供特殊營養需求者使用之配方食品。
2. 食品添加物：指為食品著色、調味、防腐、漂白、乳化、增加香味、安定品質、促進發酵、增加稠度、強化營養、防止氧化或其他必要目的，加入、接觸於食品之單方或複方物質。複方食品添加物使用之添加物，僅限由中央主管機關准用之食品添加物組成，前述准用之單方食品添加物，皆應有中央主管機關之准用許可字號。

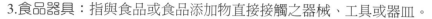

3.食品器具：指與食品或食品添加物直接接觸之器械、工具或器皿。

4.食品容器或包裝：指與食品或食品添加物直接接觸之容器或包裹物。

5.食品用洗潔劑：指用於消毒或洗滌食品、食品器具、食品容器或包裝之物質。

6.食品業者：指從事食品或食品添加物之製造、加工、調配、包裝、運送、貯存、販賣、輸入、輸出或從事食品器具、食品容器或包裝、食品用洗潔劑之製造、加工、輸入、輸出或販賣之業者。

7.標示：指於食品、食品添加物、食品用洗潔劑、食品器具、食品容器或包裝上，記載品名或為說明之文字、圖畫、記號或附加之說明書。

8.營養標示：指於食品容器或包裝上，記載食品之營養成分、含量及營養宣稱。

9.查驗：指查核及檢驗。

10.基因改造：指使用基因工程或分子生物技術，將遺傳物質轉移或轉殖入活細胞或生物體，產生基因重組現象，使表現具外源基因特性或使自身特定基因無法表現之相關技術。但不包括傳統育種、同科物種之細胞及原生質體融合、雜交、誘變、體外受精、體細胞變異及染色體倍增等技術。

## 第二節　食品衛生管理之範疇

有關食品安全衛生管理法中之「**食品衛生管理**」，係明定於第4章第15至21條。

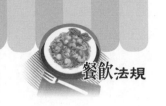

**餐飲法規**

## 一、食品衛生安全及品質

　　「食品安全衛生管理法」第17條規定：「販賣之食品、食品用洗潔劑及其器具、容器或包裝，應符合衛生安全及品質之標準；其標準，由中央主管機關定之。」其中「販賣之食品、食品用洗潔劑及其器具、容器或包裝之衛生安全及品質標準」，內容到底是指什麼？以下提供案例進行說明。

## (一)攤位衛生安全

　　新北市政府衛生局於2005年11月29日接獲民眾陳情，表示購買及食用永和市樂華夜市某麵包攤位的麵包以後，發生身體不適而提出檢舉；經衛生局派員至該攤位檢查、輔導，及抽驗現場販售之鮮奶油麵包、三色麵包與椰子麵包等三種，予以檢驗，結果其中除了鮮奶油麵包合格之外，其餘二種食物，均被檢出大腸桿菌群超過衛生標準的違規狀況，經通知業者限期改善，衛生局擇期再行複檢及抽驗，結果仍然不符合規定。由於衛生局也派員前往業者所述之產品供應商處進行抽驗產品，結果與規定相符，因此衛生局據以判斷檢驗不合格，應與攤販批貨運輸過程，或陳列販賣環境不佳，遭到污染所導致，因此針對販售之攤商，依法處以新台幣3萬元罰鍰。

## (二)冰淇淋驗出大腸桿菌

　　新北市衛生局抽檢市售冰品，發現部分吃到飽餐廳或餐飲店「無限供應」的冰淇淋，檢出所含生菌數或大腸桿菌過量，可能是因為製程或保存方式發生問題外，也可能是因為挖杓的放置方式不夠衛生所致，因此提醒店家及消費者注意。細菌會污染冰品可能是因為製造的水質不良、製造場所衛生欠佳、產品儲存不當、員工個人衛生不良或食物容器洗滌不潔等

原因所致。吃到飽餐廳由於無限供應冰淇淋，冷凍櫃往往開關頻繁，挖杓也經過多人使用，如果其中有人手部不乾淨、或店家未時常換水時，就可能污染食品。建議民眾在挖取冰淇淋以前，應注意冷凍櫃是否維持攝氏在−18度以下、挖杓存放處是否經常持續換水。2010年新北市衛生局公布抽驗59件市售冰淇淋結果，共13件檢出含有大腸桿菌、大腸桿菌群或生菌數不符衛生標準，不合格比例達2成2，其中不乏知名品牌。

## (三)端午節食品安全

2013年6月端午節，新北市衛生局抽驗市售蘿蔔乾40件，結果其中高達22件檢出防腐劑「苯甲酸」，不合格率高達55%，其中1件甚至超過法規標準值4倍，而21件違規產品供貨商都在嘉義縣。同期高雄市衛生局稽查端午節食品，抽查133件粽子及相關食材，雖然僅發現2件不合格，但其中1件卻來自知名飯店的蝦米，檢出二氧化硫超標2倍之多。2012年彰化縣衛生局抽驗市售88件端午節食品和食材，結果顯示12件不合格商品都是屬於俗稱「冬蝦」的乾蝦米，違規項目係添加超量二氧化硫增色，衛生局因此提醒消費者挑選食材時還是「天然的最好」。

其他與食品衛生標準有關之詳細衛生法規，建議自行參考以下相關之標準：

1. 包裝飲用水及盛裝飲用水衛生標準：許多人以為水質的酸鹼值，一定是中性7.0，但根據消基會2009年10月的抽測結果，發現20件之中，有1件酸鹼值低於6.0，偏酸性；也有1件酸鹼值大於8.5偏鹼性。
2. 一般食品衛生標準。
3. 水產動物類衛生標準。
4. 生食用食品類衛生標準。

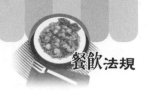

5.生熟食混合即食食品類衛生標準。

6.免洗筷衛生標準。

7.乳品類衛生標準。

8.食用花卉類衛生標準（民國100年9月20日廢止）。

9.食品用一氧化二氮衛生標準。

10.食品用丁烷衛生標準。

11.食品用丙烷衛生標準。

12.食品用洗潔劑衛生標準。

13.食品器具、容器、包裝衛生標準：本法規部分或全部條文尚未生效，本標準102年4月9日修正之第5、6條條文，自中華民國102年9月1日施行，但市面流通產品之管制，自中華民國103年3月1日施行。

14.食鹽衛生標準。

15.酒盛裝容器衛生標準。

16.酒製造業良好衛生標準。

17.酒類衛生標準。

18.飲料類衛生標準。

19.嬰兒食品類衛生標準。

20.醬油類單氯丙二醇衛生標準。

21.食品中真菌毒素限量標準。

## 二、食品禁止事項

「食品安全衛生管理法」第15條規定：「食品或食品添加物有下列情形之一，不得製造、加工、調配、包裝、運送、貯存、販賣、輸入、輸出、作為贈品或公開陳列：一、變質或腐敗。二、未成熟而有害人體健

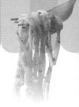

康。三、有毒或含有害人體健康之物質或異物。四、染有病原性生物，或
經流行病學調查認定屬造成食品中毒之病因。五、殘留農藥或動物用藥含
量超過安全容許量。六、受原子塵或放射能污染，其含量超過安全容許
量。七、攙偽或假冒者。八、逾有效日期。九、從未於國內供作飲食且未
經證明為無害人體健康。前項第5款、第6款殘留農藥或動物用藥安全容許
量及食品中原子塵或放射能污染安全容許量之標準，由中央主管機關會商
相關機關定之。」

請注意，根據本條之規定，以上的違規食品係連「作為贈品或公開
陳列」都不可以。

## (一)變質或腐敗者

食品中檢驗出一般酵母菌及黴菌，應先檢視其原料特性及製造流
程，判斷是否違反食品安全衛生管理法，如果屬於正常現象，則並不違反
食品安全衛生管理法之規定，此時應再進一步稽查該食品製造場所之衛
生，如有不符規定者，得依有關規定逕處。

食品如已有發霉現象（指已大量繁殖長出霉斑肉眼可見者），且該
現象非屬正常之加工過程，表示食品已腐敗變質，即違反「食品安全衛生
管理法」第15條第1項第1款規定，通常發生此現象時，其黴菌之檢出值
非常高。食品中檢出昆蟲及蛆等異物，如係因食品腐敗變質，致使生蛆
者，係屬於違反「食品安全衛生管理法」第15條第1項第1款規定，但如
異物係因衛生不良而自外界污染而來，係屬於不符「一般食品類衛生標
準」之規定，應以違反「食品安全衛生管理法」第17條規定論處。

### ■病（斃）死豬

如果衛生單位查獲食品業者，以屠宰前斃死之雞、鴨等家禽加工供
食用者，得認定食品變質，依違反「食品安全衛生管理法」第15條第1項
第1款規定處理。病、死豬肉由於本質上屬於變質物品，因此依照規定，

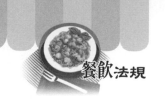

不得供為食品原料使用，毋需再行檢驗其是否含有病原菌。

　　以病、死豬肉充為食品原料，尚涉及飼養人未依「家畜傳染病防治條例」（民國85年改為「動物傳染病防治條例」）第12條規定「家畜所有人或管理人，於其家畜病死時，應即報告當地鄉（鎮、區、縣轄市）公所；如在運輸中病死者，應由運輸業者，向最初停止地之鄉（鎮、區、縣轄市）公所報告。各該公所接到家畜病死報告時，應即派遣家畜防疫人員，前往驗屍，並指示燒燬、掩埋、消毒以及其他必要處置，家畜所有人或管理人有要求時，並應發給處置證明書。屬於家庭副業之雞、火雞、鴨、鵝等病死，其數量在十隻以下者，得自行處理；前項處置，不適用之。但如遇鄰近地區傳染病流行，認為有報告必要時，縣（市、局）主管機關得分區指定其種類，隨時公告，報請省主管機關核備，並依照前項規定處理」，於其家畜病死時，報告當地鄉（鎮、區、縣轄市）公所，以辦理驗屍、燒燬、掩埋、消毒等必要處置。

### ■ 豬瘟疫苗兔

　　供製造豬瘟疫苗兔隻，不論是否檢出病毒，均不得供為食用，若經查獲，除違反「優良藥品製造標準」（GMP）之規定以外，也同時違反「食品安全衛生管理法」第15條第1項第1款所謂變質食品不得販賣之規定。疫苗兔類似病死豬肉，無論能否藉科學方法分辨檢測，均屬所稱變質食品，不得販賣供為食用。

## (二) 有毒或含有害人體健康之物質或異物者

　　「食品安全衛生管理法」第15條第1項第3款：「有毒或含有害人體健康之物質或異物者」。而「食品衛生管理法施行細則」第2條中，更進一步詳細說明：「本法第15條（原11條）第1項第3款所稱有毒，係指食品或食品添加含有天然毒素或化學物品，而其成分或含量對人體健康有害或有害之虞者。」本法第15條第3款所稱有毒或含有害人體健康之物質或

異物，由中央主管機關認定之。此處中央主管機關原為衛生署食品衛生處，2010年以後，則參照美國FDA管理制度，改制為衛生署食品藥物管理局，2013年7月23日改為衛生福利部食品藥物管理署。

## ■ 黃麴毒素

行政院衛生署藥物食品檢驗局（以下簡稱藥檢局；請注意「藥檢局」是過去衛生署時代的檢驗機關，與前述衛生署食品藥物管理局（署）名稱很類似，但是工作性質不同，後者為行政管理機關）2008年抽驗堅果及瓜子111件，其中發現有1件葵瓜子，檢出17.6及28.4ppb黃麴毒素（超量），而將廠商移送法辦；2008年7至9月，抽驗62件胡椒粉等調味品，檢驗黃麴毒素，結果發現辣椒粉2件，檢出黃麴毒素14及12.75ppm超不合格（3.2%）；2008年抽驗13件巴西蘑菇，進行重金屬（鉛及鎘）含量調查，發現5件含鎘量偏高；惟經進一步進行健康風險評估後，發現符合FAO/WHO建議之鎘暫定每週容許攝取量。2006年4月抽驗108件，其中12件花生製品（含花生酥及花生角）黃麴毒素超量，最高檢出240.4ppb，為規定限量15ppb的16倍，皆屬於自越南進口者。

## ■ 飲料吸管

消基會2009年11至12月，抽驗早餐店及夜市的飲料吸管，發現其中的重金屬「鉛」過量，48件中發現有10件「鉛」含量超過100ppm的法令規定，值得每天外食買早餐的消費者注意。

## ■ 甲醛啤酒

2005年大陸媒體踢爆大陸95%的啤酒，都添加了致癌物甲醛，以保存啤氣風味，此舉使經年累月喝大陸啤酒的民眾，不知喝下了多少甲醛致癌物。大陸啤酒傳出含有致癌甲醛成分以後，引起各進口國家的重視，日本厚生勞働省食品安全部門日透過各地檢疫所，通知所有啤酒進口商，要求大陸廠商必須確認品質安全無虞；而南韓食品及藥物安全廳，也要求有關

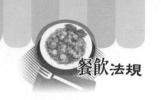

方面緊急回收並且進行檢驗當年進口的大陸啤酒。甲醛就是俗稱的福馬林，一般係做為消毒及防腐之用，大陸啤酒在製酒的糖化過程中，額外添加可能導致癌症的化學物質甲醛，其目的係利用其強烈的化學吸附麥汁多元酚成分能力，來達到降低啤酒中多元酚含量，進而提高啤酒的澄清度及穩定性，大幅縮短貯酒時間，增長保存期限。

### ■ 河豚

河豚美味經常被視為人間極品，但是河豚毒素卻常致命。衛生署2001年統計，3年國內有38人因為誤食河豚導致中毒，其中5人不幸死亡（死亡率13.15%）；2000年更有3名幼兒食用含有河豚毒素的香魚片中毒而死，2000年發生朱姓小兄弟誤食河豚肉製成的香魚片造成食物中毒死亡案。台南市兩名小兄弟因食用河豚製成的香魚片死亡後，衛生署因此函文各衛生局要全面禁止使用河豚製作香魚片，台南市衛生局也通知各衛生所追查市售香魚片來源，以杜絕中毒案件再發生。經過連日加強稽查未標示內容香魚片，又在一家食品量販店，查獲沒有標示內容的香魚片，衛生署函請相關單位，加強輔導及管理漁民，勿以捕撈或養殖之河豚魚供食品加工及餐飲業者為原料。

### ■ 硼砂

硼砂（俗稱冰砂）以碳酸鈉及硼酸製成，過去經常當作食品添加物，一般認為可防腐、增添食品香Q，但是因為具毒性，而且不同於一般毒物，少量食用可自動排出體外，硼砂進入人體會轉變為硼酸，連續攝食在體內蓄積，會妨害消化酵素作用，導致食慾減退、消化不良、抑制營養素吸收；當食用多量硼酸導致中毒時，則有嘔吐、腹瀉、紅斑、循環系統障害等現象，嚴重時甚至發生休克、死亡。

## (三) 染有病原性生物

　　「食品安全衛生管理法」第15條第1項第4款所指「染有病原性生物」，於「食品衛生管理法施行細則」第3條中更進一步說明：「本法第15條第4款所稱染有病原菌者（病原性生物），係指食品或食品添加物，受病因性微生物或其產生之毒素污染，致對人體健康有害或有害之虞者」。

　　一般常見導致食品中毒的原因，包括細菌性食品中毒（如感染型：腸炎弧菌、沙門氏桿菌；毒素型：金黃色葡萄球菌、肉毒桿菌或中間型：產氣莢膜桿菌、病原性大腸桿菌）、化學性食品中毒（如農藥、有毒非法添加物及重金屬等）、天然毒素食品中毒（如動物性：河豚毒等；植物性：生物鹼、硫代配糖體等；黴菌毒素性：如黃麴毒素等）、類過敏型食品中毒（如組織胺）及病毒性食品中毒（如腸病毒71型）等。因此原食品衛生管理法「病原菌」一詞，於2013年修正為「病原性生物」，以因應愈來愈廣泛的食品中毒原因，因為病原菌僅指肉毒桿菌、金黃色葡萄球菌或腸炎弧菌等；而病原性生物則除了病原菌外，也包括非細菌性的類過敏型食品中毒或病毒性食品中毒等。

### ■金黃色葡萄球菌

　　金黃色葡萄球菌屬於葡萄球菌（staphylococcus）中特定之一種細菌，廣泛分布於自然界。根據文獻記載，雖有部分金黃色葡萄球菌，未發現具產毒能力，然因甚多之金黃色葡萄球菌，可以產生腸毒素，引起食品中毒，因此係衛生署公告「污染食品或食品添加物中毒原因菌或食品中毒原因微生物名稱表」內所稱之病原性葡萄球菌，至於其他種葡萄球菌則不具此特性，不會造成食品中毒。

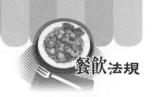

## 金黃色葡萄球菌的檢驗

　　金黃色葡萄球菌常存在於人體皮膚、毛髮、鼻腔及咽喉等黏膜，特別是化膿之傷口，極易經由食品製造人員之不良操作或不良衛生習慣而污染食品，因此由加工食品中測得金黃色葡萄球菌，雖非必定引起食品中毒，但可做為其衛生狀況不良之指標，必須改進。

　　衛生單位對於食品中金黃色葡萄球菌之檢驗，在例行性之衛生檢查中，通常僅鑑定其菌種及菌量，而不繼續鑑定是否具有產生毒素之能力及其毒素型；但若涉及食品中毒案件時，則通常會再進一步鑑定其毒素型。

　　以未全熟肉製品為例，檢出金黃色葡萄球菌時，應同時考量是否造成對人體健康有害或有害之虞，作為判定是否違反食品衛生管理法第15條第1項第4款不得染有病原性生物之依據。未全熟肉製品如不再經加熱煮熟即可供食，則檢出金黃色葡萄球菌，對人體健康有危害之虞；若該類產品，係須再經調理、加熱煮熟後始供食者，則在其品質狀況正常下檢出金黃色葡萄球菌，尚不致危害人體健康，惟若該產品含金黃色葡萄球菌毒素，則因該毒素具耐熱性，屬對人體有健康危害之虞（96.3.7衛署食字第0960009193號）。

### ■肉毒桿菌中毒

　　各種型式肉毒桿菌（botulism）中毒都可能致命，並且屬於緊急醫療事件。食因型肉毒桿菌中毒特別危險，因為可能會有很多人，食用同一種被污染的食物而發生肉毒桿菌中毒。

　　2013年紐西蘭恆天然公司含肉毒桿菌的乳清蛋白粉，流入大陸，中共質檢總局於是宣布將無限期暫停恆天然原料進口。2010年5月20日，一對居住在新北市樹林鎮的婆媳，出現疑似攝取真空包裝食品，引發肉毒

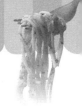

桿菌中毒之事件，其中的婆婆甚至於因此而住進加護病房，接受插管治療，5月22日新北市衛生局大規模到廠商製造工廠進行稽查，食品藥物管理局也緊急進行檢驗疑似出問題的食材，但是由於抽驗的相關疑似食品檢體，一直沒有驗出肉毒桿菌毒素，導致讓急於知道真相的家屬及民眾，非常憂心，不知道問題到底發生在哪裡。衛生署表示有關2010年5月20日之疑似肉毒桿菌中毒事件，調查患者可能食用的食品，包括真空包裝素肚、五香豆干及真空包裝素三層肉。

## 肉毒桿菌中毒的原因及症狀

一般肉毒桿菌中毒之潛伏期為12至30小時，發病期為3至7天，主要症狀為神經麻痺，特異症狀則包括視力減退、複視（物像看成兩個的情況）、瞳孔散大、眼皮下垂等眼部症狀及言語障礙、吞嚥困難、唾液分泌障礙及口渴等。初期雖會出現嘔吐及噁心等胃腸炎症狀，但是會在數小時內消失，繼而發生腹部膨脹、便祕、四肢無力及虛弱等現象，但神志會一直清醒，重症者則會因為發生呼吸障礙而導致死亡。

A、B型多於4至8日內死亡，E型多於2日內死亡，但如能生存10日以上且未引發併發症者，則應該不會有生命危險。

依據臨床及感染來源，可分為：

1. 食因型：肇因於攝食遭受肉毒桿菌已形成毒素污染的食物。最初罹病之症狀，包括發生視覺障礙（視覺模糊或複視）、吞嚥困難及口乾；然後逐漸發生遲緩性麻痺現象，也可能會有嘔吐、便秘或下痢，嚴重時則會因為窒息而導致死亡。
2. 腸道型：係因食入肉毒桿菌孢子，增殖以後導致此菌在腸內增

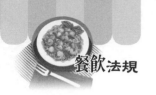

殖並產生毒素。1歲以下之嬰兒，免疫系統尚未健全，且腸道菌叢亦未發展完全，因此此型好發於年齡不足1歲之嬰兒（嬰兒型），或曾做過腸道開刀手術、腸道菌叢發生改變的成人；罹病症狀，包括便秘、昏睡、倦怠、食慾不振、眼瞼下垂、嚥物困難、失去頭部控制、肌肉張力低下及全身性虛弱；有時患者會因為發生呼吸無力衰竭，而導致發生死亡。

3. 創傷型：此型一般比較少見，發生來源為傷口深處受到肉毒桿菌污染，細菌在無氧環境下增殖，產生毒素所引致。症狀與食因型接近。

4. 其他型：已經排除發生食因型感染之可能，而且近期患者有使用肉毒桿菌毒素進行醫療者（如美容）；症狀與食因型接近。

下列情況也可能產生肉毒桿菌毒素：

1. 食品加工過程中，混入菌體或芽胞，而且加工過程之殺菌條件不足。

2. 在低酸（pH值大於等於4.6）嫌氣（缺氧）狀態，有利該菌生長的條件下，放置足夠時間。因此低酸性罐頭（含鐵罐、玻璃罐）食品及香腸等加工品屬於主要發生肉毒桿菌中毒的原因食品。

## (四) 殘留農藥或動物用藥含量超過安全容許量者

一般最常見茼蒿及小白菜被報導檢出高農藥殘留，但是其實違規率最高的卻是「荖葉」（吃檳榔時所附之葉子）。2010年消基會檢驗結果，抽驗15件之中，有14件被檢出農藥殘留；更離譜的是，其中有的農藥

殘留高達「十」種，此資訊值得吃檳榔的人注意。消基會抽查大台北包檳榔的「荖葉」，驗出農藥高達十七種，甚至有單一品項即含有高達十種農藥，消基會批評荖葉缺乏相關的農藥殘留規範，已成為農藥施用管理的一大漏洞。

消基會曾於2009年檢測市售當歸檢出二氧化硫，紅棗、枸杞及人參則檢出殘留農藥；同年藥檢局進行免洗筷中二氧化硫過氧化氫及聯苯殘留之調查，結果25件進口（大陸、越南及印尼）中，9件檢出二氧化硫含量12.6-46.8 ppm，於是均予以銷毀。

## (五)從未供於飲食且未經證明為無害人體健康者

美國某釀酒廠釀製前所未有的特殊風味啤酒，將與印度大麻相關的一種植物成分予以融入啤酒。2013年業者自德國進口大麻花啤酒，因瓶身商標寫著「the hemp beer」（大麻啤酒），使財政部國庫署頗「感冒」。業者認為當初已將成分表提供海關，現在海關同意進口，卻遭國庫署阻擋，雖然通過檢驗，還是不准進口。業者透露大麻啤酒其實夜店到處都有，只是進口申報時都拿掉相關敏感字眼。誠實申報經海關同意後進貨，現在卻不准入關，而檢驗報告出來，調查局也認定無毒性、無危害人體，但國庫署因為上面有大麻花，所以不准進口。

雖然大麻在台灣列為二級毒品，但是2012年7月衛生署已將大麻籽油合法化，只要其中的四氫大麻酚（THC）含量沒有超過10ppm，但因為法務部擔心大麻籽若沒烘焙完全，日後將會被種植成大麻，於是為了預防大麻濫用，目前只限「榨好的」大麻籽油始能進口，准許進口的是「油」而非「種籽」，烘焙業用的大麻籽一樣不得進口。

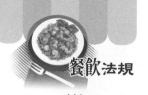

## 第三節　屠宰衛生

「食品安全衛生管理法」第20條規定：「屠宰場內畜禽屠宰及分切之衛生查核，由農業主管機關依相關法規之規定辦理。運送過程之屠體、內臟及其分切物於交付食品業者後之衛生查核，由衛生主管機關為之。食品業者所持有之屠體、內臟及其分切物之製造、加工、調配、包裝、運送、貯存、販賣、輸入或輸出之衛生管理，由各級主管機關依本法之規定辦理。第2項衛生查核之規範，由中央主管機關會同中央農業主管機關定之。屠宰場內畜禽屠宰及分切之衛生檢查，由農業主管機關依畜牧法之規定辦理。運出屠宰場之屠體、內臟或分切肉，其製造、加工、調配、包裝、運送、貯存、販賣、輸入或輸出之衛生管理，由主管機關依本法之規定辦理。」據此，「屠宰場內畜禽屠宰及分切之衛生查核」係依「畜牧法」管理，而「食品業者所持有之屠體、內臟及其分切物之製造、加工、調配、包裝、運送、貯存、販賣、輸入或輸出之衛生管理」，則依「食品安全衛生管理法」規定辦理。

依「動物傳染病防治條例」第12條之規定，病、死豬應予燒燬、掩埋、消毒或其他必要之處理。任何情況下均不得將其屠宰甚或打算供為食用，違反者，農政機關即應依該條例逕予處罰。病死豬肉係「食品安全衛生管理法」第15條第1項第1款所稱變質或腐敗者，因此若於肉品加工業者處查獲病、死豬肉時，應依同法第44條處罰食品安全衛生管理法第20條所規範之對象，係正常供食用之豬隻，與前述應銷燬之病、死豬完全不同，其法律之適用甚為明確，不可混為一談。

依「食品安全衛生管理法」第13條舊法規定，屠宰供食用之家畜及其屠體，應實施衛生檢查，而經衛生檢查之屠體如不符合「屠宰衛生檢查規則」之規定，乃屬違反舊法第14條第2款規定。病死豬肉本質上即屬變

質物品，不得供為食品原料使用，並毋需再另作檢驗，若販售、使用該等物品作為食品原料，則涉嫌詐欺，且亦違反「食品安全衛生管理法」第15條第1款所稱之「變質」之限制規定。以病、死豬肉充為食品原料，尚涉及動物所有人、管理人或運輸業者，未依「動物傳染病防治條例」第12條規定，於其家畜病死時，報告當地動物防疫機關，以辦理驗屍、燒燬、掩埋、消毒等必要處置；屠宰時未依「屠宰牲畜管理辦法」第6條規定（民國89年7月20日廢止），在指定場所進行屠宰；及未依「食品安全衛生管理法」第20條規定進行屠宰衛生檢查。

## 個案研究

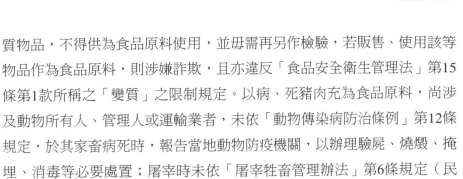

### 美國牛肉

　　過去台灣的美國牛肉之銷售量，因為瘦肉精風波受到影響而下降，2013年1月已經回到原本水平。美國肉類出口協會駐華辦事處處長表示，美國牛肉以前在台灣的市占率約35%，2013年1月進貨量已回到2012年同期。但是消費者往往不知道，美國牛並非吃草，而是食用大量玉米、動物性蛋白及抗生素所飼養出來的，許多環保團體認為，這種違反自然的飼養方式，將因此造成許多健康方面的禍患。2009年10月初《紐約時報》（*New York Times*）披露一個真實故事，22歲史蒂芬妮（Stephanie Smith）是美國兒童舞蹈老師，但是正值荳蔻年華的她，突然有一天覺得胃痛，沒多久開始出現「出血性腹瀉」，之後腎臟失去功能。身體無時無刻抽搐，導致醫生必須在接下來的九週，不得不讓她昏迷。等史蒂芬妮醒來以後，發現也不能走路，因為神經系統已受損，下半身癱瘓。追查史蒂芬妮病源，發現是O157:H7的「出血性大腸桿菌」〔其中的「O」指的是O抗原（菌體

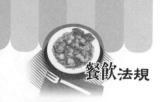

抗原，somatic antigen），「H」指的是H抗原（鞭毛抗原，flagellar antigen），此兩種抗原是區分大腸桿菌的重要方式之一〕。

到底食用美國牛肉可能有什麼風險？包括：

1. 養殖牛身體免疫系統差：牛隻大量餵食玉米飼料，會導致養殖牛身體免疫系統變差，引發肝膿腫。自從1950年代中期，美國建立第一座大型養殖場後，大規模動物養殖場不斷在美國蔓延。此種養殖場，與傳統農莊或牧場完全不同，牛隻並不漫步在藍天白雲下，也不悠閒吃牧草，完全改採食用各種人工飼料，而其最主要的食物就是玉米。玉米是自然界將陽光與化學肥料轉化成碳水化合物效率最高的植物。牛原本天生就是吃草，而吃草的牛，其實完全不適合大規模養殖，因為缺乏效率，採用牧草飼養的天然牛，比吃玉米的人工牛往往需要更久的養殖時間才能宰殺。美國柏克萊大學新聞學教授波倫（Michael Pollan）著作《到底要吃什麼？》（*The Omnivore's Dilemma*）一書中寫著：1950年代，美國養殖剛出生的牛，往往要等到2到3年才能殺，如今則只要十四到十六個月。牛本來應該天生吃草，因此胃的結構明顯與人不同：天然牛的胃，其酸鹼值屬於中性，不像人的胃是屬於酸性。密集餵食玉米以後的人工牛，胃卻因此開始變酸，牛隻也會經常出現心絞痛，或免疫系統減弱等徵兆，使牛群很容易遭受各種疾病之侵襲。

2. 抗生素問題：由於過去持續用藥，導致牛的腸道產生致命抗藥性細菌，之後為了增加抵抗力，牧場於是開始改餵食抗生素，美國出售的抗生素，絕大多數都是添加在動物飼料方面。而此舉所造成的後果，就是培養出各種新型具有抗藥性的超級細菌。隨著玉米下牛肚的抗生素，如果有些細菌沒有被完全殺

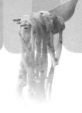
死，就會演化出具有抗藥性的細菌，它存在於牛的腸道中，或死亡時存在於身上任何一部位。總有一天，當消費者食用這些牛肉時，會感染這些細菌，並抵抗人類原本用來治療感染的藥物。而就是這些細菌，包括史蒂芬妮罹患的出血性大腸桿菌O157:H7。演化新型的大腸桿菌O157:H7，就可以適應人類胃酸，而置人類於死地。

3. 使用動物性蛋白質餵食牛隻：美國牛除了食用玉米外，還被大量餵食動物性蛋白質，以期牛隻能夠快速成長，過去甚至於會把從別的牛身上所萃取的蛋白質，再予以添加來餵食牛隻。而這種牛吃牛的餵養方式，科學家發現將會傳染牛海綿狀腦病（BSE），即狂牛病，俗稱新型庫賈氏病（vCJD），也因此美國食品藥物管理局（FDA），已在1997年明令規定，不可再使用牛骨粉（bonemeal）等從牛萃取出的蛋白質，用來餵食養殖場牛，可是法律雖然規定牛不能吃牛，卻是卻沒規定牛不能吃雞，因此廠商改供應從雞萃取出的羽毛粉（feather meal），或從牛身上所萃取出的牛骨粉，先用來養雞、豬或魚。繞了一圈以後，再將用牛骨粉餵食的雞或魚來餵牛，導致最後還是牛吃牛。

## 牛肉包裝

2011年台灣高雄壽山動物園兩隻白老虎「歡樂」及「昭海」歡度5歲生日，園方舉辦慶祝活動時，特別將食物用紙箱包裝起來成為神秘禮物，結果反而讓老虎不知如何下手拆開來吃，模樣讓人不禁莞爾。其實牛肉包裝可能會影響到牛肉的品質與衛生安全，經探討歐洲消費者所接受的牛肉包裝技術，建議應考慮牛肉的包裝。要生產安全

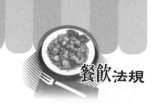
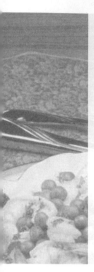

的紅肉，取決於對於病原微生物的有效控制，而在從農場到餐桌產業鏈的所有階段中，八種微生物已被選定為重點項目，包括志賀毒素大腸桿菌（Shiga toxin producing Escherichia coli, STEC）、分枝桿菌亞副結核病（Mycobacterium avium subspecies paratuberculosis, Map）、單核細胞增生李斯特菌（Listeria monocytogenes）、空腸彎曲桿菌（Campylobacter jejuni）、青黴菌（Penicillium nordicum）、酵母侵入性變種（invasive variants of Saccharomyces cerevisiae）、E型肝炎（hepatitis E virus）及森林腦炎病毒（Tick-borne encephalitis virus）。

# 問題與討論

一、餐飲業販售食品被檢出細菌生菌數過高不合格，依法可能面對什麼處罰？

二、餐飲業冰淇淋被檢出大腸桿菌，依法可能面對什麼處罰？

三、餐飲業販售的啤酒檢出甲醛，依法可能面對什麼處罰？

四、發生病原菌肉毒桿菌中毒事件時，一個人就算食物中毒，與一般食物中毒之定義有何差別？（食品中毒通常指二人或二人以上，攝取相同食品，而發生相似症狀，並且自可疑之食餘食品檢體或人體檢體，可以分離出相同類型之致病原因，但是如果是因為攝取含有肉毒桿菌素或急性化學物質之食品而導致中毒時，只有一人目前國內也視為食品中毒案件。食品中毒是指患者因為攝取污染有病原性微生物、有毒化學物質或其他毒素食品而導致之疾病，主要是引起消化或神經系統等異常現象，消化系統方面之症狀，包括嘔吐、腹痛及腹瀉等，神經系統方面之症狀，則包括頭暈、復視、眼瞼下垂、吞嚥困難、說話困難、四肢無力及便秘等，一般以消化系統發生障礙者居多。一般又分為細菌性食物中毒、化學性食物中毒及天然毒素食品中毒）

(一)發生病原菌肉毒桿菌中毒事件時，衛生福利部之處理方式為何？針對消費者、販售者、製造廠商及可疑食品，分別應如何處理？

(二)什麼是肉毒桿菌中毒？症狀為何？

(三)什麼狀況容易導致發生肉毒桿菌中毒？

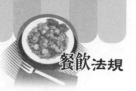

餐飲法規

## 參考書目

Adam K., & Brülisauer F. (2010). The application of food safety interventions in primary production of beef and lamb: A review. *International Journal of Food Microbiology, 141 Suppl 1*, S43-52.

Van Wezemael L., Ueland Ø, & Verbeke W. (2011). European consumer response to packaging technologies for improved beef safety. *Meat Science, 89*(1), 45-51.

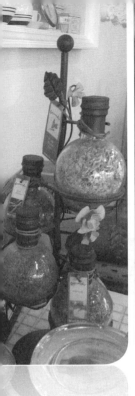
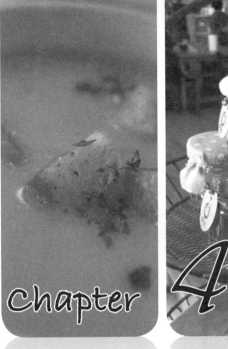
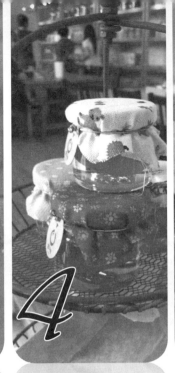
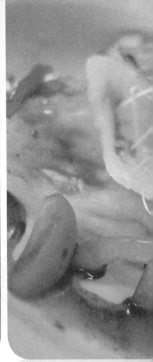

Chapter 4

# 食品添加物

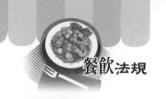

## 案例分析

　　某連鎖超商過去由〇仕公司代工的「抹茶涼麵」，被發現摻有銅葉綠素鈉，而且恐已全被消費者予以吃下肚。此超商表示，將對〇仕祭出罰則。消費者必須明瞭，正確與適量使用添加物，可以增進食品安全，可以為食品著色、調味、防腐、漂白、乳化、增加香味、安定品質、促進發酵、增加稠度、強化營養、防止氧化或達到其他必要目的；但是如果使用範圍不當、錯誤或超量違規添加，會對人體有所違害。

### 食品添加物二氧化硫超量

　　添加物二氧化硫（sulfur dioxide），常作為漂白劑與抗氧化劑使用，但是在大陸曾有致死案例發生。2013年6月行政院消保處針對連鎖超商、連鎖便當和知名便當店進行檢驗，結果2件蛋品驗出依法不得檢出的氟滅菌、氟甲磺氯黴素及甲磺氯黴素動物用藥殘留，1件蔬菜驗出農藥殘留過量，1件筍絲檢出二氧化硫過量；同年高雄市衛生局稽查端午節食品，抽查133件粽子及相關食材，其中1件來自知名飯店漢來的蝦米，二氧化硫超標2倍之多。2012年農曆春節前，為了讓民眾吃得安心，台北市衛生局公布市售金針抽驗結果，赫然發現半數以上的金針，其中的二氧化硫（漂白劑、抗氧化劑）超量，其中還有兩件超出標準7倍以上，雖然外表顏色鮮艷漂亮，但是民眾吃多了卻有害身體健康。

　　大量研究發現，二氧化硫會對人體健康產生很大危害，因此有許多學者研究如何替代二氧化硫。例如製作酸菜，主要是以芥菜及粗鹽醃漬，因為容易褐變造成市售產品有使用亞硫酸鹽殘留過量的問題；但是酸菜並非即食性食品，食用前可經清洗及烹調，試驗發現，透過不同的烹調方式（煮、炒、炸、汆燙等），水洗酸菜可降低二氧化硫殘留量8至40%左右；如果再經烹煮，則可降低23至97%，其中又以油炸的烹調

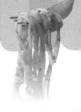

方式去除二氧化硫效果最佳，汆燙方式則因加熱時間較短，對於二氧化硫去除的效果較差。

### 火鍋料與防腐劑

天冷是吃火鍋的旺季，2012年北市衛生局前往傳統市場、餐廳、火鍋店、賣場、超市等地抽驗火鍋料，發現凍豆腐、米血糕被驗出防腐劑。衛生局抽查的45件產品中，有6件不合格，不合格率達13.3%。違法摻加防腐劑或防腐劑超量，不小心攝取過多，腸胃及肝臟功能就可能因此受損。當消費者選購火鍋料時，宜多花一點時間，注意需要冷藏的產品，是否確實維持在低溫的環境販售；購買以後也應放在低溫下保存，以避免變質，並同時應儘量選用包裝及標示完整之產品。

## 第一節　食品添加物之定義與分類

2013年台灣由於持續發生食材添加物濫用的新聞，造成消費者恐慌，食品安全問題層出不窮，其中包括添加違法塑化劑、毒澱粉，或違規添加工業用防腐劑的問題布丁，導致消費者後來只要看到或聽到「食品添加物」，就覺得不安全。許多人因此改採新鮮食材，除保有原始食材的營養價值外，也避免再遭受到添加物之傷害，許多標榜採用天然食材者，開始受到消費者的支持。

食品添加物使用原則是，「惟有利大於害」時，才會允許使用。但隨著研究報告日新月益，今日合格允許使用的食品添加物，明天很有可能就會被禁止。值得餐飲業小心注意的是，香腸的亞硝酸鹽是屬於保色劑，泡麵是添加抗氧化劑，均與俗稱的防腐劑不同。所以許多香腸與泡

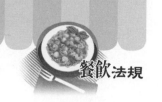

麵包裝上聲稱，未添加防腐劑之說法，並沒有錯；因為添加的是「保色劑」與「抗氧化劑」，而不是防腐劑。

## 一、食品添加物定義

依「食品安全衛生管理法」第3條第3款規定，**食品添加物**，指為食品著色、調味、防腐、漂白、乳化、增加香味、安定品質、促進發酵、增加稠度、強化營養、防止氧化或其他必要目的，加入、接觸於食品之單方或複方物質。

## 二、食品添加物分類

依據衛生福利部公布的「**食品添加物使用範圍及限量暨規格標準**」，食品添加物依據其功能區分為下列十七類：

### (一)防腐劑

**防腐劑**之使用是為了保存食物，防止微生物污染破壞而添加之物質。添加防腐劑，可以抑制微生物的生長或代謝，但是並非將微生物完全殺死，所以必須維持一定的殘留濃度，始可繼續抑制微生物生長之效果。在安全方面，最重要的是使用時其殘留量，不得大於法令規定之用量標準（不得超量使用），另外使用範圍也有限制（只能添加於規定的品項中，不是規定的品項，即使屬於合法添加物也不能添加）。目前世界各國的衛生主管機關，所制訂出食品添加物的「安全劑量」，通常是經過動物實驗證明肝、腎可以代謝量的百分之一以下，此一劑量遠低於正常肝、腎所能負荷的範圍，絕對是人體所能代謝排除，而不致造成任何傷害；也就是說，在訂定這些「衛生標準」值時，就已經納入至少100倍的安全彈性

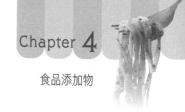

空間。

此類添加物如己二烯酸、己二烯酸鉀、己二烯酸鈉、丙酸鈣、丙酸鈉、去水醋酸、去水醋酸鈉、苯甲酸、苯甲酸鈉、對羥苯甲酸乙酯、對羥苯甲酸丙酯、對羥苯甲酸丁酯、對羥苯甲酸異丙酯、對羥苯甲酸異丁酯、聯苯、二醋酸鈉、己二烯酸鈣、苯甲酸鉀、乳酸鏈球菌素、雙十二烷基硫酸硫胺明、丙酸、鏈黴菌素、對羥苯甲酸甲酯、二甲基二碳酸酯。

■ 毒菜脯

2013年毒澱粉風暴尚未平息之際，同時間又傳出菜脯添加超標防腐劑苯甲酸，台北市府衛生局抽驗市售10件菜脯，結果檢出3件防腐劑苯甲酸超標，超標2至5倍不等，其中兩家都來自嘉義菜脯王。檢方傳訊涉案的嘉義「菜脯王」負責人，發現每年約出貨7至8萬箱，因此約已有1萬8000噸被消費者吃進肚子裡。縣調站指出，該廠菜脯出貨至全台各地，其中包括新竹、台南等地，部分還外銷日本。2013年7月台北市衛生局抽驗市售豆類製品，結果發現34件抽撿樣品，有8件違規添加苯甲酸、過氧化氫等防腐劑或殺菌劑，不合格率23.5%，等於平均每4件就有1件不合格。衛生局因此建議，採購豆類製品於烹調之前，建議應該先在水裡浸泡40分鐘，多加清洗，烹調時則不要加蓋，以期讓其中的防腐劑與雙氧水能夠隨著蒸氣揮發掉。

## (二)殺菌劑

外科手術最基本、最重要的就是殺菌與消毒，消毒必須使用殺菌劑，以確保整個手術過程都在「無菌狀態」下進行。一般如果「無菌技術」做得好，可避免手術後抗生素的使用。其中無菌主要指兩部分：第一是手術用的器械及材料消毒，第二是患者的皮膚及傷口的消毒。

下列三個定義都是殺死微生物的意思，但意義稍有不同：

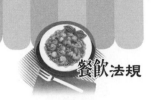

1. 殺菌（disinfection）：把無生物（如器械）表面的病原體殺死。
2. 滅菌（sterilization）：把所有生命物質，包括細菌、病毒及真菌全部除滅。
3. 消毒（antisepsis）：是把生物表面，如皮膚上的病原體予以消滅。

**食品殺菌劑**（bactericides）的定義，是指短時間內能夠將微生物殺死，但是不可以殘留於食品的化合物。食品殺菌劑，也可算是食品防腐劑之一，因為也具有不錯的防腐效果，殺菌劑可利用本身極強氧化力，而達到預期之殺菌目的；但是也由於反應力極強，很容易因此腐蝕到皮膚及衣物，使用濃度過高時，更具有可燃性及爆炸的危險，因此使用食品殺菌劑時，必須特別注意安全。

此類添加物如氯化石灰（即漂白粉，使用於飲用水及食品用水，用量以殘留有效氯符合飲用水標準為度，即≦1.5 ppm）、次氯酸鈉液（可使用於飲用水及食品用水，用量以殘留有效氯符合飲用水標準為度）、過氧化氫（即雙氧水，可使用於魚肉煉製品、除麵粉及其製品以外之其他食品）、二氧化氯（可使用於飲用水及食品用水，用量以殘留有效氯及亞氯酸鹽含量符合飲用水標準為度）。

2013年3月北市府衛生局公布抽查清明節應景祭祀食品，抽檢35件食品，總共有5件檢出不合格，不合格率14.29%；其中有2件違規的豆干，檢出含有不得殘留的殺菌劑過氧化氫；醫師因此提醒，對於外觀過白的豆干建議不要購買。2012年12月則有一批大陸2,000多公斤的大閘蟹被相關單位檢出含有殺菌劑，後來全數予以銷毀。

## (三)抗氧化劑

過去許多研究指出，自由基與許多疾病發展相關，其中包括老化、癌症及心血管疾病。人的身體在正常代謝過程中，會自然產生活性氧與自

由基，並攻擊蛋白質、酵素、醣類、脂質、DNA及RNA等分子，而導致
細胞受到傷害。因此含氧自由基，與人體細胞及分子傷害等許多疾病相
關，市場上便產生許多抗氧化劑的產品，2010年提出糖尿病患攝取抗氧化
劑應該小心以免傷腎，而2013年發現DNA雙螺旋狀結構的美籍諾貝爾醫
學獎得主亦表示，過去認為可以防癌的「超級食物」及補充品，現在則認
為不但無助於預防癌症，甚至還可能因此加速誘發癌症。除非科學家重新
思索各種抗氧化劑之安全角色，許多癌症未來仍將無藥可治。

　　**抗氧化劑**普遍使用於含油脂類的食品，可以防止氧化酸敗，產生
「臭油味」。抗氧化劑具有中斷油脂自氧化連續作用之能力，本身作用
後，則形成穩定性高的抗氧化自由基分子，不會再參與其他反應，因而能
終止油脂氧化之連鎖反應。此類添加物如二丁基羥基甲苯、丁基羥基甲氧
苯及L-抗壞血酸（維生素C）。抗氧化劑依其功能可區分為：

　　1.自由基終止型：如丁基羥基甲氧苯、丁基羥基甲氧苯。
　　2.還原型或耗氧型：維生素C、亞硫酸鹽、與抗異壞血酸及其鹽類。
　　3.鉗合劑型：檸檬酸、多磷酸鹽及乙烯二胺四醋酸。

　　而抗氧化劑依其溶解性，可區分成水溶性與脂溶性：

　　1.水溶性：如抗壞血酸（維生素C）、二氧化硫。
　　2.脂溶性：維生素E、丁基羥基甲氧苯、丁基羥基甲氧苯。

　　需注意抗氧化劑當混合使用時，每一種抗氧化劑之使用量除以其用
量標準所得之數值（即使用量／用量標準）總和應不得大於1。

## (四)漂白劑

　　**漂白劑**具有將食品有色物質去除（特別針對是褐變反應所造成食品
暗褐的外表），以獲得理想預期色澤之物質。家用漂白劑會有誤食安全問

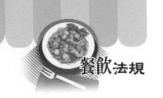

題，過去曾有一位90歲老婦人在上午6點左右因為輕微的喘息及臉部不明原因突然間腫脹送到急診室。經過詳細檢查及詢問後，始發現病人因為企圖自殺而喝下漂白劑；疑似因為誤食漂白劑，導致食道破裂合併大量皮下氣腫。

漂白劑又可區分為：

1.還原性：亞硫酸鹽與次亞硫酸鹽等。
2.氧化性：漂白水亞氯酸鈉及過氧化氫等。

亞硫酸鹽除了可以做為抗氧化劑使用外，也可當作漂白劑，還具有防止食物褐變、抑制微生物生長等功效。由於有許多消費者擔心市售醃漬蔬菜會添加違法的色素，因此不少加工業者使用亞硫酸鹽進行漂白，以增加賣相（變白讓消費者誤以為沒有添加色素）；但也使得消費者在不知不覺中將亞硫酸鹽吃進肚子內。雖然多數亞硫酸鹽可以被人體轉成硫酸鹽隨著尿液排出，但是對於體內缺乏亞硫酸鹽氧化酵素者，則可能會因此引發不同程度的哮喘、腸胃不適或過敏等反應。

此類添加物如亞硫酸鉀、亞硫酸鈉、亞硫酸鈉（無水）、亞硫酸氫鈉、低亞硫酸鈉、偏亞硫酸氫鉀、亞硫酸氫鉀、偏亞硫酸氫鈉及過氧化苯甲醯。法令規定亞硫酸鹽的使用範圍及用量（即法令允許可以添加之食品）為：

1.亞硫酸鉀（potassium sulfite）：
  (1)本品可使用於金針乾製品；用量以$SO_2$殘留量計為4.0g/kg以下。
  (2)本品可用於杏乾；用量以$SO_2$殘留量計為2.0g/kg以下。
  (3)本品可使用於白葡萄乾；用量以$SO_2$殘留量計為1.5g/kg以下。
  (4)本品可使用於動物膠、脫水蔬菜及其他脫水水果；用量以$SO_2$殘留量計為0.50g/kg以下。

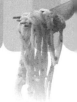
(5)本品可使用於糖蜜及糖飴；用量以$SO_2$殘留量計為0.30g/kg以下。

(6)本品可使用於食用樹薯澱粉；用量以$SO_2$殘留量計為0.15g/kg以下。

(7)本品可使用於糖漬果實類、蝦類及貝類；用量以$SO_2$殘留量計為0.10g/kg以下。

(8)本品可使用於蒟蒻：非直接供食用之蒟蒻原料，用量以$SO_2$殘留量計為0.90g/kg以下；直接供食用之蒟蒻製品，用量以$SO_2$殘留量計為0.030g/kg以下。

(9)本品可使用於上述食品以外之其他加工食品；用量以$SO_2$殘留量計為0.030g/kg以下。但飲料（不包括果汁）、麵粉及其製品（不包括烘焙食品）不得使用。

由於第9款明定「可使用於上述食品以外之其他加工食品」，但是用量以$SO_2$殘留量計為0.030g/kg以下。但又規定飲料（不包括果汁）、麵粉及其製品（不包括烘焙食品）不得使用，代表著除了果汁以外之飲料、烘焙食品以外之麵粉及其製品外，均可添加使用。因此一般會產生違規添加漂白劑亞硫酸鹽之問題，主要是屬於添加超量或者是添加時卻未於包裝上標示等兩項。

2.亞硫酸鈉（sodium sulfite）：

(1)本品可使用於金針乾製品；用量以$SO_2$殘留量計為4.0g/kg以下。

(2)本品可用於杏乾；用量以$SO_2$殘留量計為2.0g/kg以下。

(3)本品可使用於白葡萄乾；用量以$SO_2$殘留量計為1.5g/kg以下。

(4)本品可使用於動物膠、脫水蔬菜及其他脫水水果；用量以$SO_2$殘留量計為0.50g/kg以下。

(5)本品可使用於糖蜜及糖飴；用量以$SO_2$殘留量計為0.30g/kg以下。

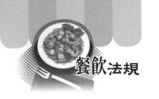

(6)本品可使用於食用樹薯澱粉；用量以SO$_2$殘留量計為0.15g/kg以下。

(7)本品可使用於糖漬果實類、蝦類及貝類；用量以SO$_2$殘留量計為0.10g/kg以下。

(8)本品可使用於蒟蒻：非直接供食用之蒟蒻原料，用量以SO$_2$殘留量計為0.90g/kg以下；直接供食用之蒟蒻製品，用量以SO$_2$殘留量計為0.030g/kg以下。

(9)本品可使用於上述食品以外之其他加工食品；用量以SO$_2$殘留量計為0.030g/kg以下。但飲料（不包括果汁）、麵粉及其製品（不包括烘焙食品）不得使用。

3.亞硫酸鈉（無水）〔sodium sulfite（anhydrous）〕：

(1)本品可使用於金針乾製品；用量以SO$_2$殘留量計為4.0g/kg以下。

(2)本品可用於杏乾；用量以SO$_2$殘留量計為2.0g/kg以下。

(3)本品可使用於白葡萄乾；用量以SO$_2$殘留量計為1.5g/kg以下。

(4)本品可使用於動物膠、脫水蔬菜及其他脫水水果；用量以SO$_2$殘留量計為0.50g/kg以下。

(5)本品可使用於糖蜜及糖飴；用量以SO$_2$殘留量計為0.30g/kg以下。

(6)本品可使用於食用樹薯澱粉；用量以SO$_2$殘留量計為0.15g/kg以下。

(7)本品可使用於糖漬果實類、蝦類及貝類；用量以SO$_2$殘留量計為0.10g/kg以下。

(8)本品可使用於蒟蒻：非直接供食用之蒟蒻原料，用量以SO$_2$殘留量計為0.90g/kg以下；直接供食用之蒟蒻製品，用量以SO$_2$殘留量計為0.030g/kg以下。

(9)本品可使用於上述食品以外之其他加工食品；用量以SO$_2$殘留

量計為0.030g/kg以下。但飲料（不包括果汁）、麵粉及其製品（不包括烘焙食品）不得使用。

4.亞硫酸氫鈉（sodium bisulfite）：

(1)本品可使用於金針乾製品；用量以$SO_2$殘留量計為4.0g/kg以下。

(2)本品可用於杏乾；用量以$SO_2$殘留量計為2.0g/kg以下。

(3)本品可使用於白葡萄乾；用量以$SO_2$殘留量計為1.5g/kg以下。

(4)本品可使用於動物膠、脫水蔬菜及其他脫水水果；用量以$SO_2$殘留量計為0.50g/kg以下。

(5)本品可使用於糖蜜及糖飴；用量以$SO_2$殘留量計為0.30g/kg以下。

(6)本品可使用於食用樹薯澱粉；用量以$SO_2$殘留量計為0.15g/kg以下。

(7)本品可使用於糖漬果實類、蝦類及貝類；用量以$SO_2$殘留量計為0.10g/kg以下。

(8)本品可使用於蒟蒻：非直接供食用之蒟蒻原料，用量以$SO_2$殘留量計為0.90g/kg以下；直接供食用之蒟蒻製品，用量以$SO_2$殘留量計為0.030g/kg以下。

(9)本品可使用於上述食品以外之其他加工食品；用量以$SO_2$殘留量計為0.030g/kg以下。但飲料（不包括果汁）、麵粉及其製品（不包括烘焙食品）不得使用。

5.低亞硫酸鈉（sodium hydrosulfite）：

(1)本品可使用於金針乾製品；用量以$SO_2$殘留量計為4.0g/kg以下。

(2)本品可用於杏乾；用量以$SO_2$殘留量計為2.0g/kg以下。

(3)本品可使用於白葡萄乾；用量以$SO_2$殘留量計為1.5g/kg以下。

(4)本品可使用於動物膠、脫水蔬菜及其他脫水水果；用量以$SO_2$殘留量計為0.50g/kg以下。

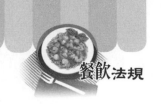
(5)本品可使用於糖蜜及糖飴；用量以$SO_2$殘留量計為0.30g/kg以下。

(6)本品可使用於食用樹薯澱粉；用量以$SO_2$殘留量計為0.15g/kg以下。

(7)本品可使用於糖漬果實類、蝦類及貝類；用量以$SO_2$殘留量計為0.10g/kg以下。

(8)本品可使用於蒟蒻：非直接供食用之蒟蒻原料，用量以$SO_2$殘留量計為0.90g/kg以下；直接供食用之蒟蒻製品，用量以$SO_2$殘留量計為0.030g/kg以下。

(9)本品可使用於上述食品以外之其他加工食品；用量以$SO_2$殘留量計為0.030g/kg以下。但飲料（不包括果汁）、麵粉及其製品（不包括烘焙食品）不得使用。

6.偏亞硫酸氫鉀（potassium metabisulfite）：

(1)本品可使用於金針乾製品；用量以$SO_2$殘留量計為4.0g/kg以下。

(2)本品可用於杏乾；用量以$SO_2$殘留量計為2.0g/kg以下。

(3)本品可使用於白葡萄乾；用量以$SO_2$殘留量計為1.5g/kg以下。

(4)本品可使用於動物膠、脫水蔬菜及其他脫水水果；用量以$SO_2$殘留量計為0.50g/kg以下。

(5)本品可使用於糖蜜及糖飴；用量以$SO_2$殘留量計為0.30g/kg以下。

(6)本品可使用於食用樹薯澱粉；用量以$SO_2$殘留量計為0.15g/kg以下。

(7)本品可使用於糖漬果實類、蝦類及貝類；用量以$SO_2$殘留量計為0.10g/kg以下。

(8)本品可使用於蒟蒻：非直接供食用之蒟蒻原料，用量以$SO_2$殘留量計為0.90g/kg以下；直接供食用之蒟蒻製品，用量以$SO_2$殘留

量計為0.030g/kg以下。

(9)本品可使用於上述食品以外之其他加工食品；用量以$SO_2$殘留量計為0.030g/kg以下。但飲料（不包括果汁）、麵粉及其製品（不包括烘焙食品）不得使用。

7.亞硫酸氫鉀（potassium bisulfite）：

(1)本品可使用於金針乾製品；用量以$SO_2$殘留量計為4.0g/kg以下。

(2)本品可用於杏乾；用量以$SO_2$殘留量計為2.0g/kg以下。

(3)本品可使用於白葡萄乾；用量以$SO_2$殘留量計為1.5g/kg以下。

(4)本品可使用於動物膠、脫水蔬菜及其他脫水水果；用量以$SO2$殘留量計為0.50g/kg以下。

(5)本品可使用於糖蜜及糖飴；用量以$SO_2$殘留量計為0.30g/kg以下。

(6)本品可使用於食用樹薯澱粉；用量以$SO_2$殘留量計為0.15g/kg以下。

(7)本品可使用於糖漬果實類、蝦類及貝類；用量以$SO_2$殘留量計為0.10g/kg以下。

(8)本品可使用於蒟蒻：非直接供食用之蒟蒻原料，用量以$SO_2$殘留量計為0.90g/kg以下；直接供食用之蒟蒻製品，用量以$SO_2$殘留量計為0.030g/kg以下。

(9)本品可使用於上述食品以外之其他加工食品；用量以$SO_2$殘留量計為0.030g/kg以下。但飲料（不包括果汁）、麵粉及其製品（不包括烘焙食品）不得使用。

8.偏亞硫酸氫鈉（sodium metabisulfite）：

(1)本品可使用於金針乾製品；用量以$SO_2$殘留量計為4.0g/kg以下。

(2)本品可用於杏乾；用量以$SO_2$殘留量計為2.0g/kg以下。

(3)本品可使用於白葡萄乾；用量以$SO_2$殘留量計為1.5g/kg以下。

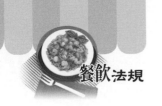

(4)本品可使用於動物膠、脫水蔬菜及其他脫水水果；用量以$SO_2$殘留量計為0.50g/kg以下。

(5)本品可使用於糖蜜及糖飴；用量以$SO_2$殘留量計為0.30g/kg以下。

(6)本品可使用於食用樹薯澱粉；用量以$SO_2$殘留量計為0.15g/kg以下。

(7)本品可使用於糖漬果實類、蝦類及貝類；用量以$SO_2$殘留量計為0.10g/kg以下。

(8)本品可使用於蒟蒻：非直接供食用之蒟蒻原料，用量以$SO_2$殘留量計為0.90g/kg以下；直接供食用之蒟蒻製品，用量以$SO_2$殘留量計為0.030g/kg以下。

(9)本品可使用於上述食品以外之其他加工食品；用量以$SO_2$殘留量計為0.030g/kg以下。但飲料（不包括果汁）、麵粉及其製品（不包括烘焙食品）不得使用。

9.過氧化苯甲醯（benzoyl peroxide）：

(1)本品可於乳清之加工過程中視實際需要適量使用。

(2)本品可使用於乾酪之加工；用量為20mg/kg以下（以牛奶重計）。

（備註：所稱「脫水水果」，包括以糖、鹽或其他調味料醃漬、脫水、乾燥或熬煮等加工方法製成之水果加工品；以上為正面表列，非表列之食品品項，不得使用該食品添加物）

## (五)保色劑

　　硝酸鹽等用來保存食品色澤之物質稱為**保色劑**，例如保存肉類之肌紅色，因此如果原來的物質沒有顏色時，添加保色劑沒有意義。香腸及火腿等製品添加保色劑，即可獲得美麗的紅色肉品（可使用於肉製品及魚肉製

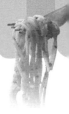

## 加速麵粉熟成

　　小麥在剛製成麵粉時，如果立即用於麵包或麵條製造，則產品的色香味皆會比較差，並且不太有彈性，因此必須先將麵粉經過長時間（一至三個月）貯藏，以利用大氣氧氣將麵粉類胡蘿蔔素系色素予以氧化分解，及產生漂白作用；同時使麵粉蛋白質的S-H基變為S-S型結合，而始能促進麵筋形成網狀結構，提高彈性而適合麵包或麵條製造，此過程稱為熟成（aging）。一般此自然熟成需要時間較長，業者為了加速麵粉熟成，往往會添加過氧化苯甲醯當品質改良劑（漂白劑）。

　　衛生福利部曾於民國69年公告禁止麵粉添加過氧化苯甲醯，但是美國、南非、巴西、日本及Codex標準，均已准許過氧化苯甲醯使用於麵粉，美國與南非並將其列為公認安全級物質（Generally Recognized As Safe, GRAS），認為沒有食用安全疑慮；民國88年公告將過氧化苯甲醯列為品質改良劑，准許使用於麵粉，用量標準訂為60mg/kg以下（漂白劑為20mg/kg以下）。由於過氧化苯甲醯（$C_{14}H_{10}O_4$）於乾燥狀態下，屬於高活性、具氧化力之物質，添加在食品以後極易分解成為苯甲酸（$C_7H_6O_2$），因此調查麵粉時會含有苯甲酸，並依苯甲酸之含量換算成過氧化苯甲醯用量〔過氧化苯甲醯＝苯甲酸×212.24／122.12×2〕。

品，用量以二氧化氮殘留量計為0.07g/kg以下，但是生鮮肉類、生鮮魚肉類不得使用）。此類添加物如亞硝酸鉀、亞硝酸鈉、硝酸鉀及硝酸鈉。

　　保色劑硝酸鹽並不是只會出現在加工肉品，多吃蔬菜也可能吃出問題，很多蔬菜本身就含有硝酸鹽。有些研究認為肉類加工品所普遍添加的保色劑硝酸鹽可能引發癌症，但是到底硝酸鹽對身體是有益或有害，目前

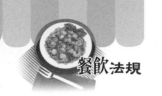

仍眾說紛紜,學界也分別各有支持者。烹煮蔬菜之前如果能夠予以汆燙一下,將可有效除去其中的硝酸鹽,水溫愈高,就愈能去除蔬菜中的硝酸鹽。冬天暖呼呼的火鍋備料,常見的大白菜、高麗菜、茼蒿等葉菜,以及小香腸與培根等,普遍含有高量的硝酸鹽,混在一起烹煮時,最後可能變成一鍋「硝酸鹽高湯」。

## (六)膨脹劑

**膨脹劑**具有增加食品體積、產生鬆軟組織、增加風味及容易吸收等優點。此類添加物如鉀明礬、鈉明礬、燒鉀明礬、銨明礬、燒銨明礬、氯化銨、酒石酸氫鉀、碳酸氫鈉、碳酸銨、碳酸氫銨、碳酸鉀、合成膨脹劑、酸式磷酸鋁鈉及燒鈉明礬。合成膨脹劑又可分為單一劑合成膨脹劑、二劑式合成膨脹劑。

其中碳酸氫銨(ammonium bicarbonate)規定可在「各類食品」中使用,但限於食品製造或加工時使用。2008年發現利用碳酸氫銨(銨粉)當作膨脹劑時,在高溫烘焙過程中容易產生丙烯醯胺致癌物,因此世界衛生組織早在2002年就呼籲大家重視這個問題,建議食品業未來應改用更安全的添加物。

## (七) 品質改良用、釀造用及食品製造用劑

此類食品添加劑,通常用來作為**食品品質改良**、**釀造**(酒及醬油等)及**食品製造**之用,如氯化鈣(科學園區半導體廠業者,如果製程中使用氫氟酸時,會產生有毒的污泥,但是如果添加氫氧化鈣或氯化鈣予以處理,則可變成無害人體的氟化鈣污泥。之後有些可改送合法掩埋場,有些可製成磚塊當成建材,已屬於世界各國實施逾廿年的成熟改良之技術)、氫氧化鈣、硫酸鈣、葡萄糖酸鈣及檸檬酸鈣等。

消費者文教基金會測試市售除濕劑,發現除濕劑共有兩種,一種是

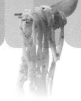

氯化鈣（白色）、一種是矽膠（藍色），前者除濕力較強，但會釋放氯氧，可能因此刺激到人體呼吸系統。台北榮總毒藥物諮詢中心指出，過去曾有幼兒誤食，此類型除濕劑多屬矽膠或氯化鈣成分，毒性並不大，但是誤食會對腸胃產生刺激性。

## (八)營養添加劑

**營養添加劑**係用來增加食品之營養素，目的是添加在食品中以補足營養之不足，特別是因為加工過程而減少之營養素。有些業者會進口歐、美保健食品原料，如膠原蛋白、乳酸菌及食品級甲殼素等，供應國內食品、農業或畜牧商，作為營養添加劑，增加食品營養成分及促進健康。2012年董氏基金會調查市售四十一種成人奶粉，發現其中的三十九種額外添加營養添加劑，因此如果民眾平時已有服用維他命的習慣，營養素可能會導致攝取過量。

此類添加物如維生素A粉末、維生素A油溶液、維生素A脂肪酸酯油溶液、鹽酸硫胺明（維生素$B_1$）、硝酸硫胺明（維生素$B_1$）、苯甲醯硫胺明（維生素$B_1$）、鹽酸苯甲醯硫胺明（維生素$B_1$）、核黃素（維生素$B_2$）、核黃素磷酸鈉（維生素$B_2$）、鹽酸吡哆辛（維生素$B_6$）、氰鈷胺明（維生素$B_{12}$）、抗壞血酸（維生素C）及抗壞血酸鈉（維生素C）等。營養添加劑種類繁多，包括維生素A、$B_1$、$B_6$、D、E及碘化鉀等均是，可區分為下列四大要項：

1.胺基酸類。

2.含鈣鹽類。

3.含鐵鹽類。

4.維生素類營養添加劑。

使用營養添加劑時需注意：

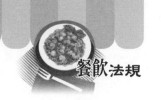
1. 特殊營養食品應先經中央衛生主管機關審核認可。
2. 特殊營養食品中所使用之營養添加劑,其種類、使用範圍及用量標準得不受表列規定之限制。
3. 維生素$D_2$及$D_3$混合使用時,每一種之使用量除以其用量標準所得之數值(即使用量/用量標準)總和不得大於1。
4. 每日營養素建議攝取量可於衛生福利部網站查得。
5. 前述適用3歲以下幼兒之奶粉如同時使用(5'-胞核苷單磷酸鹽、5'-尿核苷單磷酸鹽、5'-腺核苷單磷酸鹽、5'-次黃嘌呤核苷單磷酸鹽、5'-鳥嘌呤核苷單磷酸鹽)等五類核甘酸鹽,其每100大卡產品中使用量之總和不得超過5mg。(102年11月25日)
6. 採正面表列,非表列食品品項,不得使用該食品添加物(營養添加劑)。
7. 業者製售添加前述維生素A、D、E、$B_1$、$B_2$、$B_6$、$B_{12}$、C、菸鹼素及葉酸等十種維生素,而型態屬膠囊狀、錠狀且標示有每日食用限量之食品,應於產品包裝上標示明確的攝取量限制及「多食無益」等類似意義之詞句。

特殊營養食品包括:

1. 嬰兒配方食品及較大嬰兒配方輔助食品。
2. 病人用食品,包括調整蛋白質、胺基酸、脂肪或礦物質之食品及低減過敏性、控制體重取代餐食品、管灌用食品。

## (九)著色劑

著色劑是用來保存食物本身顏色,或增加食物美觀之物質,添加後可任意將食品原有的顏色改變,多為食用色素。著色劑可區分為二大類:

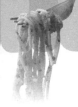
1. 天然色素：如葉綠素及胡蘿蔔素等。
2. 人工色素：如食用紅色六號、食用紅色七號、食用紅色七號鋁麗基、食用黃色四號、食用黃色四號鋁麗基、食用黃色五號、食用黃色五號鋁麗基、食用綠色三號、食用綠色三號鋁麗基及食用藍色一號。

2012年美國加州法律下令，飲料中如果含有某種程度的致癌物質時，則必需附加致癌警語，此舉使可口可樂及百事公司決定改變配方，降低汽水中焦糖著色劑化學成分4-甲基咪唑（4-MI）的含量，以避免必須標示致癌警語。而之前市場流行的「黑色食品」，導致衛生署特別開會，雖然後來允許業者使用竹炭做為食品添加物，但是定位屬於著色劑，係黑色天然色素，依規定不能宣稱療效。

## (十) 香料

**香料**係用來增加食品原有的香氣，提高商品價值，大部分屬於酯類。一般的水果霜淇淋或果醬，可以使用新鮮水果製作，但是其實就算沒有使用水果原料，往往只要添加水果香料，加上紅、黃等色素，就可變成賣相絕佳、讓人垂涎欲滴且幾可亂真的霜淇淋或果醬，但是實際內容卻跟水果完全沾不上邊，也讓消費者無從分辨。香料可區分為二大類：

1. 天然香料：麝香。
2. 人工香料：香草香精與香蕉香油。此類添加物如乙酸乙酯、乙酸丁酯、乙酸酯、乙酸苯乙酯、乙酸松油腦酯、乙酸桂皮酯、乙酸香葉草酯、乙酸香茅酯、乙酸沈香油酯及乙酸異戊酯等。

使用香料時需注意，香料含松蕈酸、蘆薈素、$\beta$-杜衡精、小蘗鹼、古柯鹼、香豆素、總氫氰酸、海棠素、蒲勒酮、苦木素、奎寧、黃樟素、山道年、酮（$\alpha$ 與 $\beta$）的成分時，應顯著標示其成分名稱及含量。飲

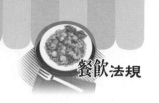 

料使用香料含上列成分時，也應符合其限量標準。

2013年因為宣稱天然麵包卻添加人工香精的新聞事件炒很大，探討煙用香精香料對於人體支氣管上皮細胞的毒性結果也發現，與香料相比，香精對細胞氧化損傷較大。

## (十一)調味劑

**調味劑**是可以增加食品鮮味、甜味、鹹味或酸味等味道之物質，但是調味醬料多吃無益。例如醬油是中國人發明的調味劑，也是中華料理最經典與重要的調味品。

2013年農曆春節前，台北市衛生局抽驗100件零售醃漬蔬菜、蜜餞食品及脫水蔬果，結果總共27件檢驗不合格，不合格率27%，違規項目以超量添加調味劑與防腐劑的不合格比率最高，分別各有7件。

### ■ 甜味劑

過去甜味劑是衛生單位抽驗常見不合格違規項目，甜味劑屬於調味劑，添加後可以增加或改善產品味道，包括甘草素、甘草萃（用水萃取有效成分後乾燥物），及其他人工甘味料（劑）等，此類添加物如D-山梨醇、D-山梨醇液、L-天門冬酸鈉、反丁烯二酸、反丁烯二酸一鈉、D-木糖醇、檸檬酸、檸檬酸鈉、琥珀酸及蔗糖素等。

其實甜味劑也是調味劑中爭議最多者，抽驗市售醃漬水果與蜜餞的不合格項目中，往往以糖精或甜精超量最為常見；2012年12月台北市衛生局公布市售即食截切生菜、水果（生菜沙拉、切片水果）的抽驗結果，42件產品總共檢出6件不合格，其中5件「水梨」被檢出違法添加調味劑環己基磺醯胺酸鹽，即俗稱的「甜精」。

人工甘味料（劑）包括糖精、糖精鈉鹽、阿斯巴甜、甜精等，其中糖精俗稱「代糖」，因為可以增加食品的甜味，甜度為蔗糖的數百倍，添加時可以有效降低蔗糖的使用量，並降低成本，糖精為無色－白色結

晶，即使稀釋到10,000倍，仍可嚐出其甜味，其鈉鹽具有500倍蔗糖甜味，易溶於水，經口攝入人體後，約在24小時內90%會隨著尿液排出；只是曾有動物實驗顯示，糖精會導致膀胱癌，但是該實驗之使用劑量，是一般食品用量的數百倍，正常人並不會攝取到如此高的劑量。

需注意添加人工甘味料之食品應標示下列事項：

1.衛生署81.2.17.衛署食字第8118073號公告：添加糖精、糖精鈉鹽、環己基（代）磺醯胺酸鈉、環己基（代）磺醯胺酸鈣、阿斯巴甜、醋磺內酯鉀等調味劑之食品，應以中文顯著標示「本品使用人工甘味料：○○○（人工甘味料名稱）」字樣。
2.衛生署77.6.2.衛署食字第731556號公告：添加阿斯巴甜之食品（包括代糖錠劑及粉末），應以中文顯著標示「苯酮尿症患者不宜使用」或同等意義之字樣。

## (十二)粘稠劑（糊料）

**粘稠劑**係用來增加食品黏性及體積，使食品組織安定、增加固形物及保水等之使用。此類添加物如海藻酸鈉、海藻酸丙二醇、乾酪素、乾酪素鈉、乾酪素鈣、羧甲基纖維素鈉及羧甲基纖維素鈣等，可區分為二大類：

1.天然粘稠劑：澱粉、洋菜膠。
2.人工粘稠劑：海藻酸丙烯二醇、澱粉磷酸酯鈉。

需注意的是使用粘稠劑聚糊精時，一次食用量超過15公克之食品，應顯著標示「過量食用對敏感者易引起腹瀉」，代表消費者一次如果攝取聚糊精超過15公克時，就有可能會因此發生腹瀉拉肚子。

例如粘稠劑卡德蘭熱凝膠（curdlan，簡稱卡德蘭膠）只要使用1至2公克，就能做出大量的素食產品、關東煮、甜不辣及火鍋料，並且口感足以亂真；因此引發質疑，民眾到底是在吃魚漿還是卡德蘭熱凝膠？卡德蘭

熱凝膠屬於菌類發酵後的醣類,因此又稱凝膠多醣。卡德蘭熱凝膠在熱的時後具有可塑性,冷卻以後凝固則具有脆度,可增加食物口感,過去最常用在素食,可做出素海鮮,包括海參、花枝、墨魚及魚片等,甚至宴席桌上,配著西生菜燴煮的鮑魚往往也使用卡德蘭熱凝膠,平均100元的市售仿鮑魚,成本只要10元左右。近年因為各項原物料價格大漲,魚漿缺料,如果不使用卡德蘭熱凝膠,魚丸價錢會貴到讓你買不下去;另外如果以標準程序生產魚丸、甜不辣,可能會因為原料中含糖含油過高,影響到食用者的健康,但是卡德蘭熱凝膠就如同蒟蒻或明膠般,熱量低、無脂,食用後有飽足感。

## (十三)結著劑

**結著劑**可以增進動物性食品中蛋白質與脂肪間之結著保水作用,增加口感,讓食品中之分散懸浮分子,形成穩定安定狀態,防止難溶性物質久置後析出,及防止金屬離子可溶性鹽類之活動。此類添加物如焦磷酸鉀、焦磷酸鈉、焦磷酸鈉(無水)、多磷酸鉀、多磷酸鈉、偏磷酸鉀及偏磷酸鈉等。

研究褐藻酸鹽╱鈣結著劑兩種濃度之褐藻酸鈉(080,1.20%)及兩種濃度碳酸鈣或乳酸鈣(0.14,021%)添加於重組雞排,測定其生鮮及加熱後各種品質變化,結果發現,利用1.20%的褐藻酸鈉混合0.21%之碳酸鈣是屬於生產重組雞排之最佳組合。此類產品多半屬於磷酸鹽之衍生物,多半用於肉製品及魚肉煉製品等(如取代硼砂功用,讓魚丸或鹼粽變Q);而早在1977年(民國66年),台灣國際貿易局核定13家公司申請初次進口貨品之中,就有食肉結著劑等22項。

## (十四)食品工業用化學藥品

**食品工業用化學藥品**主要用於加工時改變酸鹼值之用;離子交換樹

脂則用於改變產品之陰陽離子。食品添加物之使用基本概念，是適量使用時不必怕，1996年消基會調查發現，市售許多食品因為過量添加食品添加物，導致許多消費者恐慌，其實適量的食品添加物，對於人體健康的影響不大，最重要的是，要懂得如何選購，避免上了不肖商人的當。此類添加物如氫氧化鈉、氫氧化鉀及氫氧化鈉溶液等。依照規定可於各類食品中視實際需要適量使用，惟使用限制為「最後製品完成前，必須中和或去除」，可分為：

### ■ 酸類添加物

如鹽酸（製造味素）。遠在民國52年時，當時還曾因為鹽酸供應不足而影響到味精產銷，導致當局下令進行改進；當時的政府對於台灣省味精工業公會（廢省前）請求管制省產鹽酸出口一事，還因此函請經濟部轉令台灣鹼業公司，要求研究改進供應辦法，可見當時鹽酸對於味素製造之重要性。

味素在當時雖然是調味佳品，但是製作過程中，必需使用鹽酸等混合調製，不僅臭氣逼人而且造成污水四溢，因此會妨礙到附近居民的身心健康與農作物生長，後來台北市大龍峒一家太平洋味素工廠，就因此被當地機關與民眾一再請願後，遭到政府勒令該廠他遷。民國46年國外進行製造味素的技術改革，不但大幅降低製造味素的成本，新法也不再需要使用鹽酸，而改為利用細菌進行醱酵，直接由麵筋製造出味素，不再需要大規模耐酸設備，當然也不會再污染工廠附近的居民。

### ■ 過濾劑與吸著劑

如用於清涼飲料用水的離子交換樹脂。使用離子交換樹脂來處理電鍍廢水時，不僅能夠防止水污染，其中的金屬也可再回收予以利用。

### ■ 鹼類添加物

如氫氧化鈉用於脫除水果薄膜。

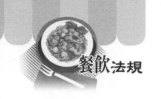

## (十五)溶劑

凡能溶解物質者即稱為**溶劑**，如水、酒精及丙酮等。最常見的溶劑是水，因為可以溶解所有水溶性物質，酒精、丙酮、乙醚及己烷等也可作為溶劑。由於水溶性物質很容易被水所溶解，因此食品需要額外添加可溶解非水溶性物質（主要是油脂）的添加物。常用食品添加物之溶劑，包括丙二醇、甘油、己烷及丙酮等。市售沙拉油等油脂多半需要使用溶劑抽出，一般並沒有使用限制，唯己烷限於蒸煮前或蒸煮時加入。

溶劑可使用於食用油脂之萃取，可視實際需要適量使用，但油脂產品中不得殘留；也可使用於香辛料精油之萃取，精油樹脂中之殘留量為25ppm 以下；或使用於啤酒花之成分萃取，啤酒花抽出物中之殘留量為2.2%以下（以重量計）、異丙醇、丙酮（可使用於香辛料精油之萃取；精油樹脂中之殘留量為30ppm以下）。於其他各類食品中視實際需要適量使用，但最終產品中不得殘留。此類添加物如丙二醇、甘油、己烷（限於蒸煮前或蒸煮時加入）、丙酮等。丙二醇也屬於化妝品的成分，2009年美國化工大廠杜邦，成功的利用玉米提煉出天然溶劑ZemeaR（生質丙二醇），成品類似天然保濕劑，可廣泛運用在彩妝保養及清潔用品。杜邦當時表示，該項產品已獲得花王與資生堂等知名彩妝品牌採用，此物也是杜邦首度跨入彩妝的產品。

台灣在民國69年廣泛使用的食品級丙二醇（PG），本身具有改良麵類品質、水產物加工、釀造、製造糕點及其他等諸多用途；麵粉使用品質改良用丙二醇時，可使麵筋性強、乾燥減慢與不會崩裂。2009年研究以速釀法或混合法製成之醬油，製程中使用鹽酸來水解黃豆蛋白調製，可能因此產生具基因致癌性物質之3-單氯丙二醇（3-monochloro-1,2-propandiol, 3-MCPD），政府抽購7件進行檢驗，結果都皆符合醬油類單氯丙二醇衛生標準0.4 ppm以下之規定。

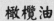
## 橄欖油

橄欖油中唯一沒有經過化學精製過的橄欖油是初榨橄欖油（extra virgin），或稱天然橄欖油，是直接從新鮮橄欖果實採取機械冷榨方法榨取、經過過濾等處理除去異物後得到的油汁，加工過程完全不經過化學處理。一般初榨橄欖油，每4.5公斤橄欖才能榨出1公斤油，因此價格比較昂貴；而經過榨取第一遍油的油橄欖渣中，其實仍含有大量未被榨淨的橄欖油質。為了充分利用，1993年開始西班牙便利用溶劑，從油渣中提取橄欖油。雖然成品的品質不及初榨油，但是因為味道不錯，價格也較便宜，因此多半用作烹飪之用。

橄欖油其次是精製橄欖油（refined olive-pomaceoil），採用化學溶劑溶出，再將橄欖油使用高溫、脫色及脫味等精製過程去除雜質後獲得。為了矯正不良風味，使用多種化學製程進行處理，屬於營養較差的橄欖油。橄欖渣油（pomace oil）則指第一道（初榨）橄欖油壓榨所剩下的橄欖殘渣，再經過化學溶劑（通常是己烷）萃取所得到的油，通常必須再經過精製過程，去除化學溶劑後才能食用。而淡味橄欖油（light olive oil）則係以丙酮或甲醇等溶劑，將橄欖油提煉出來，後續再經過攝氏180至230度高溫進行脫臭與脫色而得。

## (十六)乳化劑

**乳化劑**係具有乳化功能的物質，又稱為介面活性劑，功用是與水結合並形成穩定的乳化狀態而不至於分離。乳化劑使用親水親油平衡值來表示，親水親油平衡值＝乳化劑親水性百分比／5，親水親油平衡值愈大，代表其親水作用愈大，值愈小，代表其親油性愈大。親水親油平衡值範圍為0至20；當親水親油平衡值為0時代表親水性為0％，當親水親油平衡值

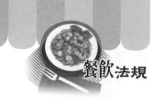

為20時親水性為100%。許多食品是由不同相（如水相與油相）所組成的分散狀態，而食品分散系統，可藉由添加乳化劑或介面活性劑，降低兩個不同相間的介面張力，形成像沙拉般的乳化狀態，並且能維持穩定不會分開。此類添加物如脂肪酸甘油酯、脂肪酸蔗糖酯、脂肪酸山梨醇酐酯及脂肪酸丙二醇酯等。

　　例如阿拉伯膠即為用途廣泛的天然植物膠，這種膠係盛產在非洲撒哈拉沙漠邊緣，可以被添加在食品之中，作為氣泡飲料的乳化劑、食品增稠劑，藥物方面則可作黏結劑，也大量被應用於化妝品及郵票背膠原料。2013年美國密州有一位15歲少女發起連署，反對飲料含有用做乳化劑的溴化植物油（bominated vegetable oil，簡稱BVO），此舉導致百事可樂公司後來因此宣布，為回應顧客抱怨，將去除開特力（Gatorade）運動飲料中，引起爭議的成分溴化植物油BVO，以另一種成分進行取代，而這項改變將不會影響到飲料的風味及口感。

## (十七)其他

此類添加物例如：

1. 胡椒基丁醚：限防蟲用。
2. 醋酸聚乙烯樹脂。
3. 矽藻土：食品製造加工吸著用或過濾用。
4. 酵素製劑：限於食品製造或加工必須時使用。
5. 油酸鈉、羥乙烯高級脂肪族醇、蟲膠：限於食品製造或加工必須時使用。
6. 石油蠟：使用於果實、果菜、乾酪及殼蛋時限為保護被膜用。
7. 合成石油蠟：使用於果實、果菜、乾酪及殼蛋時限為保護被膜用。
8. 液態石蠟：礦物油，限於食品製造或加工必須時使用。
9. 聚乙二醇：限於食品製造或加工必須時使用。

10.單寧酸：食品製造助濾用。

11.矽樹脂：限消泡用。

## 第二節　食品添加物之規格、用量標準與使用範圍

　　2005年與2006年台中與高雄衛生局分別在市售的粽子中，檢出含有防腐劑己二烯酸，衛生局除勒令業者回收以外，並依食品（安全）衛生管理法處罰3萬元。2005年消基會檢測民眾送驗122件中藥，結果發現其中有27%違法摻有西藥，其中甚至還含有壯陽藥犀利士及防腐劑己二烯酸，明定防腐劑己二烯酸的使用範圍為：魚肉煉製品、肉製品、海膽、魚子醬、花生醬、醬菜類、醃漬蔬菜、豆皮豆乾類、乾酪及水分含量25%以上（含25%）之蘿蔔乾；煮熟豆、醬油、味噌、烏魚子、魚貝類乾製品、海藻醬類、豆腐乳、糖漬果實類、脫水水果及其他調味醬、果醬、果汁、乳酪、奶油、人造奶油、蕃茄醬、辣椒醬、濃糖果漿、調味糖漿、不含碳酸飲料、碳酸飲料及糕餅、水果酒；膠囊狀、錠狀食品。飲用水因為並不在上述允許之使用範圍中，因此添加將屬於違規行為。

　　以下繼續針對一般民眾所熟悉的防腐劑進行說明。

### 一、防腐劑之規格、用量標準與使用範圍

　　風險是指某種類型損失或傷害發生的可能性。「風險」與「危險」並不相同，如進行跳降落傘將會有風險，但是如果一旦降落傘破損時，則會有生命危險。風險本身是強調某種傷害在未來是否發生之可能，通常會以機率或頻率（單位時間內發生的機率）來表示。風險具有不確定性，雖然不能消除所有風險，但往往可以透過防範措施，來適當降低風險。例如

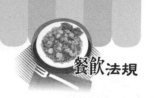

禁止酒駕與騎機車規定必須戴安全帽，就是屬於降低風險的防範措施。因此風險也必須考慮到災難發生的機會，一旦採取適當防範措施，就可降低災難發生機會，降低風險。食品添加物之使用範圍與用量標準，與民眾的食品安全風險及危險，具有相關性。

以己二烯酸為例，可使用於：

1.魚肉煉製品、肉製品、海膽、魚子醬、花生醬、醬菜類、醃漬蔬菜、豆皮豆乾類、乾酪及水分含量25%以上（含25%）之蘿蔔乾；用量以己二烯酸計為2.0g/kg以下（即用量標準為0.2%）。

2.煮熟豆、醬油、味噌、魚貝類乾製品、海藻醬類、豆腐乳、糖漬果實類、脫水水果及其他調味醬；用量以己二烯酸計為1.0g/kg以下。

3.果醬、果汁、乳酪、奶油、人造奶油、蕃茄醬、辣椒醬、濃糖果漿、調味糖漿、不含碳酸飲料、碳酸飲料及糕餅；用量以己二烯酸計為0.5g/kg以下。

4.水果酒；用量以己二烯酸計為0.2g/kg以下。

如果將己二烯酸使用於生鮮肉品、20%水分的蘿蔔乾或在肉製品中添加量＞0.3%時，均是屬於違規的行為。

## 二、使用防腐劑的注意事項

1.罐頭一律禁止使用防腐劑（因此一般市售罐頭是不放防腐劑的），但如果因原料加工或技術製造關係，必須加入防腐劑者，應事先申請中央衛生主管機關（衛生福利部）核准後，始得使用（也就是說，沒有事先申請核准，一般罐頭是不准使用防腐劑的）。

2.同一食品依表列使用範圍規定混合使用防腐劑時，每一種防腐劑之使用量除以其用量標準所得之數值（即使用量／用量標準）總和不

得大於1。

3.使用防腐劑食品名稱定義：

  (1)煮熟豆：指經煮熟調味之豆類，不包括豆餡。

  (2)海藻醬類：以海藻或海苔為原料製成供佐餐用之醬菜。

  (3)濃糖果漿：由天然果汁或乾果中抽取50%以上，添加入濃厚糖漿中，其總糖度應在50°糖度以上，可供稀釋飲用者。

  (4)含果汁之碳酸飲料：指含5%以上天然果汁之碳酸飲料。

  (5)罐頭食品：指在製造過程中，經過脫氣、密封、殺菌等步驟，而能防止外界微生物之再污染，且可達到保存目的之食品。

  (6)脫水水果：包括以糖、鹽或其他調味料醃漬、脫水、乾燥或熬煮等加工方法製成之水果加工品。

## 第三節　有害之食品添加物

### 一、硼砂

硼砂（俗稱硼砂）因毒性高，全世界各國多禁用為食品添加物，但台灣自古就習慣使用於食品之中，例如貢丸、魚丸、碗粿、鹼粽、年糕、油麵、燒餅及油條等。硼砂具有增加食品韌性與脆度、防止蝦類黑變、改善保水性、保存性、口感、增加生產量、保水性與保存性等功效。硼砂進入人體，經過胃酸作用以後，會轉變成為硼酸。少量時人體可以自行分解排出體外，但排出速度非常緩慢，在人體具有積蓄性，所以雖然每次攝取量不多，連續攝取積少成多時，仍會妨害消化酵素作用，引起食慾減退、消化不良，以及抑制營養素吸收；一旦攝取過量時，更會造成紅血球破裂、皮膚出紅疹、引起嘔吐、腹瀉或休克，甚至造成生命危

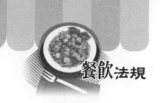 

險，已遭法令嚴格禁止使用於食品。

目前違規多半是使用於鹼粽上，不肖業者往往為增加鹼粽口感及延長保存期限，會在製作過程加入硼砂，也因此衛生局會定期在端午節發送「三偏磷酸鈉」，同時提供「無毒鹼粽製作新配方」，供民眾製作鹼粽，以減少鹼粽與粽葉間的黏著性，避免違規使用硼砂。

## 二、吊白塊

吊白塊主要用於還原劑與漂白劑，係以福馬林結合亞硫酸氫鈉，再還原製得食品。吊白塊產生之亞硫酸具有還原作用，產生漂白作用後，會有甲醛及亞硫酸鹽殘留，其中甲醛對於眼睛及喉部具有刺激性，會引起蛋白變性，阻礙消化酵素的作用，影響蛋白及澱粉的消化。

## 三、螢光增白劑

螢光增白劑因為具有毒性，可能因接觸而轉移人體皮膚或黏膜，增加致癌風險。螢光增白染料過去經常用於小魚乾及魩仔魚等食品，作為增白作用，因具有致癌性而遭禁用。目前螢光增白劑主要作為非食品染色劑，且因其易溶出至食品，故不得添加於食品或容器中。

## 四、鹽基性介黃等有害色素

鹽基性介黃是毒性甚強的水溶性鹽基煤焦色素，過去被使用於黃蘿蔔、麵條及糖果等食品中，可以產生穩定的黃色色澤，但因為毒性太強（大量會造成頭疼、心悸亢奮或手足麻痺及意識不明等病症），長期食用，可能會有致癌的危險，因而被禁止使用。

## 五、其他

1. 水楊酸：面膜往往會添加水楊酸與杏仁酸，以期代謝老廢角質及油脂，並搭配維他命A醇，協同膠原蛋白賦予肌膚彈力，讓肌膚光滑晶亮。2012年皮膚科醫師表示台灣部分面膜，因為其中含有酸類成分，如美白及去角質面膜常添加水楊酸，少數屬於特殊體質、對該成分過敏的民眾使用以後，可能因此引發全身性過敏反應，甚至發生猝死之危險，甚至最快十幾分鐘就可能會導致死亡，因此提醒消費者注意。

2. 三鹵甲烷：2011年台灣自來水公司發表聲明，呼籲民眾切勿在密閉室內洗熱水澡太久，以免因為產生致癌性物質，而危害到身體的健康，主要是自來水的原水，經過加氯消毒以後，會產生有毒的副產物「總三鹵甲烷」。

3. 銻：銻係屬銀白色天然金屬，其化合物可作為聚合有機物的催化劑，生產高透明度之聚酯類塑膠製品時，會有極微量的銻殘留於最終產品中。銻可用作PET生產中的縮聚催化劑，銻化物具有阻燃效果，經常應用於各式塑膠及防火材料。例如質輕與耐撞的塑膠瓶寶特瓶，因此不少人喜歡在洗淨後當作水壺使用。但是專家提醒，市售寶特瓶材質多半是屬於不耐熱的一號聚乙烯對苯二甲酸酯（PET）材質所製成，如果倒入熱飲或置於高溫，容易溶出銻等有毒物質。毒物專家並建議，不要將不耐熱的塑膠，長期放置在烈日高溫下曝曬。

4. 溴酸鉀：過去數十年來一直做為麵包膨鬆劑的溴酸鉀，經國外研究證實屬於致癌物質；衛生福利部於是宣布全面禁止溴酸鉀作為食品添加物。

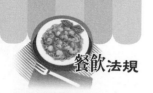

# 個案研究

### 食品添加物與過敏

　　食物不耐（food intolerances）的症狀首先必須具有客觀的重現性，並且不涉及免疫機制反應。或者更精確的說法，是「沒有發生過敏的食物過敏」。凡因飲食所引起的過敏反應或身體不適症狀，統稱食物敏感症（food sensitivity），然後還可再進一步予以區分為食物過敏症（food allergy）與食物不耐症（food intolerance）兩類。

　　一般螃蟹、蛋白、牛奶及蝦子，是屬於過敏兒必需要提防的主要四類食物；而因為現代嬰幼兒發過敏案例愈來愈多，導致無過敏原食品也變成市場新寵。紐西蘭的基改乳汁聲稱可以降低過敏機率，幾個世紀來已使用於食品添加劑之香料、色素、食品及食品安全。

### 果膠寡糖防腐

　　果膠屬於資源豐富且價格低廉之物質，廣泛應用在食品中。最新研究結果顯示，寡糖因為具有一定的防腐作用，因此如果能夠使用果膠當原料分解產生寡糖，將可開發出新型天然保鮮劑。研究結果發現，果膠衍生物具有明顯保鮮效果。其中以使用果膠濃度2%、酶量5%、酶解時間4h的果膠分解衍生物的保鮮效果最佳；在4℃的條件下，貯藏2週以後，大菱鮃魚肉中的細菌總數和揮發性鹽基氮，分別為$3 \times 104$cfu/mL和22mg/100g；而經過3週貯藏以後，揮發性鹽基氮為26mg/100 g。因此果膠分解衍生物建議可以應用於水產品之保鮮。

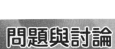

## 問題與討論

一、依現行「食品添加物使用範圍及限量暨規格標準」中規定，麵包及糕餅可使用丙酸鈣，丙酸鈣屬於食品添加物之哪一類？

二、糖精等人工甘味劑，屬於食品添加物之哪一類？

三、為什麼消基會與藥檢署一樣定期在抽驗，但是消基會的曝光率比較高？民眾似乎沒有感覺到屬於政府的藥檢署，有在執行定期抽驗！而你覺得哪一個單位的檢驗結果比較正確？為什麼？

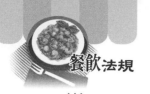

餐飲法規

# 參考書目

王鳳英、王貞懿、黃琬惟、朱華（1989）。〈進口與國產沙拉醬中微生物及防腐劑之調查〉。《藥物食品檢驗局調查研究年報》，7，110-114。

白豔豔、冷建榮、葉雅真（2010）。〈2006-2009年廈門市部分食品中二氧化硫殘留量分析〉。《中國衛生檢驗雜誌》，20（9），2268-2269。

李學博、莫耀南、胡乃平、程永學、陳為剛、楊永強（2009）。〈二氧化硫中毒死亡1例〉。《中國法醫學雜誌》，24（5），355。

周珮如、古遠豐、鄭守訓、周秀冠、蘇淑珠、施養志（2009）。〈國產醬油單氯丙二醇含量調查〉。《藥物食品檢驗局調查研究年報》，27，264-270。

林信成、林揚、張翔、張佑安（2012）。〈抗氧化劑與人體健康〉。《健康與照顧科學學刊》，1（1），89-97。

施如佳、張碧秋、周薰修（1990）。〈市售蜜餞中亞硫酸鹽含量調查〉。《藥物食品檢驗局調查研究年報》，8，184-188。

施明智、施耀翔、林慧生（2011）。〈欄柵技術應用於豆乾加工之研究〉。《台灣農業化學與食品科學》，49（3），152-158。

洪達朗、徐錦豐、李阿獅（1989）。〈豆乾豆腐豆花等豆類製品中防腐劑與豆乾中著色劑之調查〉。《藥物食品檢驗局調查研究年報》，7，276-279。

徐錦豐、洪達朗（1996）。〈市售水果酒中己二烯酸之檢驗及其漂白劑含量調查〉。《藥物食品檢驗局調查研究年報》，14，314-320。

徐錦豐、胡仲勳、李阿獅、廖俊享（1999）。〈市售鴨賞中保色劑及硼砂之調查〉。《藥物食品檢驗局調查研究年報》，17，202-204。

高志傑、仇丹、吳月嬋、呂曉婭、趙波、王楠楠（2011）。〈乳化物件結構對辛烯基琥珀酸澱粉酯乳化性能的影響〉。《食品科技》，36（3），227-232。

張潔、董文賓、張大為（2010）。〈果酒行業中減少或替代二氧化硫方法的研究進展〉。《釀酒科技》，3，96-102。

章樂綺（2010）。〈調味醬料，多吃無益〉。《健康世界》，292，48-49。

傅武勝、李敬光、張琪、唐昌東、趙雲峰、吳永寧（2007）。〈我國市售醬油氯丙醇污染研究：地區間污染水準的比較〉。《食品與發酵工業》，33（2），92-96。

傅武勝、張磊、唐昌東、苗虹、趙雲峰、吳永寧（2006）。〈我國市售醬油氯丙醇污染調查研究：3-氯－1,2-丙二醇（3-MCPD）與某些因素的關係〉。《食品與發酵工業》，32（11），119-122。

黃加成、陳文賢（2005）。〈褐藻酸鹽／鈣結著劑含量對重組雞排品質性狀之影響〉。《台灣農業化學與食品科學》，43（6），387-393。

黃翠萍、邱再預、沈孜徽、陳炳宗、李樹其（1992）。〈市售肉製品中防腐劑及保色劑含量之調查〉。《藥物食品檢驗局調查研究年報》，10，55-60。

楊旭峰、林依吟、謝屈平、劉永弘、李建興、蔡卓城（2006）。Esophageal rupture after ingestion of household bleach: A case report。《中華民國急救加護醫學會雜誌》，17（4），161-168。

楊昭景、王瑤芬（2006）。〈餐飲業對醬油的選購考慮因素之研究〉。《餐旅暨家政學刊》，3（3），411-426。

溫守國、江雅真、林妙香、陳雪蓉、林淑英、王信斌、周秀冠（2007）。〈中部地區食品中二氧化硫、糖精、環己基（代）磺醯胺酸鹽及過氧化氫含量之調查〉。《藥物食品檢驗局調查研究年報》，308-313。

廖郁婷、段有慧、吳柏青（2013）。〈烹調方式對酸菜二氧化硫殘留量之影響〉。《宜蘭大學生物資源學刊》，預刊文章，2-10。

廖梅英、朱正明、鄭秋真、周薰修（2005）。〈食品用紙製容器之衛生安全調查〉。《藥物食品檢驗局調查研究年報》，23，185-197。

趙正濤、李全陽、王秀菊（2010）。〈乳清蛋白和乳化劑作用機理的研究〉。《乳業科學與技術》，33（1），19-22。

趙昕、胡傳榮、陳玲鵬（2009）。〈植物甾醇乳化體系的優化〉。《食品科技》，34（6），233-36。

趙前程、王丹、謝智芬（2008）。〈果膠酶解物對大菱鮃魚肉保鮮效果的研究〉。《食品科技》，197（3），243-245。

蔣裕玲（2011）。《餐飲常用香料活性成分：迷迭香酸之生理功效(I)對人類大腸直腸癌細胞侵入性之抑制功效(II)對多重抗藥性結核菌生長抑制作用與機制》。台南應用科技大學生活應用科學研究所學位論文，1-114。

魯菲、王惠林、溫超、周岩民（2011）。〈日糧中添加乳化劑對肉雞脂肪代謝的影響〉。《糧食與飼料工業》，2，51-54。

謝奉家（2011）。〈台灣芽孢桿菌生物殺菌劑的研發與應用現況〉。《藥毒所專

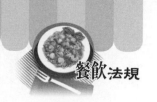 

題報導》，103，1-3。

謝慧玲、胡旺順、鐘波、張發明、李映相、李發平、蘇仕開、劉姜瑾（2009）。
〈煙用香精香料對人支氣管上皮細胞的毒性研究〉。《湖南農業科學》，1，
80-84。

Turner, P. J., & Kemp, A. S. (2012). Intolerance to food additives: Does it exist? *Journal of Paediatrics and Child Health, 48* (2), E10-4.

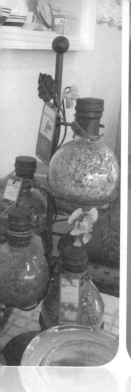
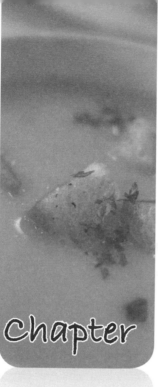
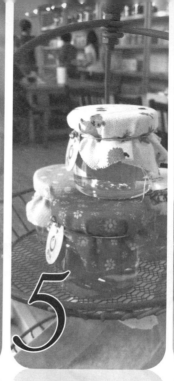
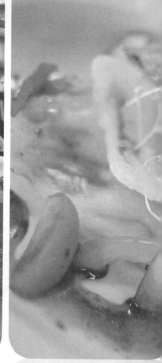

chapter 5

# 食品業者衛生管理

## 案例分析

　　台灣2013年發生假油事件後，同時引發外界對於GMP認證的疑慮，經濟部長於是表示將檢討GMP認證管理制度，不廢除但是要進行修改，並要求全廠符合GMP才會發照。然而因為「全廠全認證」將會溯及既往，要求所有生產線都需達標，等於變相形成退場機制，不少已獲認證業者坦言，可能將玩不下去。也由於民眾人心惶惶，食品安全問題連環爆，於是新北衛生局推出「食在有夠證」食品衛生標章，係結合二十九區、近千家業者加入評鑑，讓民眾透過指名標章即可「吃得安心」，衛生局還因此結合「食在方便」App，讓外食族能夠一手快速掌握新北市合格的餐飲業者資訊。

### 降價搶市

　　春文（化名）自高雄親戚處習得做饅頭手藝，後來在新北市板橋區找到三角窗店面，開起一顆包子5元、饅頭3元的批發店。那時麵粉、糖價是現在的三分之一。儘管販賣單價低，但憑著薄利多銷的策略，單月進帳仍可超過10萬元。後來附近也陸續開起4家類似的包子饅頭專賣店，一場削價戰因而展開。為了因應競爭，春文將單價砍到僅剩一半，希望能迫使對手知難而退。此舉確實收到效果，加上削價戰開打沒有多久，發生麵粉價格突然起漲，導致其他4家新進者全都以關門大吉收場，該商圈又重回只剩春文1家的情況；但當之後再重新調回原先價格時，卻發現消費者不再回鍋，半年內也只好跟著收攤。

　　以削價方式搶市場，打垮對手後再漲回原價的方式，是屬於不切實際的想法。此方式如果能夠成功，前提必須是所銷售商品是「無可取代的必需品」，但是小吃卻不是，而且這樣子做往往會造成反效果，因為「先降後漲的做法，會讓消費者感覺受騙」，一般如果想在價格上做文章，建議可以考慮星巴克的「限期買一送一」方式與做法。星巴克過去

曾因不敢消費緊縮與同業低價夾殺，導致出現5%衰退；一開始星巴克也想要降價來迎戰，但因為與品牌形象不符，而且降價以後也不可能再回頭。

星巴克於是推出「新、速、實、簡」概念主軸之新生活運動，設計出只要顧客帶朋友一起消費時，就可以獲得第二杯免費熟客券之行銷方式。星巴客會在特定時段，以原價買一送一促銷。這麼做的好處是，因為第二杯免費贈送，可帶進原來不曾上門的消費者；另外，商品價格也不會遭到破壞；於是當不利因素消失，決定停止促銷手法時，消費者不會有受騙的感覺。

### 偷工減料

其實比降價更危險的作法，就是偷工減料，夏姐（化名）開台菜餐廳，後來在金融海嘯時碰上開業最大危機——原先鎖定的高消費客群，應酬請客頻率改從兩星期一次變成兩個月一次（減少幅度高達75%）。而且還被其他同業上下夾殺，如五星級飯店為了往下吃，於是將單價往下降，來店還會加送兩樣小菜；小餐館則試圖採用便宜一半的價格進行衝量。她不想削價競爭，認為過去桌菜一桌1萬元，客人隨店家調配方式，改採偷量會是最好的因應之道，在一籠蒸蝦少放幾隻蝦、鮑魚等級予以降一等，成本將立刻能少掉一成，即使客人因此減少，餐廳利潤還是能維持。她以為消費者吃不出來有什麼差異，甚至已經事先想好客人如果詢問時要如何回應，但是卻沒有想到最後連老主顧也不上門。

建議如果想調整材料時，不妨嘗試重新調整菜色組合，菜單設計因應客層而改變，雖然對管理來說是很大的挑戰，每天廚房的食材採購、庫存的備貨，必須與前臺銷售數據及時互動，隨時調整不同菜色的加碼、下架，但此舉等同進行全新菜色組合，價格就能重新訂定，上門顧客也無法進行比較。

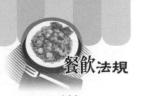

餐飲法規

## 🍵 第一節　食品業者衛生管理

### 一、定義

　　「食品業者衛生管理」與「食品衛生管理」，在食品安全衛生管理法中，只有相差二個字，但是其實內容完全不同。

　　**食品業者衛生管理**主要是針對食品場所、設施及品保制度、產品責任保險、衛生管理人員及公共飲食場所衛生之管理辦法。條文詳述於食品安全衛生管理法第3章食品業者衛生管理，包括：

1.食品業者應實施自主管理，確保食品衛生安全。食品業者於發現產品有危害衛生安全之虞時，應即主動停止製造、加工、販賣及辦理回收，並通報直轄市、縣（市）主管機關。食品業者應將其產品原材料、半成品或成品，自行或送交其他檢驗機關（構）、法人或團體檢驗。前項應辦理檢驗之食品業者類別與規模、最低檢驗週期及其他相關事項，由中央主管機關公告。（第7條）

2.食品業者之從業人員、作業場所、設施衛生管理及其品保制度，均應符合食品之良好衛生規範準則。經中央主管機關公告類別及規模之食品業，應符合食品安全管制系統準則之規定。經中央主管機關公告類別及規模之食品業者，應向中央或直轄市、縣（市）主管機關申請登錄，始得營業。第1項食品之良好衛生規範準則、第2項食品安全管制系統準則及前項食品業者申請登錄之條件、程序、應登錄之事項與申請變更、登錄之廢止、撤銷及其他應遵行事項之辦法，由中央主管機關定之。中央主管機關得就食品業者，辦理衛生安全管理之驗證；必要時得就該項業務委託相關驗證機構辦理。前項申請驗證之程序、驗證方式、委託驗證之受託者、委託程序及其

他相關事項之管理辦法，由中央主管機關定之。（第8條）

3.經中央主管機關公告類別與規模之食品業者，應依其產業模式，建立產品原材料、半成品與成品供應來源及流向之追溯或追蹤系統。前項追溯或追蹤系統之建立、應記錄之事項、查核及其他應遵行事項之辦法，由中央主管機關定之。（第9條）

4.食品業者之設廠登記，應由工業主管機關會同主管機關辦理。食品工廠之建築及設備，應符合設廠標準；其標準，由中央主管機關會同中央工業主管機關定之。（第10條）

5.經中央主管機關公告類別及規模之食品業者，應置衛生管理人員。前項衛生管理人員之資格、訓練、職責及其他應遵行事項之辦法，由中央主管機關定之。（第11條）

6.經中央主管機關公告類別及規模之食品業者，應置一定比率，並領有專門職業或技術證照之食品、營養、餐飲等專業人員，辦理食品衛生安全管理事項。前項應聘用專門職業或技術證照人員之設置、職責、業務之執行及管理辦法，由中央主管機關定之。（第12條）

7.經中央主管機關公告類別及規模之食品業者，應投保產品責任保險。前項產品責任保險之保險金額及契約內容，由中央主管機關定之。（第13條）

8.公共飲食場所衛生之管理辦法，由直轄市、縣（市）主管機關依中央主管機關訂定之各類衛生標準或法令定之。（第14條）

## 二、食品業者衛生管理相關規範

### (一)食品業管理

依「食品衛生管理法施行細則」第14條規定，食品或食品添加物工廠以外之食品業，建設主管機關（以高雄市為例，以前稱為高雄市政府建

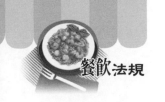

設局，民國98年1月1日配合高雄市政府組織變革，建設局組織修編為高雄市政府經濟發展局）應將其商業登記資料，送交該管衛生主管機關（如高雄市政府衛生局）進行稽查管理；即經濟發展局在受理食品業者之商業登記後，應將相關之登記資料，送交當地之衛生局，加強稽查管理。

## (二)活動快速餐車管理

經營「各種活動式快速餐車經營業務」，其型態類似食品攤販，衛生福利部並無相關法令限制其經營。惟若經濟部核准其登記經營，則其販售之食品，應符合「食品安全衛生管理法」及其相關法令之規定，且其場所及設施應遵循「食品業者製造、調配、加工、販賣、貯存食品或食品添加物之場所及設施衛生標準」中相關條文之規定。

## (三)檳榔業管理

凡檳榔業於申請營利事業登記證時，若未占用人行道、騎樓、公共用地，且其四周環境及設備，符合衛生規定，衛生福利部同意衛生機關，核發設備衛生證明。

公司行號從事檳榔買賣者，依公司行號營業項目標準分類，係屬登記為「F201990其他農畜水產品零售業（檳榔）」，尚非屬於「日用雜貨、山產、南北貨」範圍。如申請營利事業登記之經營檳榔買賣者，僅以單一檳榔為營業項目，而不兼售其他食品，則同意於辦理營利事業登記時，不必知會衛生單位。

## (四)外燴公司管理

衛生機關應接受外燴公司辦理營利事業登記。唯其場所設備，應符合：

1.烹調人員，至少有五人具中餐烹調技術士證。

2.應備有一製備場所，內設：

(1)冷凍、冷藏庫（櫃）。（平面積至少各二坪）

(2)食物預炸處理設施。（含爐灶及油煙機）

(3)三槽式洗滌設施。（長×寬×高需各大於60cm×60cm×45cm，並具熱水供應系統）

(4)乾貨倉庫。（至少二坪）

(5)至少可供五十桌宴會用之餐具組。

(6)冷藏運輸車乙輛。

3.其他有關場所衛生規定，衛生主管機關，得視實際情形，適用「食品業者製造調配加工販賣貯存食品或食品添加物之場所及設施衛生標準」全部或部分之規定。

## (五)外燴或伙食包作業管理

外燴或伙食包作業者也應依「食品安全衛生管理法」及相關法令，進行伙食包作操作、調理、加工等有關事宜，維護國民健康。注意事項如下：

1.衛生機關於第一次核發設備衛生證明中，應註明「不在同一場所包伙，應再向轄區衛生機關核備」。

2.各級學校、公營機構、加工出口區之工廠，於伙食外包對象，確立之同時，應主動向當地衛生機關，申請「設備衛生證明」。

3.經營「伙食包作業務」之業者，通常自身缺乏調理加工場所，而需借用承包對象之設備設施；其包作對象，亦因合（契）約之終止而經常改變；換言之，其經營業務之調理加工場所，亦因對象不同而隨之改變。因而為便於輔導管理，依食品衛生管理法施行細則第16第2項規定（舊法），應由伙食包作業者，於包作對象確定的同時，向當地衛生主管機關，申請合格證明文件後，始可進行包作業務。

4.家政班學員兼營外燴，如有營利行為者，應比照外燴廚師管理。外燴廚師為行政院「維護公共安全方案食品衛生管理」列管重點工

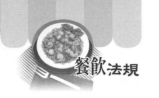

作，應予建卡列管，並輔導其參加中餐烹調技術士檢定，定期接受外燴飲食衛生講習。

## (六)水質管理

公司行號可設置加水站，經營合法之盛裝水買賣業務，即設立公司行號後，其所販售之包裝或盛裝之飲用水，其水源水質管理，必須符合「飲用水管理條例」之規定，容器、包裝與製造過程之衛生、標示、廣告及水質之查驗，則必須符合「食品安全衛生管理法」之規定。

### ■路邊加水站之稽查管理

稽查市售包裝及盛裝水（含路邊加水站及桶裝水）時，仍以是否領有合格之「水源水質證明」文件為查察重點，凡有違反者，均移送環保機關處辦；至於具有合格之水源水質證明者，則依「飲用水管理條例」第28條規定。

為了提供民眾正確之資訊，並督促業者遵守法規，各衛生局於稽查加水站時，如業者提不出合格之水源水質證明文件時，各縣市衛生局可於明顯處加貼「該加水站無水源水質證明文件，請民眾謹慎選購，並切勿直接飲用」之警語，若具有合格水源水質證明，而經衛生局抽驗發現微生物不合格者，可於明顯處加貼「本設備水質檢驗結果，含糞便性鏈球菌、大腸桿菌群、綠膿桿菌（保留不合格項目，劃去合格項目）與規定不符，請勿飲用」之警語，以提醒民眾注意。

所有稽查結果，均請立即轉知相關環保單位，追查水源，並於彙整後陳報衛生福利部，抽驗不合格者，並應通知業者限期改善，屆期應予複驗，並依法處置。

### ■食品業或餐廳，使用過濾水之水質衛生標準依據

依據衛生福利部所訂「食品良好衛生規範」之用水規定，凡與食品

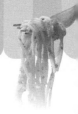
直接接觸，及清洗食品設備與用具之用水及冰塊，應符合飲用水水質標準。所謂「水」，係指食品原料用水，為經化學、物理或煮沸方式處理過之水，其衛生自應符合「食品良好衛生規範」用水之規定。

1. 以自來水為水源，再經過化學、物理或煮沸方式，處理後供人飲用或做為原料用水，自應依「食品良好衛生規範」用水規定辦理。

2. 接引流接取湧泉、山澗水或自地下抽取之山泉水，其性狀屬尚未經化學、物理或煮沸方式處理過之水，其水源衛生，應符合行政院環境保護署所訂之「飲用水水源水質標準」。該水源之衛生，尚非屬衛生機關規範。至於以山泉水，直接供人飲用，或經過化學、物理或煮沸方式處理後供人飲用，則依「包裝飲用水及盛裝飲用水衛生標準」第2條所規定之「直接供人飲用之包裝飲用水及盛裝飲用水」辦理。

## (七)特殊營業項目管理

一般食品工廠業者，應不得製造菸酒，並列為營業項目，另未經許可，亦不得從事菸酒販賣業務；另「菸」非食品，不受食品衛生管理法規範，「酒」雖食品，惟屬專賣，有「菸酒管理法」規範，由該特別法規範酒之產銷，因此食品工廠，若產製酒類產品時，應優先適用「菸酒管理法」之規範。

公司行號之營業項目，如僅經營茶葉買賣，或經營食品飲料買賣之營業場所，純為辦公聯絡處所，未設置賣場，仍請衛生機關至現場審查，詳細填寫、建立基本資料，以利一旦發生問題，便於追查執行。

## (八)衛生設備合格證明

依規定「食品或食品添加物工廠以外之食品業，申請營利事業登記時，應檢附當地衛生主管機關核發之衛生設備合格證明檔，直轄市、縣

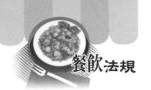

（市）政府始予發證。」以苗栗縣政府衛生局申請核發衛生設備合格證明書標準作業為例，程序如**圖5-1**。「食品衛生管理法施行細則」第14條亦規定：「食品或食品添加物工廠以外之食品業，建設主管機關應將其商業

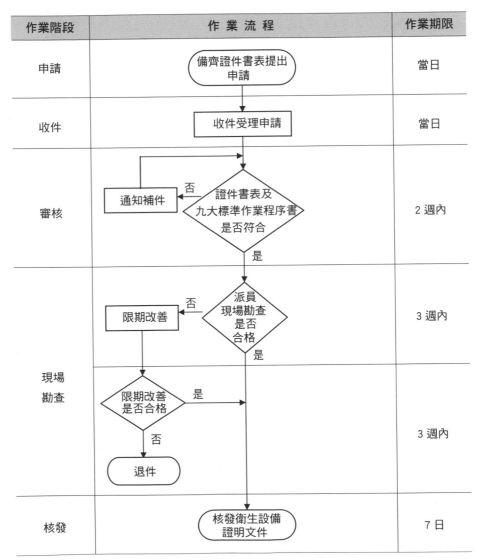

| 作業階段 | 作業流程 | 作業期限 |
|---|---|---|
| 申請 | 備齊證件書表提出申請 | 當日 |
| 收件 | 收件受理申請 | 當日 |
| 審核 | 通知補件　否　證件書表及九大標準作業程序書是否符合　是 | 2週內 |
| 現場勘查 | 限期改善　否　派員現場勘查是否合格　是 | 3週內 |
| | 限期改善是否合格　是　否　退件 | 3週內 |
| 核發 | 核發衛生設備證明文件 | 7日 |

**圖5-1 申請核發衛生設備合格證明書標準作業**

資料來源：苗栗縣政府網站。http://www.miaoli.gov.tw。

124

登記資料，送交該管衛生主管機關進行稽查管理。」

　　至於大樓地下室美食街，核發衛生設備合格證明的一些疑義說明如下：

1.大樓地下室美食街，如整個區域屬共同活動空間，且營利事業登記證，僅需登記乙份者（如公司自營、全部承包），其共同區域部分，應有良好之病媒防治、排水、照明及空調設（措）施（含正壓系統），若整體共同區域，符合公共飲食場所衛生管理辦法之有關規定（洗手間可共用，但需於同一樓面區間內），則得以整體範圍，核發衛生設備合格證明。

2.大樓地下室美食街，如整個區域屬共同活動空間，惟屬個別外包性質，其營利事業登記證，需個別發放者，其共同區域部分，應有良好之病媒防治、排水、照明及空調設（措）施（含正壓系統），且個別攤商，均應符合公共飲食場所衛生管辦法之有關規定（洗手間可共用，但需於同一樓面區間內），則應以個別攤商範圍，核發衛生設備合格證明。

3.非屬地下室，但為同一樓面者，亦請比照辦理。

## (九)餐飲業工作人員健康檢查

　　依據「食品良好衛生規範」規定，食品從業新進人員，應先經衛生醫療機構健康檢查合格後，始得僱用。僱用後每年應主動辦理健康檢查乙次，並取得健康證明。如患有出疹、膿瘡、外傷、結核病等，可能造成食品污染之疾病者，不得從事與食品接觸之工作。

　　上述結核病部分，為瞭解是否有感染肺結核，宜先做胸部 X 光檢查，若經胸部 X 光檢查結果有罹病之懷疑者，應繼續實施痰培養查痰工作。屬開放性肺結核病患，則不得從事食品、餐飲工作；但若已經過藥物治療，痰培養已成陰性，且病情已受到控制者，應仍可從事該項工作。

　　人類感染B型肝炎，係經皮膚、粘膜的傷口，接觸到帶原者的血液、

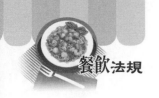

唾液或其他分泌物所致，故前述帶原者，應仍可從事食品、餐飲等業務。

如感染有經糞、口傳染之傳染病，如傷寒、A型肝炎、沙門氏桿菌等，應不得從事該業。這些項目，在一般例行性體檢中，多未包括，但若該餐廳，曾有食物中毒發生或正當上列傳染病暴發流行時，則應增列該項傳染病之檢查。

## 三、餐具管理

依照「食品良好衛生規範」規定，洗滌場所應有充足之流動自來水，並具有洗滌、沖洗及有效殺菌之三槽式餐具洗滌殺菌設施；水龍頭高度應高於水槽滿水位高度，以防水逆流污染；若無充足之流動自來水，必須供應用畢即行丟棄之餐具。有效殺菌，係指下列任一之殺菌方式：

1.煮沸殺菌法：以溫度攝氏100度之沸水，煮沸時間5分鐘以上（毛巾、抹布等）或1分鐘以上（餐具）。

2.蒸汽殺菌法：以溫度攝氏100度之蒸汽，加熱時間10分鐘以上（毛巾、抹布等）或2分鐘以上（餐具）。

3.熱水殺菌法：以溫度攝氏80度以上之熱水，加熱時間2分鐘以上（餐具）。

4.氯液殺菌法：氯液之有效餘氯量不得低於百萬分之二百，浸入溶液中時間2分鐘以上（餐具）。

5.乾熱殺菌法：以溫度攝氏110度以上之乾熱，加熱時間30分鐘以上（餐具）。

6.其他經中央衛生主管機關認可之有效殺菌方法。

為防止染料，污染免洗筷、紙杯、餐巾紙等餐具，衛生機關依以下

說明輔導措施，加強輔導前述餐具製造業者：

1.免洗筷：

(1)密封包裝妥當之免洗筷，其包裝材質外部，近筷口位置，應留置至少5公分空白，不可印刷，以免消費者，開啟免洗筷時，造成污染。

(2)不可內外、顛倒印刷，油墨應使用食品級，且不得滲入污染筷子。

(3)密封包裝，應標示製造廠商名稱、地址。

2.紙杯：

(1)杯外緣只可印刷三分之二（自杯底座向上算起杯長的三分之二），應留置三分之一空白（自杯口向下算杯長的三分之一），以避免消費者，以口就杯時形成污染。（以杯蓋、吸管供應消費者者之形態者不在此限）

(2)杯底座外部，應標示製造廠商名稱、地址。

3.餐巾紙：

(1)乾式餐巾紙，應保持紙漿之原色，避免染色、印刷。

(2)濕式餐巾紙，若為密閉包裝，應標示保存期限，以避免病原菌滋生。

## 四、KTV管理

民國七十幾年，卡拉OK與KTV開始流行，當時由於申請者多，缺乏相關規定，因此許多商家，以餐飲業名稱申請核可後，即開始營業。KTV與餐飲業方式不同，許多業者是先取得餐飲業之執照後，再開始重新裝潢改為KTV，以逃避警局機關對於無照業者之取締。依據財政部之規定，汽車旅館業、餐飲業、冰果室、泡沫紅茶店、茶藝館等提供KTV

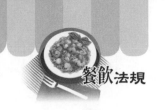

（卡拉OK）、投幣式KTV放映電視銀幕及最新流行Wii電玩遊戲機等，供顧客伴唱觀賞、休閒娛樂，均屬娛樂稅法課徵之範圍，應課徵娛樂稅。目前各行業者競爭激烈，常為迎合時下流行，推出不同之附屬營業項目，其中常見者如提供KTV（卡拉OK）、Wii電玩遊戲機等設施供人娛樂，由於這些設備之性質與視聽中心、電動玩具場業經營情況類似，僅收費型態不同甚至免費，但不管收費與否，均屬「娛樂稅法」第2條第1項第6款規定：「其他提供娛樂設施供人娛樂」之範圍，應比照KTV視聽中心、電動玩具場業之方式課徵娛樂稅，也因此衍生相關管理之解釋：

1. 業者於取得營利事業登記證後，如其登記為餐飲業，稽查工作自應以食品衛生管理相關法令規範；如查獲業者於核准後，擅自變更經營視聽歌唱業務，除其經營食品之項目，以「食品安全衛生管理法」規範外，其餘仍應以「營業衛生管理規則」，予以規範管理，並函知工商管理機關，依商業登記法處辦。

2. 業者以餐廳冰果業，申請營利事業執照，但實際主要係經營KTV卡拉OK者，惟其亦有供應餐飲，類似情形，是否准其設立？若業者係以KTV卡拉OK，為主要營業項目，則不宜准其以餐廳名義設立；但若業者仍以餐廳，為主要營業項目，而KTV卡拉OK（亦即RTV）係附屬於餐廳下，供消費者用餐後，於廂房內餘興之用，此種情形，如其符合食品衛生管理法有關規定，則可准其設立。冰果業不宜准其設立。

## 五、餐盒食品廠管理

依照食品GMP規定，即食餐食工廠良好作業規範之管制作業區係指清潔度要求較高，對人員與原材料之進出及防止有害動物侵入等須有嚴密管制之作業區域，包括清潔作業區及準清潔作業區。

1. 清潔作業區：指成品貯存場及內包裝室等清潔度要求最高之作業區域。

2. 準清潔作業區：指加工調理場等清潔度要求次於清潔作業區之作業區域。

3. 一般作業區：指原材料倉庫、原料處理場及餐具洗滌場所。

4. 非食品處理區：指品管（檢驗）室、辦公室、更衣及洗手消毒室、廁所等，非直接處理食品之區域。

2007年9月衛生福利部公告餐盒食品工廠，2007年9月15日開始應符合「食品安全管制系統」之規定。包括：

1. 餐盒食品工廠應符合食品安全管制系統之實施日期如下：

(1) 每日供應餐食三千份以上之工廠：自2007年9月15日公告後1年。

(2) 每日供應餐食二千份以上未滿三千份之工廠：自2007年9月15日公告生效日後2年。

(3) 每日供應餐食未滿二千份之工廠：自2007年9月15日公告生效日後3年。

2. 相關名詞定義如下：

(1) 食品工廠：係指具有工廠登記證之食品製造業者。

(2) 餐盒食品工廠：係指經調理包裝成盒，或不經小包裝而直接以大容器運送供團體食用之餐食生產工廠（包括盒餐與團膳）。

(3) 供應餐食份：係以人份數計。

3. 其他非屬餐盒食品工廠之餐飲業不適用。

以「中小學外訂餐盒食品衛生管理要點」為例，第2條所述「優良廠商」之界定範圍：「前項餐盒食品廠商係指領有工廠登記或營利事業登記（營業項目為餐盒食品販售）之合法廠商，並經主管衛生行政機關稽查、抽驗、評鑑衛生優良者。」

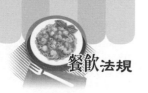

## 食品安全管制系統

　　食品安全管制系統（Hazard Analysis and Critical Control Points, HACCP）依「食品安全衛生管理法」之規定訂定，為一鑑別、評估及控制食品安全危害之系統，援引危害分析重要管制點原理，管理原料驗收，加工、製造及貯運等全程之食品安全危害。

　　食品業者應設立食品安全管制系統工作小組（以下簡稱管制小組），成員至少三人，包括負責人或其授權人、品保、生產、衛生管理人員及其他幹部人員。管制小組中至少一人為食品技師或食品相關科系（所）畢業人員，並經中央主管機關認可之訓練機構辦理之食品良好衛生規範及危害分析重要管制點相關訓練合格者。管制小組之職責包括：(1)鑑別及管理食品良好衛生規範相關紀錄；(2)制訂、執行及確認危害分析重要管制點計畫；(3)負責食品安全管制系統實施之溝通及鑑別所需資源。

　　在危害分析上，食品業者應列出所有危害，並執行危害分析，以鑑別危害管制系統計畫書危害，決定危害之預防措施。危害分析應依據已查證之產品描述、產品預定用途與現場相符之加工流程圖為基礎。

　　危害分析應鑑別危害之發生頻率及嚴重性，並考慮下列各種危害：(1)天然毒素危害；(2)微生物污染危害；(3)化學性污染危害；(4)殺蟲劑危害；(5)藥物殘留危害；(6)動物疾病危害；(7)分解或劣變物質危害；(8)寄生蟲危害；(9)食品添加物危害；(10)物理性危害；(11)其他食品安全危害。並依據危害分析所獲得資料加以判定重要管制點。

## 第二節　產品責任保險

　　**產品責任保險**於「食品安全衛生管理法」第13條中規範：「經中央主管機關公告類別及規模之食品業者，應投保產品責任保險。前項產品責任保險之保險金額及契約內容，由中央主管機關定之。」並依此法源公告訂定「食品業者投保產品責任保險」，包括：

1. 具有商業登記或公司登記之食品產業，包括製造商、進口商、委託他廠代工之產品供應者，應事先完成其產品責任保險之投保，並保存該保險文件，維持保險單有效性，以備查核。

2. 「食品業者投保產品責任保險」保險契約之項目及內容：

　　(1)最低保險金額：

　　　　①每一個人身體傷害之保險金額：新台幣100萬元整。

　　　　②每一意外事故身體傷害之保險金額：新台幣400萬元整。

　　　　③每一意外事故財物損失之保險金額：新台幣0元整。

　　　　④保險期間內之累計保險金額：新台幣1,000萬元整。

　　(2)保險範圍，係指持有營利事業登記證之食品產業，包括製造商、進口商、委託他廠代工之產品供應者，因被保險產品未達合理之安全期待，具有瑕疵、缺點、不可預料之傷害或毒害性質等缺陷，致第三人遭受身體傷害、殘廢、死亡者。

　　(3)對於本保險每一突發事故賠償，須先負擔保險單所訂自負額，其自負額度由要保人及保險人視實際情況逐案議定。

　　(4)損害賠償之扣除：保險人依本保險規定所為之保險給付，視為要保人損害賠償之一部分；要保人受賠償請求時，得扣除之。

　　(5)本保險之保險費，依保險產品視實際情況逐案議定。

　　(6)本保險之承保範圍，不得排除全民健康保險已承保之部分。

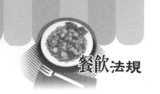

(7)本保險理賠時，保險人應給付受害人部分，不包括全民健康保險之醫療給付。

(8)本保險所涉及全民健康保險保險人之醫療給付代位求償權，不受受害人和解、拋棄或其他約定之拘束。

3.食品業者屬跨國企業者，若已有投保跨國保險，且符合「食品業者投保產品責任保險」之規定者，則無須再於我國重複投保。

4.「食品業者投保產品責任保險」自本公告日起之一定期間後施行：

(1)冷凍調理食品業、乳品類、飲料類：1年。

(2)餐盒工廠、麵條類工廠、觀光旅館之餐廳、罐頭類工廠：1年6個月。

(3)承攬學校餐飲之餐飲業、供應學校餐盒之餐盒業、承攬筵席之餐廳、中央廚房式之餐飲業、伙食包作業、自助餐飲業、烘焙業、食用油脂工廠：2年。

(4)其他一般食品類：2年6個月。

## 🍵 第三節　衛生管理人員

「食品安全衛生管理法」第11條規定：「經中央主管機關公告類別及規模之食品業者，應置衛生管理人員。前項衛生管理人員之資格、訓練、職責及其他應遵行事項之辦法，由中央主管機關定之。」衛生管理人員相關解釋如下：

1.餐盒、罐頭、霜淇淋、殺菌袋等食品製造工廠，應設置衛生管理人員。

2.冷凍食品類製造工廠，應設置衛生管理人員。

3.依現行食品製造工廠衛生管理人員設置辦法，職校水產、農產加工

科畢業生，不得以服務年資或政府舉辦之專業研習，比照大專畢業資格，擔任食品加工廠衛生管理人員。

4. 冷凍工廠可否聘用5年制護理助科系畢業之人員，擔任食品衛生管理人員：該項學歷，與衛生福利部公告之食品衛生管理人員資格不符，除非能提出其修習食品加工及食品衛生有關之學科證明文件，否則不宜擔任食品衛生管理人員。

5. 「食品製造工廠衛生管理人員設置辦法」第3條規定：「食品製造工廠應設置專任衛生管理人員」。此專任衛生管理人員之職務，係由工廠指定適合人員擔任，惟未限制其擔任同一工廠內其他相關事務。

## 第四節　公共飲食場所衛生之管理辦法

「食品安全衛生管理法」第14條中規定：「公共飲食場所衛生之管理辦法，由直轄市、縣（市）主管機關依中央主管機關訂定之各類衛生標準或法令定之。」餐飲業發生食品中毒，若經調查發現該場所及設施之衛生，不符合以上規定者，即依同法第47條予以行政罰鍰：「有下列行為之一者，處新台幣3萬元以上300萬元以下罰鍰；情節重大者，並得命其歇業、停業一定期間、廢止其公司、商業、工廠之全部或部分登記事項，或食品業者之登錄；經廢止登錄者，1年內不得再申請重新登錄：一、違反中央主管機關依第4條所為公告。二、違反第7條第2項規定。三、食品業者依第8條第3項或第9條第1項規定，登錄或建立追溯或追蹤之資料不實。四、違反第11條第1項或第12條第1項規定。五、違反中央主管機關依第13條所為投保產品責任保險之規定。六、違反直轄市或縣（市）主管機關依第14條所定管理辦法中有關公共飲食場所衛生之規定。七、違反第21條第1項及第2項、第22條第1項或依第2項及第3項公告之事項、第24條第1項

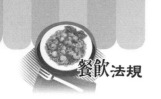

或依第2項公告之事項、第26條或第27條規定。八、除第48條第4款規定者外，違反中央主管機關依第18條所定標準中有關食品添加物規格及其使用範圍、限量之規定。九、違反中央主管機關依第25條第2項所為之公告。十、規避、妨礙或拒絕本法所規定之查核、檢驗、查扣或封存。十一、對依本法規定應提供之資料，拒不提供或提供資料不實。十二、經依本法規定命暫停作業或停止販賣而不遵行。十三、違反第30條第1項規定，未辦理輸入產品資訊申報，或申報之資訊不實。十四、違反第53條規定。」

　　民國91年5月1日廢止的「台灣省公共飲食場所衛生管理辦法」，自廢止日起，台灣省公共飲食場所衛生管理事項得依「食品安全衛生管理法」第8條處辦。

　　地方政府所定「公共飲食場所衛生管理自治條例」，如該自治條例訂有罰則，依「地方制度法」第26條規定：「自治條例應分別冠以各該地方自治團體之名稱，在直轄市稱直轄市法規，在縣（市）稱縣（市）規章，在鄉（鎮、市）稱鄉（鎮、市）規約。直轄市法規、縣（市）規章就違反地方自治事項之行政業務者，得規定處以罰鍰或其他種類之行政罰。但法律另有規定者，不在此限。其為罰鍰之處罰，逾期不繳納者，得依相關法律移送強制執行。前項罰鍰之處罰，最高以新台幣10萬元為限；並得規定連續處罰之。其他行政罰之種類限於勒令停工、停止營業、吊扣執照或其他一定期限內限制或禁止為一定行為之不利處分。自治條例經各該地方立法機關議決後，如規定有罰則時，應分別報經行政院、中央各該主管機關核定後發布；其餘除法律或縣規章另有規定外，直轄市法規發布後，應報中央各該主管機關轉行政院備查；縣（市）規章發布後，應報中央各該主管機關備查；鄉（鎮、市）規約發布後，應報縣政府備查。」應報衛生福利部核定後發布，且該條例之罰則內容，如逾越修正前「食品安全衛生管理法」第47條之規定，依「地方制度法」第30條第1項規定係屬無效。

# 個案研究

## 餐飲業與管理

　　針對餐飲用油來源、儲存、每天廢水產量及去向等進行廣泛衛生調查，結果發現不同分級餐飲企業內部衛生管理狀況、餐飲用油來源及管理、廢水管理及回收，A級優於B級企業及C級企業，如果是C級餐飲企業餐飲用油來源則無法保證，廢水管理及回收目前沒有規範。因此必須加大對於C級餐飲企業餐飲用油之監督、整治和執法工作。以機場為例，機場是國家與國際交流的主要地點，因此如果能在機場提供高品質的餐飲服務，可將台灣餐飲文化特色介紹給全球旅客；而相關安全、便利及整潔之用餐環境管理，也將成為國際旅客對台灣印象之重要指標。

　　近年來台灣由於單身與外食人口快速增加，整體外食市場消費金額在1996年已高達1,700億元，平均每年成長率為9%，餐飲業隨此趨勢不斷蓬勃成長。然而國內專家估計台灣90%餐廳之經營壽命往往不超過5年，台北市政府針對餐飲業所作的調查資料也顯示，每100家餐廳中在5年後仍能持續營運的比例約為17%，而10年後尚能繼續經營的則僅剩下7%。在此競爭劇烈市場如果想要長期成功經營餐廳，就必須具有獨特經營理念及良好相當管理方法。

## HACCP與餐飲業食品衛生管理

　　大陸調查具有代表性的餐飲企業，分析研究餐飲單位建立HACCP體系後的食品衛生及管理狀況。結果發現，建立HACCP體系以後，餐飲單位衛生管理制度的健全率達到100%，從業人員衛生知識瞭解率顯著獲得提高。涼菜加工等關鍵環節的菌落總數與之前相比均顯著獲得下降與改善，餐飲具消毒總合格率達到94.2%，中小型飯

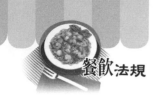
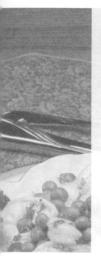

店餐飲餐具的消毒合格率提高比較大。結論認為建立及運用HACCP管理工作,可讓餐飲單位更加重視衛生管理,從業人員的衛生意識得以增強,食品加工關鍵環節獲得有效控制,餐飲餐具的消毒合格率大幅提高,對於降低食品衛生風險、提高食品安全水準獲得積極的改善促進作用。HACCP已是世界各國公認為最佳的食品安全管理系統,台灣於1998年7月開始,將HACCP系統制度輔導應用於餐食製造業者,2010年屬於正式推行HACCP衛生評鑑制度的第一年,餐食製造業部分,通過者已占該業別的84%;而餐飲服務業也已接近原來先期輔導的家數達88%。

## 問題與討論

一、「食品業者衛生管理」與「食品衛生管理」差在哪裡?主要內容為何?

二、食品安全管制系統工作小組之成員有哪些?職責為何?

三、有效殺菌方式有哪些?

## 參考書目

申向群、向輝勇、柳德明（2009）。〈長沙市集中式餐飲具消毒服務機構衛生管理現狀及對策〉。《實用預防醫學》，16（5），1663-1665。

吳政築（2010）。《餐飲從業人員知覺主管僕人式領導與員工服務導向公民行為關係之研究：以領導與成員交換關係為調節變項》。朝陽科技大學企業管理系學位論文，1-97。

李春進（2011）。《餐飲連鎖體系經營模式之探討 以85度C與星巴克為例》。暨南大學經營管理碩士在職專班學位論文，1-77。

李義川（2009）。《團體膳食製備與管理》。台南：復文圖書股份有限公司。

李義川（2012）。《餐飲食品安全與衛生》。新北市：華立圖書股份有限公司。

周雲英（2006）。〈HACCP在重大活動中餐飲接待單位衛生管理的應用〉。《職業與健康》，22（24），2198-2199。

林鈺珊（2012）。《連鎖餐飲店的都市空間外延與內涵之形態學研究——以星巴克為例》。成功大學都市計劃學系碩博士班學位論文，1-62。

邵先寧、劉亞青、靳曉梅、高汝欽（2009）。〈建立HACCP體系對餐飲業食品衛生管理的影響和效果〉。《中國公共衛生管理》，25（3），251-253。

邱碧玲（2010）。〈降價 減料 不投資 開店三大忌 創業該注意哪些地雷？為何創業前五年失敗率高達九成五？為何努力不一定成功？看清手上的籌碼，才能衝破創業瓶頸〉。《商業周刊》，1162，122。

孫路弘（1996）。〈餐飲服務品質管理〉。《觀光研究學報》，2（1），79-91。

許朝凱、蕭欣宜、鄭維智、馮潤蘭（2011）。〈餐飲業食品安全管制系統（HACCP）衛生評鑑成果〉。《食品藥物研究年報》，2，77-82。

許斌、李虹、李麗、武彪、張珍真、呂史維、朱惠蓮（2009）。〈廣州市不同食品量化分級餐飲業食用油衛生管理狀況的調查〉。《實用預防醫學》，16（3），649-651。

劉元安、謝益銘、陳育慧（2007）。〈探索餐飲業之體驗行銷——星巴克咖啡公司之個案研究〉。《人類發展與家庭學報》，9，60-87。

蔡仁卓（2011）。〈機場餐飲空間規劃管理之探討——以桃園機場為例〉。《萬能商學學報》，16，361-371。

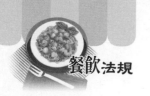

黎曉錚（2011）。《運用TRIZ演化趨勢探討企業之發展機會——以連鎖餐飲業為例》。暨南大學國際企業學系學位論文，1-252。

苗栗縣政府網站。http://www.miaoli.gov.tw。

Chapter 6

# 食品標示及廣告管理

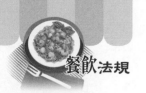

## 案例分析

　　知名麵包店標榜「無添加人工香精」，遭消費者踢爆添加人工香精，經相關衛生單位前往稽查，卻發現店裡使用包括龍眼、楓糖、巧克力、荔枝、伯爵紅茶醬、紅酒酒醬、檸檬優格醬、藍莓、覆盆莓等人工香料；彰化某食品製造「調和油」欺騙消費者，有五十多種產品都是調和油，卻聲稱是純度百分百橄欖油，生產的花生風味調理油，裡面完全沒有花生，是添加香精所調製而成。消費者自保之道，就是自己也要學會「看標示」與廣告，特別是食品添加物，如果標示添加一堆化學物質，代表產品內容添加有許多品質改良劑、著色劑及防腐劑，雖然好吃，但是為了身體健康，建議還是改選「天然的比較好」。

### 食品標示違規

　　2010年消基會調查大賣場、超市散裝食品，結果發現62%不符標示新規定，還有商品的包裝與牌標原產地不同國，造成消費者難以判斷商品的來源。消基會2010年5至6月調查市售食品標示，發現15件之中有10件有「品名誤導」的問題，如外包裝標示「亞麻仁香椿好餅」，結果檢視成分時，均未標示含有以上亞麻仁或香椿的成分；9件則是屬於用詞誤導，如「自然の顏（蔬菜蘇打餅乾）」，包裝以日文標明「又香又脆……」，但實際上產地標示為「台灣」，也未註明添有任何來自日本的原料；2010年4月抽測蠔蜆（錠）保健食品，發現其中50%鈉含量與標示不符，12件之中，6件蠔蜆（錠）保健產品，鈉含量值與標示值誤差大於20%。在餐廳收費項目上，2010年消基會的調查認為餐廳普遍揭露不全：56%沒有在餐廳外面置放菜單，三分之一有最低消費，但是卻沒有在店外公告；四分之一有收服務費用，也沒有在店外公告；75%收取開瓶費，卻未事先讓消費者知悉；25%沒有主動告知餐前提供的小菜

要收費；32%沒有提供點餐明細於桌邊，讓消費者核對；28%則結帳時未提供明細供消費者核對。

**食品廣告違規**

　　2013年衛生福利部公布違規廣告監測情形，其中以「長高必成計畫180絕對不是夢！」的廣告違規19次數最多。2010年以一句「不要太瘦喔」廣告詞，撥動全大陸女人心的大陸保健茶生產商碧生源，預定在港掛牌，雖然上市前夕傳出22次廣告違規，但是仍受到機構投資者強力支持。因此提醒消費者，如果廣告內容太過神奇與太吸引人，都應提高警覺，以免花錢受騙。

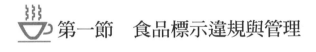
## 第一節　食品標示違規與管理

　　有關食品安全衛生管理法中之「食品標示與廣告管理」，係明定第5章第22至29條。依照「食品安全衛生管理法」第22條規定，食品的容器或外包裝應以中文及通用符號，明顯標示下列事項：

1.品名。
2.內容物名稱；其為二種以上混合物時，應依其含量多寡由高至低分別標示之。
3.淨重、容量或數量。
4.食品添加物名稱；混合二種以上食品添加物，以功能性命名者，應分別標明添加物名稱。
5.製造廠商或國內負責廠商名稱、電話號碼及地址。
6.原產地（國）。

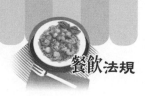

7.有效日期。

8.營養標示。

9.含基因改造食品原料。

10.其他經中央主管機關公告之事項。

前項第2款內容物之主成分應標明所占百分比,其應標示之產品、主成分項目、標示內容、方式及各該產品實施日期,由中央主管機關另定之。第1項第8款及第9款標示之應遵行事項,由中央主管機關公告之。

同法施行細則第13條更進一步訂定:「有容器或包裝之食品及食品添加物之標示,應依下列規定辦理:一、標示字體之長度及寬度不得小於2公厘。但最大表面積不足10平方公分之小包裝,除品名、廠商名稱及有效日期外,其他項目標示字體之長度及寬度得小於2公厘。二、在國內製造者,其標示如兼用外文時,應以中文為主,外文為輔。但專供外銷者,不在此限。三、由國外輸入者,應依食品(安全)衛生管理法第22條之規定加中文標示,始得輸入。但需再經改裝、分裝或其他加工程序者,得於銷售前完成中文標示。」

## 一、品名

所稱之品名,「食品衛生管理法施行細則」第9條明訂:「食品(安全)衛生管理法第22條第1項第1款,其為食品者,應使用國家標準所定之名稱;無國家標準名稱者,得自定其名稱。其為食品添加物者,應依中央主管機關規定之名稱。依前項規定自訂食品品名者,其名稱應與食品本質相符,避免混淆。」

1.沒有標示:宜蘭縣滷味業者遭檢舉供售加盟店的醬油及醬油膏沒有

標示。

2. 樹薯粉冒充蓮藕粉：業者販售商品以英文標示內容物是樹薯粉或木薯澱粉，包裝上卻印製蓮花及蓮藕圖樣，魚目混珠。

3. 偽裝產地：大陸奇異果偽裝紐西蘭奇異果；不明來源的蘋果通通標榜「日本富士蘋果」；以日文包裝的魚板卻是台灣製造。

4. 松露巧克力沒松露：紅極一時的「松露巧克力」曾遭質疑，以內容實際上不含松露成分，而要求業者下架或改變包裝，否則將以成分標示不實進行開罰。松露巧克力係因其外觀近似蕈類而得名，屬於國際常識，英文名叫「chocolate truffle」，業者予以直譯，並非刻意誤導消費者；由於市面上的確有部分松露巧克力，其中也確實含有松露成分，而其價格則比沒有含松露的產品高出許多。衛生署（今衛生福利部）是出於保護消費者之概念進行管理。2014年7月1日起，規範使用「調味劑」調出的市售包裝飲料，一律不得再標示果蔬名稱，即使用檸檬酸調配的檸檬茶，須改名為檸檬風味（或口味）茶。

## 二、內容物名稱及淨重、容量或數量

內容物名稱為二種以上混合物時，應依其含量多寡由高至低分別標示。

依據「食品衛生管理法施行細則」第10條，食品安全衛生管理法第22條第1項第2款及第3款，所定內容物之標示，除專供外銷者外，應依下列規定辦理：(1)重量、容量以公制標示之；(2)液汁與固形物混合者，分別標明內容量及固形量；(3)內容物含量得視食品性質註明為最低、最高或最低與最高含量；(4)內容物為二種或二種以上時，應依其含量多寡由高至低標示之。

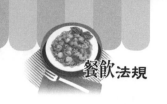

違規時，處新台幣3萬元以上300萬元以下罰鍰；情節重大者，並得命其歇業、停業一定期間、廢止其公司、商業、工廠之全部或部分登記事項，或食品業者之登錄；經廢止登錄者，一年內不得再申請重新登錄。

## 三、食品添加物名稱

混合二種以上食品添加物，以功能性命名者，應分別標明添加物名稱。依據「食品衛生管理法施行細則」第11條，「食品安全衛生管理法」第22條第1項第4款所定食品添加物之標示，應依下列規定辦理：(1)食品添加物名稱應使用經依本法第12條公告之食品添加物品名或通用名稱；(2)屬調味劑（不含人工甘味劑、糖醇、咖啡因）、乳化劑、膨脹劑、酵素、豆腐用凝固劑、光澤劑者，得以用途名稱標示之；屬香料者，得以香料標示之；屬天然香料者，得以天然香料標示之；(3)屬防腐劑、抗氧化劑、人工甘味料者，應同時標示其用途名稱及品名或通用名稱。

## 四、廠商名稱、電話號碼及地址

輸入者，應註明國內負責廠商名稱、電話號碼及地址。衛生福利部函釋疑義如下：

1. 廠商：「食品（安全）衛生管理法」第22條第1項第5款所稱之「廠商」，係指對該產品負責之製造者、包裝者、輸入者、輸出者或販賣者而言，故案內產品，如已完整標明，負責廠商名稱、地址及電話，且標示之負責廠商，屬上述身分者，即屬符合規定。（92.03.18衛署食字第0920017336號）

2. 電話號碼：為因應「食品（安全）衛生管理法」之修正通過，有容器或包裝之食品，應依法於容器或包裝上，標明「廠商電話號

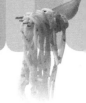

碼」，庫存之容器或包裝，未標示廠商電話號碼者，應即早配合修正標明，以符規定，惟基於現況之考量，原印刷之包裝，得予沿用至89年10月31日止，屆期應依法標示。（89.1.21衛署食字第89004682號）

3.地址：「食品（安全）衛生管理法」第22條所稱「地址」，不得以郵政信箱、電話號碼或其他方式代替。（74.4.4.衛署食字第525225號）。

## 經銷商的標示

食品（安全）衛生管理法第22條第1項第5款規定中，所稱之「廠商」係指對該產品負責之製造者、包裝者、輸入者、輸出者或販售者而言，故案內產品之廠商，如標示為「經銷商」名稱、電話號碼及地址，尚屬符合規定，惟其應負所有相關法律責任。（93.8.18衛署食字0930034166號函）：

1.食品業者如於所製造食品之外包裝上，涉及違規標示，則其即為違規標示之行為人，不論食品係用來販售或贈與該業者仍應負責。（92.6.17衛署食字第0920031148號函）

2.進口食品之廠商名稱標示管理：

①輸入食品，其進口商及經銷商兩者合併標示，其電話號碼應如何標示：有容器或包裝之食品，應標示「廠商名稱、電話號碼及地址。輸入者，應註明國內負責廠商名稱、電話號碼及地址」。因此輸入食品，如原文已標明國外廠商名稱、地址，並依法註明「國內負責廠商名稱、電話號碼及地址」，則符合規定。

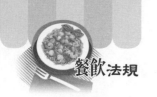

②進口食品標明「國內負責廠商名稱、電話號碼及地址」，係
基於保護消費者權益之考量，故業者若擬提供消費者更多之
資訊，及更佳之服務，亦可併列標明進口商及經銷商之電話
號碼。（89.3.31衛署食字第89015040號）

## 五、原產地（國）

目前台灣市場一年茶業需求量超過兩百萬噸，但是台灣茶實際上，一季產量不過15公噸，因此進口越南茶確實早就壟斷市場。2010年1月消基會批評政府，過去市售包裝茶葉中只要含有1%國產茶葉時，就可以據此標示為台灣茶。過去衛生署（今衛生福利部）係依循財政部進口貨物原產地認定標準，進行管理不同產地的茶葉混合時，只要在台灣進行混裝，視為產品實質轉換地，原產地就是台灣；但是，因為貨物和食品不同，所以監委認為衛生署此舉，等同放棄主管機關管理權，明顯怠忽職守，而業者只要有標示就好，也不管標示內容之真假，讓消費者當冤大頭，花大錢買到假的國產茶。

## 六、有效日期

經中央主管機關公告指定須標示製造日期、保存期限或保存條件者，應一併標示之。依據「食品衛生管理法施行細則」第12條，「食品安全衛生管理法」第22條第1項第7款所定日期之標示，應印刷於容器或包裝之上，並依習慣能辨明之方式標明年月日；但保存期限在三個月以上者，其有效日期得僅標明年月，並推定為當月之月底。

## 七、營養標示

　　食品營養標示所規範之營養素包括：熱量、蛋白質、脂肪、飽和脂肪、反式脂肪、碳水化合物及鈉。其他營養素可參考衛生福利部出版之《國人膳食營養素參考攝取量》中所列營養素。非屬營養素者不得列示於營養標示欄位內，以免誤導民眾。至於一般食品原料，屬「食品安全衛生管理法」第22條第1項第2款所稱之「內容物」，應標示於內容物名稱欄位內。

　　此外，美國農業部也宣布2012年起要求肉品加強熱量和營養標示等資訊，必須標示總熱量、脂肪占總熱量比率、脂肪總重量、飽和脂肪量，也要標示蛋白質、膽固醇、維他命、鈉含量。適用新規定的肉品共有四十種。

### 反式脂肪

　　「怎麼可能這些食品都沒有反式脂肪呢？」隨著健康意識高漲，「反式脂肪」議題逐漸為大家所關切，繼丹麥、加拿大之後，美國也自2006年1月1日起開始實施包裝食品標示反式脂肪含量，衛生福利部基於保護國人健康考量，隨即著手對完整包裝食品在營養標示中加標反式脂肪的可行性進行多次討論，民國96年7月19日正式公告有關修正「市售包裝食品營養標示規範」部分規定，市售包裝食品營養標示，需於脂肪項下，加標飽和脂肪及反式脂肪，並自民國97年1月1日起（以完成製造日期為準）實施；唯因規範規定，每100公克或100毫升食品中，如果反式脂肪酸含量在0.3克以下時，可標示為零，成為業者規避之方式。

　　「反式脂肪」的來源有兩種：一為天然存在，牛、羊等反芻動物

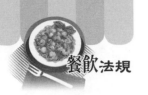

因為特殊的消化道細菌作用，會把牧草發酵合成部分的反式脂肪酸；一為加工過程產生反式脂肪，主要來自於經過部分氫化的植物油，其部分氫化過程會改變脂肪的分子結構。如果想要選購不含反式脂肪酸之食品，只要標示上面有氫化植物油、半氫化植物油、人造奶油、人工奶油、人造植物奶油，或標示有反型脂肪、轉化脂肪等名稱者，均代表含有反式脂肪。而要減少攝取反式脂肪酸之方式，包括：(1)少吃油炸類食品，包括多層、酥脆的糕餅或西點麵包；(2)喝茶或咖啡時建議選擇加「牛奶」，而非「奶精」；(3)選購植物性奶油時，請選購質地較軟者，因為反式脂肪酸含量較少；(4)減少攝取含有氫化油脂的加工食品，如：餅乾、薯條、甜甜圈、洋芋片等油炸或烘焙食品，因為都可能含有反式脂肪酸。

科學實證不斷提出反式脂肪對於人體產生危害的事實，衛生福利部呼籲民眾，過多的油脂攝取，一定會增加罹患心血管疾病、肥胖、癌症等慢性疾病的機率，民眾不要只注意反式脂肪或飽和脂肪攝取量，而應該多注意食物的選擇、烹調方式與不要攝取太多的油脂，適量攝取油脂及改變飲食習慣，才是當務之急。

## 八、其他經中央主管機關公告指定之標示事項

### (一)真空包裝食品良好衛生規範

2010年台灣發生真空包裝肉毒桿菌中毒事件，於是政府於2011年依據「食品（安全）衛生管理法」第8條第4項，訂定「真空包裝食品良好衛生規範」，內容包括：

1.本規範適用於真空包裝即食食品之相關食品業者。

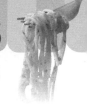
2.真空包裝即食食品之相關食品業者除應符合本規範之相關規定外，並應符合食品良好衛生規範之規定。

3.本規範之相關名詞定義如下：

　(1)食品業者：係指經營食品或食品添加物之製造、加工、調配、包裝、運送、貯存、販賣、輸入、輸出之業者。

　(2)真空包裝食品：係指脫氣密封於密閉容器內之食品。

　(3)密閉容器：係指密封後可防止空氣及微生物侵入之容器，包括金屬、玻璃、殺菌袋、塑膠及積層複合等容器與符合上述條件之其他容器。

　(4)即食食品：係指拆封後無須經任何烹調步驟，即可食用之產品。

　(5)鹽濃度：鹽類質量占全部溶液質量的百分比。

　(6)水活性：係指食品中自由水之表示法，為密閉容器中該食品之水蒸汽壓與在同溫度下純水飽和水蒸汽壓所得之比值。

4.常溫貯存及販售之真空包裝即食食品規範：

　(1)具下列任一條件者之真空包裝即食食品，可於常溫貯存及販售：

　　①水活性小於等於0.85。

　　②氫離子濃度指數（pH值）大於等於9.0。

　　③經商業滅菌。

　　④天然酸性食品（pH值小於4.6者）。

　　⑤發酵食品（因微生物於發酵過程產酸以致最終產品pH值小於4.6或鹽濃度大於百分之十者）。

　　⑥碳酸飲料。

　　⑦其他於常溫可抑制肉毒桿菌生長之條件。

　(2)上述第一、二、四、五目之產品，應依標示貯存及販售，且業者需留存經中央主管機關認證實驗室之相關檢測報告備查；第三目之產品應符合罐頭食品良好衛生規範。

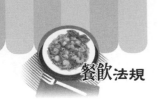
5.冷藏貯存及販售之真空包裝即食食品之規範：

　(1)水活性大於0.85且須冷藏之真空包裝即食食品，其貯存、運輸及販售過程皆需於攝氏7度冷藏狀態下進行。

　(2)冷藏真空包裝即食食品之保存期限：該產品未具下列任一條件者，保存期限應在十天以內。業者需留存經中央主管機關認證實驗室之相關檢測報告或證明文件備查：

　　①添加亞硝酸鹽或硝酸鹽。

　　②水活性小於等於0.94。

　　③氫離子濃度指數（pH值）小於等於4.6。

　　④鹽濃度大於3.5%（僅適用煙燻、發酵產品）。

　　⑤其他具有可抑制肉毒桿菌之條件。

6.冷凍貯存及販售之真空包裝即食食品規範：冷凍真空包裝即食食品之貯存、運輸及販售過程皆需於攝氏零下18度冷凍狀態下進行。

7.經風險評估為肉毒桿菌毒素中毒高風險之真空包裝即食食品，應辦理查驗登記。

## (二)食用乳製品

　　10公斤及10公斤以上食用乳製品，應加標示「食用」字樣，於容器或包裝之上。

## (三)嬰兒配方食品

　　食品及供四個月以上嬰兒食用之完整配方食品，應加標示事項。

### ■嬰兒配方食品

　1.於容器或包裝應加標示事項：

　　(1)應標示「嬰兒配方食品」。

　　(2)每100大卡熱量含鐵質在1mg以上之產品，應標示「添加鐵質之

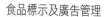

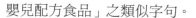

　　嬰兒配方食品」之類似字句。

(3)每100大卡熱量含鐵質在1mg以下之產品，應標示「三個月以上嬰兒食用時，應注意補充鐵質」之類似字句。

(4)內容物之主要原料應按其重量多寡順序排列，維生素及礦物質可以「各類維生素及礦物質」標示；惟業者亦可以其自願詳列各種維生素或礦物質之名稱。

(5)應以單位重量、容積或熱量標示蛋白質、脂肪、碳水化合物、灰分、水分及熱量等各項之含量。

(6)如供有特殊營養需要之嬰兒食用的產品，應標明適用對象及產品之特性。

(7)標示產品開罐前後之保存方法。

(8)液態產品應標示「開罐前需搖動瓶罐待溶液混合均勻後再食用」之類似字句。

(9)標示「如果調配不當將對嬰兒健康造成危害」之類似警語。

(10)標示「六個月以上之嬰兒使用本產品時應配合添加副食品」之類似警語。

(11)標示有關以母乳餵哺嬰兒的優點聲明，並不得有「人乳化」、「母乳化」或類似優於母乳之詞句。

(12)容器及標籤不得有嬰兒圖片或使用嬰兒配食品變得理想化的圖片及文字。

(13)標示「使用者應遵照醫護人員、營養師的建議來決定是否需要食用嬰兒配方食品及食用方法」之類似詞句。

(14)一箱裝有數瓶馬上可食用之嬰兒配方食品，應於箱上標明各項標示。

2.於說明書內標示之事項（亦可標示於容器或包裝之上）：

(1)除前項第5款以外之營養成分，應以標準沖調濃度及每100kg或每

100大卡表示產品養營素之含量。

(2)標示一湯匙嬰兒配方食品之重量。

(3)標示「調配時，水、奶瓶、奶嘴應煮沸消毒」之類似警語。

(4)食用表內應加註嬰兒之體重。

(5)粉狀產品應標示加水稀釋時所用產品之量和所需之水量。

(6)如為濃縮之產品，應標示「食用前需要加水」之類似字句。

### ■供四個月以上嬰兒食用之完整配方食品

1.不得使用「嬰兒配方食品」之品名。

2.除不須標示「有關以母乳餵嬰兒的優點和聲明」及「食用表內應加註嬰兒體重」兩項外，其他均依嬰兒配方食品之規定標示。

嬰兒配方食品之檢驗值仍應符合中國國家標準所定之標準。

## (四)七葉膽（絞股藍）

以七葉膽（絞股藍）製成之飲品應明顯加標「本品勿長期或大量飲用」字樣。

## (五)聚糊糖精

一次用量中聚糊糖精含量超過15公克之食品應加標警語：「過量食用對敏感者易引起腹瀉」。

## (六)冷凍食品

冷凍食品類除應標示食品安全衛生管理法所規定之事項外，另應標示下列事項：

1.類別：

(1)冷凍鮮魚介類。

(2)冷凍生食用牡蠣。

(3)冷凍生食用魚介類。

(4)冷凍食用鮮肉類。

(5)冷凍蔬果類：

(6)直接供食者。

(7)需加熱調理後始得供食者。

2.保存方法及條件。

3.需調理後供食者，其調理方法。

### (七)阿斯巴甜

1.添加阿斯巴甜之食品（包括代糖錠劑及粉末）應以中文顯著標示「苯酮尿症患者」（Phenylketonurics）不宜使用或同等義意之字樣。

2.添加阿斯巴甜之食品（包括代糖錠劑及粉末），得以「內含苯丙胺酸」標示之。

### (八)膠囊或錠狀食品

自民國79年1月1日起，生產製造有容器或包裝之膠囊或錠狀食品，應於其外包裝及標籤上顯著標示「食品」字樣，且該字體字樣不得小於商標或商品名稱之字體。

### (九)嬰兒配方奶水

「嬰兒配方奶水」之標示，除應符合「食品安全衛生管理法」第22條及衛生署75.12.31衛署食字第636524號公告外，並應於瓶外，顯著標示：(1)衛生署核備字號；(2)僅供醫院使用；(3)保存期限。

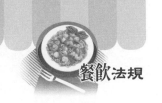

## (十)合成食醋

合成食醋應依中華民國國家標準CNS（N5239）標示酸度及說明食用之方法，如果屬於濃縮產品，則應以「稀釋若干倍」方式記載。

## 第二節　食品用洗潔劑、食品器具、容器及包裝標示

「食品安全衛生管理法」第26條中規定經中央主管機關公告之食品器具、食品容器或包裝，「應以中文及通用符號，明顯標示下列事項：一、品名。二、材質名稱及耐熱溫度；其為二種以上材質組成者，應分別標明。三、淨重、容量或數量。四、國內負責廠商之名稱、電話號碼及地址。五、原產地（國）。六、製造日期；其有時效性者，並應加註有效日期或有效期間。七、使用注意事項或微波等其他警語。八、其他經中央主管機關公告之事項。」

同法27條規定食品用洗潔劑之容器或外包裝，「應以中文及通用符號，明顯標示下列事項：一、品名。二、主要成分之化學名稱；其為二種以上成分組成者，應分別標明。三、淨重或容量。四、國內負責廠商名稱、電話號碼及地址。五、原產地（國）。六、製造日期；其有時效性者，並應加註有效日期或有效期間。七、適用對象或用途。八、使用方法及使用注意事項或警語。九、其他經中央主管機關公告之事項。」

以一次使用紙製免洗餐具及免洗筷為例，衛生署（今衛生福利部）民國95年12月19日依據「食品衛生管理法」第18條，公告「一次使用紙製免洗餐具及免洗筷應標示事項」。內容包括：

1.適用範圍：一次使用紙餐具及免洗筷。一次使用免洗餐具包括：紙製杯、碗、盤、碟及餐盒；免洗筷包括：竹製及木製者。

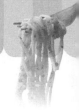
2.標示事項：廠商名稱、電話號碼及地址；免洗筷除應標示前述三項外，應加標示有效日期。可供微波使用之杯、碗及餐盒，應標示使用溫度上限。以上事項應標示於大包裝或個別包裝之外包裝上。

3.自民國96年4月1日起實施（以製造日期為準）。

另外民國97年1月17日依據「食品衛生管理法」第22及27條規定，基於確保消費者權益，免洗筷之有效日期應以不退色油墨打印於包裝上，不得單獨另外以黏貼方式附加日期；如為國外進口之免洗筷，應於輸入前依規定完成標示事項。有效日期之意義，除了產品衛生安全之保證外，亦包括廠商對於產品之法律責任意義，因此規定應以不退色油墨打印於包裝上，不得單獨另外以黏貼方式附加日期。

## 第三節　違規標示、宣傳或廣告

現代人每天都遭到許多廣告轟炸，而有些廣告的內容，簡直就像天方夜譚般，例如「一個禮拜可以讓胸部乳房大一罩杯」，「一個月身高可以長高十公分」，「任何疤痕都可以消除或迅速減肥」等等，實在令人不敢領教，但是在政府加強取締與重罰之後，廠商無利可圖，相關違規情形即獲得改善。

依「食品安全衛生管理法」第28條規定：「食品、食品添加物、食品用洗潔劑及經中央主管機關公告之食品器具、食品容器或包裝，其標示、宣傳或廣告，不得有不實、誇張或易生誤解之情形。食品不得為醫療效能之標示、宣傳或廣告。中央主管機關對於特殊營養食品、易導致慢性病或不適合兒童及特殊需求者長期食用之食品，得限制其促銷或廣告；其食品之項目、促銷或廣告之限制與停止刊播及其他應遵行事項之辦法，由中央主管機關定之。」

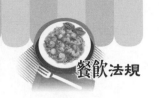
## 一、違規標示、宣傳或廣告之定義

食品廣告標示詞句，是否涉及虛偽、誇張或醫藥效能之認定，依據94年3月31日衛署食字第0940402395號函修正：

1. 衛生署（今衛生福利部）於民國82年4月29日訂定公布「食品廣告標示詞句認定表」，並於民國88年7月31日修正，但由於客觀環境的變遷，已不敷使用，故衛生署參考美、日等國外管理情形，整理衛生單位近年來查處違規廣告標示之案例、彙集各方意見，針對食品廣告標示詞句是否涉及醫療效能、誇張及易生誤解之原則，已於民國103年1月7日再修正公布「食品廣告標示詞句涉及誇張易生誤解或醫療效能之認定基準」。

2. 「食品安全衛生管理法」第28條第1項規定：對於食品或食品添加物之標示、宣傳或廣告，不得有不實、誇張或易生誤解之情形。同法第28條第2項規定：食品不得為醫療效能之標示、宣傳或廣告。因此我國在食品廣告及標示管理上主要分為三種層次：(1)涉及醫療效能的詞句；(2)涉及誇張或易生誤解的詞句；(3)未使人誤認有醫療之效能且未涉及誇張或易生誤解的詞句。

3. 至於健康食品之標示及廣告，另依「健康食品管理法」相關規定處理，不在此認定表內規範。

4. 各級衛生機關對於可能涉嫌違規之產品，應視個案所傳達消費者訊息之整體表現，包括文字敘述、產品品名、圖案、符號等，綜合研判，切勿咬文嚼字，以達毋枉毋縱之管理目標。有關不得宣稱之詞句敘述、詞句未涉及醫療效能但涉及誇張或易生誤解、詞句未涉療效及誇大之範例。

## 二、違規標示及廣告之處理

　　市面上不實誇大的違規廣告，到底要如何管理？一般，針對違規不實的廣告，可以分別從違反食品安全衛生管理法、藥事法、健康食品管理法、刑法、消費者保護法、公平交易法及化粧品衛生管理條例等法規，來予以規範：

### (一)食品安全衛生管理法

1.食品、食品添加物、食品用洗潔劑及經中央主管機關公告之食品器具、食品容器或包裝，其標示、宣傳或廣告，不得有不實、誇張或易生誤解之情形。食品不得為醫療效能之標示、宣傳或廣告。中央主管機關對於特殊營養食品、易導致慢性病或不適合兒童及特殊需求者長期食用之食品，得限制其促銷或廣告；其食品之項目、促銷或廣告之限制與停止刊播及其他應遵行事項之辦法，由中央主管機關定之。（第28條）

2.接受委託刊播之傳播業者，應自廣告之日起六個月，保存委託刊播廣告者之姓名或名稱、國民身分證統一編號、公司、商號、法人或團體之設立登記文件號碼、住居所或事務所、營業所及電話等資料，且於主管機關要求提供時，不得規避、妨礙或拒絕。（第29條）

3.違反第28條第1項或中央主管機關依第28條第3項所定辦法者，處新台幣4萬元以上400萬元以下罰鍰；違反同條第2項規定者，處新台幣60萬元以上500萬元以下罰鍰；再次違反者，並得命其歇業、停業一定期間、廢止其公司、商業、工廠之全部或部分登記事項，或食品業者之登錄；經廢止登錄者，1年內不得再申請重新登錄。違反前項廣告規定之食品業者，應按次處罰至其停止刊播為止。違反

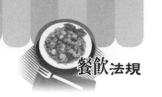

第28條有關廣告規定之一，情節重大者，除依前2項規定處分外，主管機關並應命其不得販賣、供應或陳列；且應自裁處書送達之日起30日內，於原刊播之同一篇幅、時段，刊播一定次數之更正廣告，其內容應載明表達歉意及排除錯誤之訊息。違反前項規定，繼續販賣、供應、陳列或未刊播更正廣告者，處新台幣12萬元以上60萬元以下罰鍰。（第45條）

4. 傳播業者違反第29條規定者，處新台幣6萬元以上30萬元以下罰鍰，並得按次處罰。直轄市、縣（市）主管機關為前條第1項處罰時，應通知傳播業者及其直轄市、縣（市）主管機關或目的事業主管機關。傳播業者自收到該通知之次日起，應即停止刊播。傳播業者未依前項規定停止刊播違反第28條第1項或第2項規定，或違反中央主管機關依第28條第3項所為廣告之限制或所定辦法中有關停止廣告之規定者，處新台幣12萬元以上60萬元以下罰鍰，並應按次處罰至其停止刊播為止。傳播業者經依第2項規定通知後，仍未停止刊播者，直轄市、縣（市）主管機關除依前項規定處罰外，並通知傳播業者之直轄市、縣（市）主管機關或其目的事業主管機關依相關法規規定處理。（第46條）

## (二) 藥事法

藥事法對於藥品有著非常嚴格的管制及處罰，而且藥品如果要刊登廣告，依照規定需要先向主管機關申請核准，因此許多市面上原本像是藥品的東西，為了逃避處罰，往往會登記為食品、健康食品或化粧品，因此如果敢光明正大進行廣告的藥品，通常已接受主管機關予以事前審核，會發生誇大不實者反而比較少見。所以一般誇大不實違規者，多半以食品、健康食品及化粧品等違規廣告較常見。過去許多食品廣告，經常會藉由廣告及宣導單張，強調其治療方面的功能，但是陸續遭到衛生機關取締

及重罰以後，現在已經比較不常見。

## (三)健康食品管理法

　　政府訂定健康食品管理法之後，許多健康食品紛紛出籠，由於健康食品，既非藥品又非一般食品，但是又具有保健功效，依照健康食品管理法之規範，健康食品必須先申請許可證後，始能播出廣告。現在許多廣告，往往採取向媒體購買整整30分鐘的時段，內容除了廣邀知名來賓及營養師以外，又搭配許多真人見證，看起來像是節目，但是實際上卻是所謂的「置入性行銷」，本質就是在推銷產品，一般大部分所賣的就是所謂的健康食品。

　　依據「健康食品管理法」第14條規定，標示或廣告不得有虛偽不實、誇張之內容，宣稱之保健效能不得超過許可範圍。健康食品不得有醫療效能之標示或廣告。違反者除得撤銷業者之許可證外，刊登廣告的媒體，也會被處罰鍰。

## (四)化粧品衛生管理條例

　　依據「化粧品衛生管理條例」第24條規定：「化粧品不得於報紙、刊物、傳單、廣播、幻燈片、電影、電視及其他傳播工具登載或宣播猥褻、有傷風化或虛偽誇大之廣告。」違反者可處新台幣5萬元以下行政罰鍰，情節重大者，尚可停止其營業。

## (五)刑法

　　如果意圖為自己或第三人不法之所有，以詐術使人陷於錯誤而為財產之交付，這種行為將構成刑法的詐欺罪；因此，如果廣告內容太誇張，實際上沒有所宣稱的廣告效果時，則可能觸犯刑法的詐欺罪。

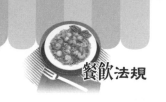

## (六)消費者保護法（消保法）

　　依照「消費者保護法」第22條規定：「企業經營者應確保廣告內容之真實，其對消費者所負之義務不得低於廣告之內容。」以及第23條第1項之規定：「刊登或報導廣告之媒體經營者明知或可得而知廣告內容與事實不符者，就消費者因信賴該廣告所受之損害與企業經營者負連帶責任。」如果廣告內容不真實，除廣告主應負責外，刊登廣告的媒體，在明知或可得而知之情況下，亦須與廣告主負連帶賠償責任；因此消費者如果在有線電視購物頻道，購買到不實廣告商品，將可以直接向有線電視業者，要求賠償。對於廣告主，消費者當然也可以提出索賠，自不待言。

　　再依消保法之第51條規定：「依本法所提之訴訟，因企業經營者之故意所致之損害，消費者得請求損害額3倍以下之懲罰性賠償金；但因過失所致之損害，得請求損害額1倍以下之懲罰性賠償金。」實例上，曾有建商刊登廣告，號稱其夾層屋合法，導致消費者相信而購買，後來發現夾層屋根本不合法，於是消費者便提出申訴，要求解約，並要求損害賠償，假設消費者已支付訂金及工程款50萬元，則可以此50萬元做為損害賠償額要求賠償金額，另再依消保法第51條，請求150萬元的懲罰性賠償金，即可以向建商要求總共200萬元之賠償。

## (七)公平交易法（公平法）

　　依據「公平交易法」第21條第1項規定：「事業不得在商品或其廣告上，或以其他使公眾得知之方法，對於商品之價格、數量、品質、內容、製造方法、製造日期、有效期限、使用方法、用途、原產地、製造者、製造地、加工者、加工地等，為虛偽不實或引人錯誤之表示或表徵。」以及21條第4項規定：「廣告代理業在明知或可得知情形下，仍製作或設計有引人錯誤之廣告，與廣告主負連帶損害賠償責人。廣告媒體

業，在明知或可得知其所傳播或刊載之廣告，有引人錯誤之虞，如果仍予以傳播或刊載，則也與廣告主，需要負連帶損害賠償責任。」

以上規定其實與前述消保法的規定很類似，廣告代理業和廣告媒體業都被拉進來共同負連帶責任，範圍將較消保法寬廣，不過損害賠償範圍，則相對會較小，因依同法第31條之規定：「事業違反本法之規定，致侵害他人權益者，應負損害賠償責任。」及第32條之規定：「法院因前條被害人之請求，如為事業之故意行為，得依侵害情節，酌定損害額以上之賠償。但不得超過已證明損害額之3倍。」因此，最多可請求損害額3倍的賠償，要5毛，給1.5塊（最多3倍損害額3倍的賠償）；而依照消保法求償，則是除了原損害額以外，最多還可以另外要求3倍懲罰性賠償，可見消費者請求損害賠償時，主張消保法將會比公平法有利。

## 三、有關政府各機關取締標示及廣告之分工

現行法令針對標示及廣告不實，係分由各機關分別負責管理，如此一來是否會「三個和尚沒水喝」，發生各機關互推責任，導致不肖廠商反而有生存的空間？根據「公平交易法」第9條第2項規定「本法規定事項，涉及他部會之職掌者，由公平交易委員會，商同各該部會辦理之」；因此公平交易委員會商同各相關主管機關，分別劃分權責如下：

### (一)與衛生福利部之協調結論

公平交易法與衛生福利部主管之「食品安全衛生管理法」、「藥物藥商管理法」（已改為「藥事法」）及「化粧品衛生管理條例」有關標示、廣告之規定，該三法規範範圍適用特別法優於普通法及重法優於輕法原則。

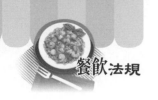

(二)與農委會之協調結論

1.銷售種苗之標示不實：由經濟部依「商品標示法」處理。

2.農藥之標示與廣告：如屬「農藥管理法」規範範圍者，應由農委會處理，其餘部分屬「商品標示法」規範者，由經濟部處理，「農藥管理法」、「商品標示法」未涵括者，方由公平交易委員會處理。

3.肥料廣告與標示：肥料之不實標示部分，農業主管機關除依「肥料管理法」處理外，亦得將此不實標示案件移由經濟部依「商品標示法」處理，惟倘所移案件較具特殊性時，則可同時副知公平交易委員會，由公平交易委員會斟酌處理。

4.乳品標示與廣告：

(1)有關乳品之不實標示部分，由衛生福利部依「乳業管理輔導辦法」及「食品安全衛生管理法」處理。

(2)至於乳品廣告部分，依衛生福利部與公平交易委員會協商結論辦理，亦即由衛生福利部處理之。

5.飼料廣告及標示：

(1)飼料製造業或販賣業者，對其生產或販賣之飼料或飼料添加物，從事虛偽之宣傳廣告時，應由農委會依「飼料管理法」處理，「飼料管理法」所規範不及者，由公平交易委員會依「公平交易法」處理。

(2)至於飼料標示部分，如屬「飼料管理法」規範圍者，由經濟部處理，「飼料管理法」、「商品標示法」未涵括者，方由公平交易委員會處理之。

6.牧場業務及產品種類之廣告及標示：

(1)廣告部分：參照行政法院五十二年判字第三一二號判例意旨，農業主管機關仍得依「飼料管理法」對其生產或販賣之飼料或飼料

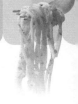

添加物從事虛偽之宣傳廣告予以處分；此外，公平交易委員會亦可依「公平交易法」處理之。

(2)標示部分：由經濟部依「商品標示法」處理。

7.農產品標示與廣告：

(1)農產品不實標示部分，如屬將農產品以灌注液體、摻入異物或農產品本身與包裝標示不符等方式變更質量，致有不實標示情事者，由農委會依「農產品市場交易法」處理，其餘部分屬「商品標示法」規範者，由經濟部處理，「農產品市場交易法」及「商品標示法」未涵括者，方由公平交易委員會處理。

(2)農產品不實廣告部分，由公平交易委員會依「公平交易法」處理。

8.動物用藥品之廣告與標示：

(1)關於動物用藥品廣告部分，由農委會依「動物用藥品管理法」處理，「動物用藥品管理法」所規範不及者，由公平交易委員會依「公平交易法」處理。

(2)至於動物用藥品之標，原則上用農委會依「動物用藥品管理法」處理，其餘部分屬「商品標示法」規範者，由經濟部處理，「動物用藥品管理法」及「商品標示法」未涵括者，方由公平交易委員會處理。

(3)獸醫師對其業務登載散布虛偽之廣告者，由農委會依「獸醫師法」處理，「獸醫師法」所規範不及者，由公平交易委員會依公平交易委員會依「公平交易法」處理。

## (三)經公平交易委員會與經濟部之協調結論

有關「商品標示法」部分：

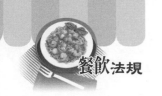

1.一般商品之標示是否虛偽不實或引人錯誤，原則上由經濟部主管，但公平交易委員會就目的在從事不公平競爭之不實標示案件，亦可知會經濟部後，依該法第41條規定辦理。

2.服務業之標示是否虛偽不實或引人錯誤，由公平交易委員會主管。

3.一般商品或服務業之廣告，由公平交易委員會受理後，即依「公平交易法」第21條規定判斷處理。

4.由公平交易委員會移請經濟部酌辦之公文，或由經濟部移請公平交易委員會酌辦之公文，於移文時均將註明「依協調結論辦理」，且被移送之一方於處理後，應將處理情形副知對方。

## (四)經公平交易委員會與財政部之協調結論

針對不實標示與廣告業務之劃分：

1.證券或期貨業倘有虛偽不實或引人錯誤之廣告，由證期會依「證券交易法」處理，但如有「證券交易法」規範所不及者，則由公平交易委員會依「公平交易法」處理。

2.有關未依法取得「會計師法」之會計師資格，而刊登廣告使人誤認有會計師資格之案件，由財政部證期會處理。

## (五)經公平交易委員會與新聞局之協調結論

針對不實廣告業務之劃分：

### ■未經新聞局審查許可者

1.廣播、電視廣告內容經指定須事先審查，而未經審查擅自播放時，倘有違反「公平交易法」第21條規定之情事，除由新聞局依「廣播電視法」處罰廣播、電視事業外，由公平交易委員會依「公平交易法」處罰廣告主。

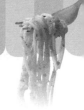
2.廣播、電視廣告未經指定事先審查,而由電台自行負責審查後再行播放時,除由新聞局依「廣播電視法」處罰廣播電視事業外,倘有違反「公平交易法」第21條規定者,由公平交易委員會依「公平交易法」處罰廣告主。

■經新聞局審查許可者

1.經新聞局審查許可之廣播、電視廣告內容與聲音、畫面,符合原送審之廣告時,因其審查廣告之內容與「公平交易法」第21條之廣告內容並無相異,公平交易委員會尊重新聞局審查許可之結果。

2.經新聞局審查許可之廣播、電視廣告內容與聲音、畫面,擅自變更而不符原送審之廣告,倘又違反「公平交易法」第21條規定時,由新聞局依「廣播電視法」處罰廣播、電視事業;並由公平交易委員會依「公平交易法」處罰廣告主。

## 四、違規食品標示之案例說明

### (一)涉及虛偽、誇張或醫藥效能

1.產品品名「養眼型太空蔬果」、包裝內容述及「眼睛乾澀、戴隱形眼鏡的朋友適合食用」影射產品,能保養及對眼睛不適的症狀有助益,涉及誇大療效。(88.9.20衛署食字第88052508號)

2.「活性化奶粉」字樣,易使民眾誤解產品,對人體功能具活性化效果,或產品已經活性化處理,均涉及誇大,不宜使用於品名標示或廣告宣傳。(86.3.12.衛署食字第86012655號)

### (二)商標涉及違規標示

食品之商標名稱不論是否向智慧財產局註冊,均視同食品標示或廣

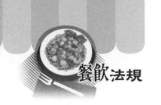

告之一部分，不得涉及不實、誇張、易生誤解、醫藥效能或健康食品保健功效之宣稱，否則將認屬違規：

1.食品上標示「KGB應酬對策」商標，有易生誤解之虞。（93.4.19衛署食字第0930014729號函）

2.有關標示「免醉液」之食品飲料是否涉及誇大乙案，其「免醉」二字雖為商標，惟仍屬食品標示之內容。（82.9.2.衛署食字第8256852號）。

## (三)其他

1.自民國94年4月1日起，食品廣告不得引用衛生署衛署食字公文字號或同等意義之字樣，同年7月1日起，食品不得標示衛生署衛署食字公文字號或同等意義之字樣。其中所稱「衛生署衛署食字公文字號或同等意義字樣」不包括衛署食罐字號。（94.02.04.衛署食字第0940401165號函、94.03.08.衛署食字第0940007512號函）

2.另查財政部於民國94年5月5日台財稅字第09404532300號稅法釋令訂定「網路交易課徵營業稅及所得稅規範」，其中明訂「…利用網路銷售貨物或勞務之營業人（包含個人以營業為目的，採進、銷貨方式經營者）…應於開始營業前向主管稽徵機關申請營業登記…」，故利用拍賣網站販售食品之個人賣家，除應依法申請營業登記、繳納營業稅及所得稅外，並應遵守食品衛生相關法令之規定。（94.12.16.衛署食字第0940067022號函）

## 五、違規食品廣告之案例說明

1.拍賣網站內容將產品外盒標示拍攝後放置於網頁上，其標示內容應視為整體廣告之一部分。（95.02.16.衛署食字第0950004763號函）

2.醫事人員應儘量避免參與任何醫療或健康有關之商業廣告或代言，醫師為產品，代言或宣傳，其宣傳內容如未經科學研究證實或假借未曾發表之研究報告，而為產品代言、背書或影射其功效，有誤導消費者購買之虞者，則違反「醫師法」第25條之規定。（95.01.23.衛署食字第0950000921號函）

3.廣告宣稱具有改善貧血、手腳冰冷、頭暈目眩，達到滋養卵巢、滋養子宮，還可以加強產道抗菌抗病性及可能排除不孕症問題之效果，且廣告中以產品，為背景來介紹，已涉及誇大且易生誤解。（89.3.13衛署食字第89012657號）

4.廣告宣稱具有抵抗外界傷害、消除青春痘、黑斑、皺紋，使皮膚白皙、改善過量油脂分泌，增加肌膚抵抗力之效果，涉及虛偽誇張且易生誤解。廣告宣稱具有健腦益智、防止衰老、血管之清道夫、為活腦黃金油，涉及虛偽誇張，另述及可預防老人痴呆，涉及醫藥效能。（89.3.15衛署食字第89013399號）

5.「強心、安神……改善記憶力、促進血液循環……美肌膚」及預防及減輕「慢性氣管炎、哮喘、神經衰弱、失眠、原發性高血壓及低血壓、冠心病、心律失常、中風、慢性肝炎、婦女生理病、內分泌失調、月經失調、胃病、十二指腸潰瘍、過敏症（過敏性及慢性鼻炎）、排尿困難、關節炎、風濕、過敏性皮膚病、預防及減輕癌症」涉及誇大療效。（88.9.13衛署食字第88059045號）

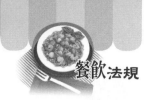
# 個案研究

### 營養標示

　　購買食品時第一個注意到的是什麼？當然有人認為是價錢，有人則說有效日期，有人說品牌。但是對於健康而言，最重要的應該是營養標示。隨著營養知識提升與健康意識抬頭，愈來愈多國家開始實施營養標示制度。加上近年來國際間食品衛生安全事件層出不窮，也導致民眾對於食品產地標示逐漸重視。一般社會經濟地位較高者，會進行閱讀食品營養標示的比率將較高，而且閱讀食品營養標示與飲食型態有關，飲食型態愈健康者，其閱讀食品營養標示的比率將比較高，飲食型態比較偏向高熱量及高糖分者，則會閱讀食品營養標示的比率將較低。

　　研究發現不論是實驗產品是速食品或者健康食品，營養標示皆會正向影響到消費者的購買意願；不論速食品或健康食品，營養標示皆會透過知覺價值正向影響購買意願；而研究顯示原產地標示，將會完全吸收營養標示產生知覺價值效果，使原產地標示在健康產品的購買意願上扮演關鍵性的主導角色。最後研究建議，基於營養標示可使消費者產生正向知覺價值及購買意願，當原產地為台灣時，食品廠商應在產品上更凸顯其產地方面的標示。

### 市售包裝烘焙食品營養標示及反式脂肪含量標示

　　2010年7至9月間，全省各衛生局共抽檢302件包裝烘焙食品，其中包括麵包類烘焙食品54件、蛋糕類烘焙食品32件、糕餅類烘焙食品102件、餅乾類烘焙食品87件及其他類烘焙食品27件。依照衛生署公告之「市售包裝食品營養標示規範」及「市售包裝食品營養宣稱規範」，進行營養標示檢查及粗脂肪、飽和脂肪、反式脂肪含量標示值

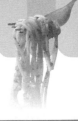

與檢驗值之符合性調查。結果20件產品之營養標示檢查不符規範，其中1件蛋糕類烘焙食品無營養標示，標示格式錯誤及未依規定標示者共19件。302件包裝烘焙食品另檢驗粗脂肪、飽和脂肪及反式脂肪含量與標示值之符合性，粗脂肪部分，共計263件檢驗值介於標示值80-120%之間，20件檢驗值低於標示值80%，18件檢驗值高於標示值120%。飽和脂肪部分計207件檢驗值介於標示值80至120%之間，15件檢驗值低於標示值80%，73件檢驗值高於標示值120%。反式脂肪部分，有266件產品標示值為零，其中有256件檢驗值小於0.3%，有10件產品反式脂肪含量介於0.3至1.0%，1件產品反式脂肪含量大於1.0%；另有28件產品標示反式脂肪含量，其中23件產品檢驗值介於標示值80至120%之間，3件產品檢驗值低於標示值80%，2件產品檢驗值高於標示值120%。共計有92件（142件項）粗脂肪、飽和脂肪、反式脂肪含量標示值與檢驗值不符規範，不符營養標示之產品，地方衛生機關均已依食品衛生管理法處理。

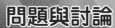

## 問題與討論

一、依照「食品安全衛生管理法」規定，食品容器或外包裝應該標示哪些事項？

二、如何透過標示，選購不含反式脂肪酸之食品？

三、添加阿斯巴甜食品規定之標示，與苯酮尿症患者有什麼相關？

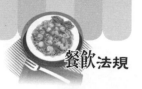
參考書目

吳佩紋（2012）。《營養標示與購買意願之關係：調節的中介觀點》。台北大學
　　企業管理學系學位論文。

陳冠慈（2012）。《以閱讀食品營養標示控制體重對在職成年人口身體質量指數
　　的影響》。台灣大學健康政策與管理研究所。

陳啟民、賴宣陽、林晃群、施鈞傑、郭小萍、許正忠、陳惠章、鄭守訓、周秀
　　冠（2011）。〈市售包裝烘焙食品營養標示及反式脂肪含量標示符合性調
　　查〉。《食品藥物研究年報》，206-213。

FDA 食品藥物消費者知識服務網。https://consumer.fda.gov.tw/。

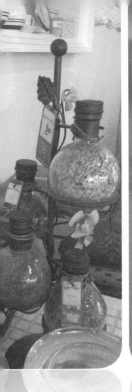
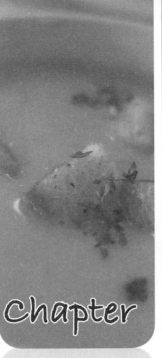
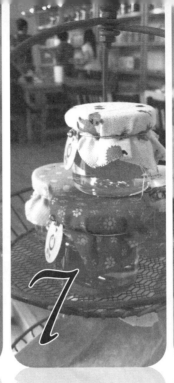
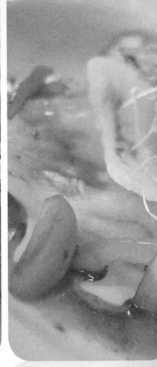

Chapter 7

# 食品查核、管制
# 與違規罰則

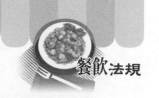

## 案例分析

衛生單位必需把關食品、油品、藥品及化妝保養品等安全,但是其實衛生單位進行查緝時,卻常被趕或吃業者的閉門羹,政府有森林警察、河川警察、環保警察與保護智慧財產權等專業警察,面對每天要吃的「米油鹽醬醋茶」,卻沒有衛生警察,導致衛生單位查緝無力。台大教授提議,應設置「食品警察」以協助執法,落實食品安全稽查工作。衛生署食品暨藥物管理局長表示,衛生署早在十多年前即建議要設置「衛生警察」,但是政府受限於警政署人員編制,此項提議一直「只聞樓梯響」。2013年10月行政院成立食品安全聯合取締小組,並選定十三大項民生食用品列為優先檢驗項目,包括食用油、米、醬油、年節食品、果汁、茶葉、蛋及麵包等;另外也將地方政府納入聯合稽查機制,希望由源頭生產地及開始進行查緝與檢驗。而橄欖油混充事件,引發府院高層震怒,行政院副院長要求從嚴從重嚴懲。主管食品安全的衛生福利部也將開始推動修法,要求食品業者使用原料,應定期自行抽樣檢驗或送第三方實驗室檢驗,以強化源頭管理。主管化工廠登記的經濟部,也將配合調整登記程序,包括針對未賣食用級原料廠祭出保證責任,違反時最重可廢止工廠登記;如果將原料賣給食品工廠者,則需清楚交代用途。只是台灣的廠商真的太聰明啦,聰明往往沒有用在正途,管理者進行查核與管制時,必須瞭解「墨非定律」──事情之發展,往往向你所不預期的方向進行,管理者必須備妥十八般武藝,準備好各種檢查工具,才能防杜違規事件之再次發生。

### 加盟咖啡店之加盟金違反公平交易法

2009年5月台灣一家連鎖咖啡店於招募加盟過程中,於加盟簡章揭載「一般店面40坪左右,投資金額約450萬元,內含加盟金30萬元、保

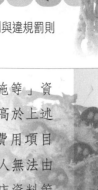
證金30萬元、人力支援費15萬元、機器設備、裝潢與硬體設施等」資訊;然而卻發生加盟店與連鎖咖啡店簽約後,實際支付金額遠高於上述的合計金額。此連鎖咖啡店雖以列舉方式,列出投資的其他費用項目「等」,卻仍有部分項目及金額未完整揭露。其次,交易相對人無法由提供的文件或網站資料,完整獲悉智慧財產權權利內容及加盟店資料等重要交易資訊,也難以瞭解此連鎖咖啡店的智慧財產權,取得的真實狀況、市場規模變動情形、發展空間,或藉由訪視先前加盟店,查核相關資訊的正確性及進行風險評估,有陷於錯誤而與其締結加盟契約的風險。未以書面向交易相對人,充分揭露重要交易資訊,足以影響連鎖加盟交易秩序顯失公平行為,違反「公平交易法」第24條規定;依同法第41條規定,命其自處分書送達之次日起,立即停止該違法行為,並處新台幣50萬元罰鍰。

## 網路販售食品及藥品之可能觸法陷阱

消基會曾點名國內最大的網路拍賣平台,因為讓賣家在網站拍賣違法的膠囊、錠狀食品,對消費者產生潛在的風險,因此要求此網路拍賣平台上不應有膠囊、錠狀食品出現。消基會針對國內網路拍賣平台蒐集17件膠囊和錠狀食品,調查發現其中共有16件商品賣方的個人資料不完整,違規之比率高達百分之九十四,另外有15件商品,賣家並同時出售其他膠囊和錠狀食品。此次調查發現,17件商品中,有8件未刊登有效日期,另外有7件商品,有減肥豐胸的暗示。「消費者保護法」第18條中規定,「企業經營者應將其買賣之條件、出賣人之姓名、名稱、負責人、事務所或住居所,告知買受之消費者」。而電子商務消費者保護綱領,對企業經營者線上資訊之揭露亦有詳盡之規定。因此,當消費者欲選購商品時,除了挑選自己喜愛的商品外,應更進一步瞭解,賣方是否完整的提供充分、清楚、正確之商品、交易條件及賣方之資訊,如此

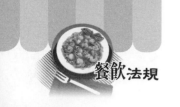
方能確保消費者之消費品質。而上述所提及之違規膠囊、錠狀食品及健康食品，則必須另外依照違反「健康食品管理法」等相關法規處理，其販售、製造、輸入等，均應遵守「健康食品管理法」及「食品安全衛生管理法」等相關規定。按「食品安全衛生管理法」及衛生署（今衛生福利部）函釋規定，錠狀及膠囊食品，係經由中央主管機關公告指定之食品，非經中央主管機關查驗登記並發給許可證者，不得製造、加工、調配、改裝、輸入或輸出；因此如果在網路拍賣中，自行販售未經衛生署發證進口的膠囊錠狀食品，皆屬於違法之行為。至於，上述消基會所調查7件具有減肥豐胸暗示之商品，由於已經違反「食品安全衛生管理法」中，依規定食品不得有醫療效能之標示、宣傳或廣告，違規時得處新台幣60萬元以上500萬元以下罰鍰。所以，在網路上販售膠囊和錠狀食品時，千萬不能為了增加業績促銷，而使用涉及誇張易生誤解或具有醫療效能之詞句，做為食品之廣告，以免受罰。

## 第一節　抽查食品業者作業及紀錄

依據「食品安全衛生管理法」第41條規定：「直轄市、縣（市）主管機關為確保食品、食品添加物、食品器具、食品容器或包裝及食品用洗潔劑符合本法規定，得執行下列措施，業者不得規避、妨礙或拒絕：一、進入製造、加工、調配、包裝、運送、貯存、販賣場所執行現場查核及抽樣檢驗。二、為前款查核或抽樣檢驗時，得要求前款場所之食品業者提供原料或產品之來源及數量、作業、品保、販賣對象、金額、其他佐證資料、證明或紀錄，並得查閱、扣留或複製之。三、查核或檢驗結果證實為不符合本法規定之食品、食品添加物、食品器具、食品容器或包裝及

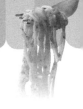
食品用洗潔劑，應予封存。四、對於有違反第8條第1項、第15條第1項、第4項、第16條、中央主管機關依第17條、第18條或第19條所定標準之虞者，得命食品業者暫停作業及停止販賣，並封存該產品。五、接獲通報疑似食品中毒案件時，對於各該食品業者，得命其限期改善或派送相關食品從業人員至各級主管機關認可之機關（構），接受至少四小時之食品中毒防治衛生講習；調查期間，並得命其暫停作業、停止販賣及進行消毒，並封存該產品。中央主管機關於必要時，亦得為前項規定之措施。」

餐飲業違規時，如果不能或不願提供不符合「食品安全衛生管理法」規定物品之來源者，是否屬於違規？台北市政府過去針對不能或不願提供不符合該法規定物品之來源者，重罰3至15萬元。過去也曾有業者販賣非自製之米苔目，經市府衛生局派員抽樣檢驗發現，其中含有防腐劑己二烯酸及去水醋酸，由於業已違反「食品添加物使用範圍及限量暨規格標準」；衛生局後來因為查不到該業者所述之進貨商號，乃認定該業者，不能提供食品來源；而依據「食品安全衛生管理法」第47條規定，可處3至300萬元罰鍰；因此最後處罰該業者3萬元罰鍰。

### 網路單幫客批貨販售食品問題

目前由於網際發展快速，舉凡各國食品，都可以透過網路購得，經常有專門購買食品販售的單幫客，藉由觀光之便，行買賣之實，在網路上販售許多來路不明的食品，但是賣家要注意在網路上販售食品時，應有合法之中文標示及合法進口管道，以免日後觸法遭罰。2006年7月17日新北市政府衛生局就曾接獲民眾陳情，指稱有一賣家在網路上刊登販售沒有中文標示的有機紫錐花（Organic Echinacea）及琉璃苣油（Borage Oil）。經調查，賣家表示上述之產品，係以個人名義

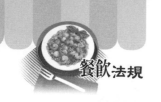

由美國帶回，自行在網路上刊登及販售，於是衛生局因其個人以自用樣品名義進口食品，未依「輸入食品及相關產品查驗辦法」辦理輸入查驗，卻利用網路平台行販售之行為，係違反「食品（安全）衛生管理法」第30條之規定；衛生局並依同法第47條「拒絕、妨礙或規避本法所規定之抽驗、查扣、不能或不願提供不符合本法規定物品來源或經命暫停作業而不遵行者，處新台幣3萬元以上300萬元以下罰鍰之規定處罰鍰」。

## 第二節　檢舉查獲違規食品獎勵

　　「食品安全衛生管理法」第43條規定：「主管機關對於檢舉查獲違反本法規定之食品、食品添加物、食品器具、食品容器或包裝、食品用洗潔劑、標示、宣傳、廣告或食品業者，除應對檢舉人身分資料嚴守秘密外，並得酌予獎勵。前項檢舉獎勵辦法，由中央主管機關定之。第1項檢舉人身分資料之保密，於訴訟程序，亦同。」行政院衛生福利部依此條文發布「檢舉違反食品衛生案件獎勵辦法」，規定如下：

1. 可以檢舉的項目：違反食品安全衛生管理法規定之食品、食品添加物、食品器具、食品容器、包裝、食品用洗潔劑、標示、宣傳、廣告或食品業者。

2. 應以書面檢舉：檢舉人應以書面記載下列事項，由檢舉人簽名、蓋章或按指印，並儘可能提供違法證據向衛生主管機關檢舉。但情形急迫或有其他原因時，得以言詞為之：(1)檢舉人之姓名、性別、年

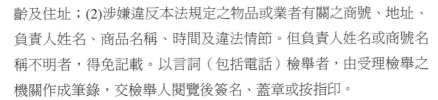

齡及住址；(2)涉嫌違反本法規定之物品或業者有關之商號、地址、負責人姓名、商品名稱、時間及違法情節。但負責人姓名或商號名稱不明者，得免記載。以言詞（包括電話）檢舉者，由受理檢舉之機關作成筆錄，交檢舉人閱覽後簽名、蓋章或按指印。

3.檢舉獎金發放原則：

(1)因檢舉而查獲違反本法規定者，得依查獲案件所處罰金或罰鍰，於百分之五至百分之十額度間，核發獎金予檢舉人，予以獎勵。

(2)二人以上聯名檢舉之案件，其獎金應由全體檢舉人具領；二人以上分別檢舉案件而有相同部分者，其獎金應發給最先檢舉者；無法分別先後時，平均分發之。

(3)匿名或不以真實姓名檢舉或檢舉而無具體事證者，不予受理。

(4)檢舉已發覺之違反本法規定案件者，不適用本辦法之規定。

4.保護檢舉人的措施：

(1)受理檢舉之機關，對於檢舉人之姓名、年齡、住址應予保密，對於檢舉人之檢舉書、筆錄或其他資料，除有絕對必要者外，應另行保存，不附於調查案卷內。如有洩密情事，應依刑法或其他法規處罰或懲處。

(2) 受理檢舉之機關對於檢舉人之安全，於必要時得洽請當地警察機關提供保護。

檢舉人因檢舉案件而有受威脅、恐嚇或有其他危害行為之虞者，當地衛生主管機關應洽請警察機關依法處理。

此外，各級衛生機關於受理民眾檢舉食品衛生案件時，應依行政院頒「行政機關處理人民陳情案件要點」確實辦理。為辨明民眾陳述事件或所送產品之真實性，避免行政處理之困擾或誤導，宜先請檢舉人以真實個人資料（姓名、身分證字號、住址、聯絡電話），具結所送資料或產

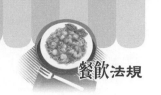
品,並無調換、摻偽、污染且保管良好,該切結書以定型表格提供民眾使用。

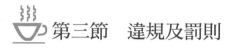
## 第三節　違規及罰則

　　有關違反食品安全衛生管理法的部分,係規範於「食品安全衛生管理法」第9章第44至56-1條。以台北市衛生局為例,為加強查處食品及健康食品違規廣告,訂定「查處食品及健康食品違規廣告作業程序及認定原則」,內容如下:

1. 衛生局查處食品及健康食品違規廣告,除法規另有規定外,依本原則辦理之。
2. 衛生局對涉嫌違規食品及健康食品廣告,應速依職權進行調查。
3. 衛生局對於涉嫌違法食品及健康食品廣告未作成行政處分前,為避免媒體業者繼續刊播違法廣告,由衛生局與轄區衛生所先行文媒體業者改善,並副知行政院新聞局。
4. 衛生局於作成違反「食品衛生管理法」第19條第1項、第2項規定之處分時,應依據「食品衛生管理法」第32條第3項規定,函知傳播業者及直轄市、縣(市)新聞主管機關。傳播業者自收文之次日起,應即停止刊播。依據第32條第4項規定,傳播業者未依第28條第3項規定,繼續刊播違反第19條第1項或第2項規定之廣告者,由直轄市、縣(市)新聞主管機關處新台幣12萬元以上60萬元以下罰鍰,並得按次連續處罰至其停止刊播為止。
5. 衛生局於作成違反「健康食品管理法」第14條規定之處分時,應依據「健康食品管理法」第24條第3項規定,函知傳播業者及直轄

市、縣（市）新聞主管機關。傳播業者自收文之日起3日內，應即停止刊播。依據第24條第4項規定，違反第15條第1項規定之廣告，或未依第24條第3項規定，繼續刊播違反第14條規定之廣告者，直轄市、縣（市）政府應處新台幣12萬元以上60萬元以下罰鍰，並得按次連續處罰。

6.違規食品廣告認定原則如下：對於食品、食品添加物或食品用洗潔劑所為如下之廣告內容：（食品衛生管理法第19條）

(1)涉及醫藥效能者。

(2)未涉及醫藥效能，但涉及虛偽誇張或易生誤解者。例句如附表一。前項認定原則若經行政院衛生署修正公告或函釋者，依其修正內容辦理。

7.違規健康食品廣告認定原則如下：

(1)未經行政院衛生署核准之健康食品者，卻廣告為健康食品。

(2)未經行政院衛生署核准之保健功效，卻宣稱者。

(3)標示或廣告不得有虛偽不實、誇張，及超過許可範圍之內容。

(4)健康食品不得為醫療效能之標示或廣告。前項認定原則若經行政院衛生署修正公告或函 釋者，依其修正內容辦理。

8.違規食品及健康食品廣告處理原則如下：（行政院衛生署92年11月13日衛署藥字第 0920326411號函送「行政院衛生署與行政院新聞局處理違規廣告聯繫會第三次會議紀錄」）

(1)以每則違規廣告為一行為，一行為處一罰。

(2)每則違規廣告之認定：

　①電視、電台、電影、幻燈片：以廣告播出為認定標準，每日為一則。

　②報紙、刊物：以廣告出刊為認定標準，不同縣市版分別認定。

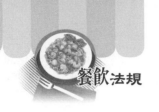
③網路：以網址、一日之刊發為認定標準。

④車輛：以不同車輛（車牌號碼）、一日之刊登為認定標準。

⑤海報、傳單（DM）：依查處事實認定。

⑥看板、廣告牌：以一處廣告為認定標準。

⑦各違規廣告經衛生局處分時，應副知行政院新聞局、本府相
　關主管機關，及該媒體。

9.衛生局於作成行政處分時，應按違規廣告個別情節，於法定罰鍰額
　度內，按台北市政府處理違反各項醫療衛生法規案件統一裁罰基準
　處罰之。但有酌減或加重處罰之情節者，應敘明理由，予以減輕或
　加重之。

## 個案研究

### 神秘客

　　受到全球化的影響，近年來台灣服務業因為國外服務業者之競
爭，加上消費者經常出國旅行，意識逐漸抬頭，對於服務品質日趨重
視，因此餐飲業想要追求永續經營，往往必須不斷追求產品與服務的
創新與改變。以米其林評鑑為例，係派遣神秘客化身一般顧客，而進
行檢核服務者的專業能力，其評鑑結果獲得市場及相關單位的重視。
研究認為，即使是神秘客，也應該先經過專業認證才能進行執行評
鑑。研究建議，如果想要改善服務品質，重點在「顧客用餐過程對餐
點感到安心」、「餐點新鮮度，不賣隔夜餐點」、「及時處理顧客的
抱怨」、「積極解決顧客問題」及「服務人員良好的服務態度」，而
其中則應先從「及時處理顧客抱怨」優先改善做起。而過去的餐飲
消費需求，市場已由單純的「商品（有形）」轉成著重「服務（無

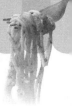
形）」，並視為整體消費體驗價值之一，同時更重視感官價值。因此，餐飲業的整體服務接觸及傳遞過程，顧客參與環境互動的涉入較過往更高。餐飲服務難以百分之百模仿複製，服務傳遞系統或過程中，更難以百分百完美演出。研究也建議，應該將顧客抱怨當成改善系統的禮物來看待。

### 餐飲業所使用之油炸油衛生安全

　　2011年度各縣市衛生局執行餐飲業油炸油之稽查抽驗工作，總計稽查餐飲業13,943家，稽查抽驗油炸油品14,384件，其中現場稽查14,302件，抽驗82件進行檢驗，計有3件油品之總極性物質含量（＞25%）不符規定，不合格業者均令限期改正，並已複查合格。2010年則稽查餐飲業16,887家，稽查抽驗油炸油品17,462件，其中現場稽查17,220件，抽驗242件檢驗，計有7件油品之總極性化合物含量（＞25%）不符規定，不合格業者均令限期改正，並複查合格。

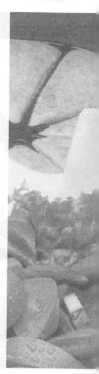

## 問題與討論

一、民眾販賣食品如果含有醫療效能之標示、宣傳或廣告，被查獲時會面臨什麼處罰？

二、餐飲業被查獲違規時，不是自己製造，但是不能或不願提供不符合食品安全衛生管理法規定物品之來源時，會面臨什麼處罰？

三、違反食品安全衛生管理法哪幾條會被罰超過1,000萬元？

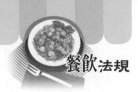

**餐飲**法規

## 參考書目

鄭雅綺（2013）。《國內外神秘客制度之比較研究——以餐飲業為例》。高雄餐
　　旅大學餐旅管理研究所在職專班論文。

許文齡（2013）。《提升顧客服務品質準則之分析與探討——以餐飲業為例》。
　　虎尾科技大學工業工程與管理研究所論文。

張惠瑛（2013）。《顧客抱怨一定沒有好績效嗎？從餐飲品牌構面分析顧客抱怨
　　對組織績效之影響》。中興大學高階經理人碩士在職專班論文。

郭家維、陳懷柔、陳清美、鄭維智、馮潤蘭、蔡淑貞（2012）。〈100年度餐飲業
　　油炸油稽查抽驗結果研析〉。《食品藥物研究年報》，3，111-116。

蕭欣宜、吳帛儒、許朝凱、鄭維智、馮潤蘭、蔡淑貞（2011）。〈99年餐飲業油
　　炸油稽查抽驗〉。《食品藥物研究年報》，2，61 66。

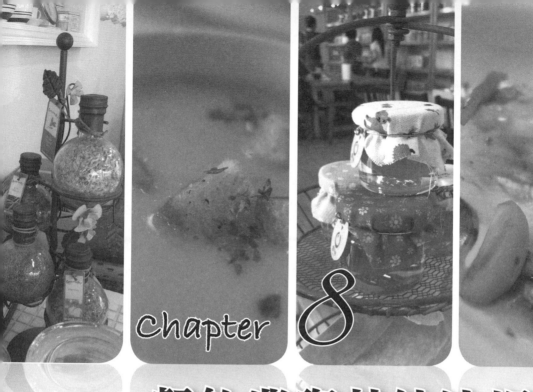

# Chapter 8

# 餐飲業與其他法規

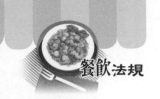

## 案例分析

### 早餐店與營業稅

由於國人生活型態及經濟景氣的改變，導致外食人口不斷增加，各社區的早餐店有如雨後春筍般不斷設立；但是因為早餐店多半屬於不使用統一發票之小規模餐飲業，對於索取進貨發票態度也並不積極，導致供貨的上游食品供應商，也不會開立發票予早餐店，如此一來造成國家稅賦的流失，食品供應商可以因此逃漏營業稅及營利事業所得稅。2011年台北市國稅局鎖定知名人氣餐飲店要求開立統一發票，台北市新生南路上與台灣大學對面的人氣名店，因為生意太好卻沒有開發票給消費者，檢舉案件不斷，台北市國稅局大安分局已予以鎖定為重點輔導對象，要求店家開發票；同期台北市人氣豆漿早餐店為了開發票槓上國稅局，北市國稅局要求必須開統一發票，但是這家豆漿早餐店不服，提起訴願「抗稅」，國稅局因此開出3,000元罰單。官員表示依法可連續處罰，若「通知」3次仍不開發票，最重可勒令其停止營業。早餐店進貨時，別忘了一定要索取統一發票，不只遏止上游食品供應商逃漏稅捐，早餐店自己也可以依據加值型及非加值型營業稅法第25條之規定，扣減稅捐機關查定之營業稅額。

### 房屋減半課稅

業者所有位於高雄市○○區○○路○號之三間冷凍廠房（下稱廠房），過去領有工廠登記證，其產業類別登記為食品及飲料製造業，分別在民國68年3月、78年9月及82年7月開始課徵房屋稅，除了辦公室等部分，沒有按營業用稅率減半課徵房屋稅以外，其餘均依「房屋稅條例」第15條第2項第2款規定，按營業用稅率減半課徵房屋稅，稅率則為1.5%。

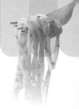
後來高雄市政府稅捐處前鎮分處（下稱前鎮分處）於民國93年11月30日派員實地勘查結果，發現廠房實際上已經變更改為提供冷凍冷藏倉儲服務，收取倉租，並不再供為食品及飲料製造之直接生產使用，經查與房屋稅條例第15條第2項第2款的規定不符，因此核定自民國93年7月起，廠房之房屋稅，全部恢復改按營業用稅率3%課稅。而民國96年針對因工廠管理制度變革，喪失房屋稅減半課稅優惠的修理業、電影工業及冷藏倉儲業等製造業者，財政部後來同意，凡是屬於民國90年以前就已經持有工廠登記證，至今仍未移轉所有權者，民國96年起恢復減半課稅優惠。

## 第一節　違反公平交易法之案例

### 一、事業結合之許可申請：企業合併未申報

民國98年2月統○公司，取得另一家食品廠維○公司半數董事及監察人席次，並擔任維○公司董事長，結果因為沒有向公平交易委員會（公平會）申報結合案，是否會受罰？本案經公平會於民國98年2月11日決議，統○公司取得維○公司半數董事及監察人席次，並擔任維○公司董事長，依照規定應向公平會申報結合而未申報，係屬於違反「公平交易法」第11條第1項之規定「事業結合時，有左列情形之一者，應先向中央主管機關提出申報：一、事業因結合而使其市場占有率達三分之一者。二、參與結合之一事業，其市場占有率達四分之一者。三、參與結合之事業，其上一會計年度之銷售金額，超過中央主管機關所公告之金額者。」除命其改正外，並處統○公司新台幣50萬元罰鍰。

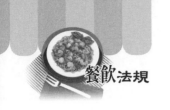
## 二、聯合行為之禁止及例外：豆皮生產業者聯合調漲

民國96年19家雲林地區豆皮產品生產業者，被查獲聯合調漲豆皮產品價格，經過公平會主動調查結果發現，雲林地區豆皮生產量，占全國市場約7至8成。被處分人等於民國96年7月初及10月26日，二度以聚會協議方式，合意共同決定調漲豆皮產品價格，除自8月起已陸續調漲價格外，業者並預計於12月再度漲價。這種屬於經合意而相互約束彼此事業活動之行為，足以影響全國豆皮產品之市場功能，違反「公平交易法」第14條「事業不得為聯合行為」。

經查係違反屬實，將依同法第41條前段規定，除命令立即停止違法行為以外，並可以處罰業者，業者各被處以新台幣8至15萬元罰款，總計罰鍰達新台幣180萬元。

## 三、妨害公平競爭之行為：餐盒公會限制競爭或妨礙公平競爭

民國98年8月公平會認為台中縣餐盒公會理事長（由佳○餐盒食品廠負責人擔任），因為藉由核發會員證書的機會，強制要求台中縣餐盒公會會員簽立支票或切結書，認定此種行為，限制會員價格競爭，構成以脅迫或其他不正當方法，使他事業不為價格的競爭，而有限制競爭或妨礙公平競爭之虞，違反「公平交易法」第19條第1項第4款規定「以脅迫、利誘或其他不正當方法，使他事業不為價格之競爭、參與結合或聯合之行為」，依同法第41條規定，命其自處分書送達之次日起，立即停止該違法行為，並處新台幣60萬元罰鍰。

## 四、仿冒行為之制止：違法使用「台糖」商標

公平會於民國97年3月13日決議，因為白○○涮涮鍋有限公司，就相

關事業或消費者所普遍認知之「台糖」表徵為相同或類似使用，致與他人營業或服務之設施或活動混淆，係違反「公平交易法」第20條第1項第2款規定「以相關事業或消費者所普遍認知之他人姓名、商號或公司名稱、標章或其他表示他人營業、服務之表徵，為相同或類似之使用，致與他人營業或服務之設施或活動混淆者」，除命其停止前項違法行為外，並處新台幣500萬元罰鍰。

公平會指出，「台糖」字樣係屬於台灣糖業股份有限公司之公司簡稱及註冊商標，得以表彰其商品或服務來源，屬「公平交易法」第20條所稱之「表徵」，且台灣糖業股份有限公司自民國42年起註冊有多件「台糖」商標專用權，「台糖」二字經長期使用已屬知名，經濟部智慧財產局亦認「台糖」商標為著名商標。惟白○○涮涮鍋有限公司，並非台灣糖業股份有限公司之關係企業，亦無授權經銷等合作關係，卻於店面招牌、廣告、名片、菜單、帳單、桌墊紙及餐具等，使用「台糖白○○」、「台糖白○○養生涮涮屋」字樣，且「台糖白○○養生涮涮屋」有指涉「以台糖公司之白○○熬煮作為湯頭之涮涮鍋店」的意義，置其前方之「台糖」二字，已使具普通知識經驗之相關事業或消費者，於交易時誤認該營業之來源，為台灣糖業股份有限公司或與台灣糖業股份有限公司有關連，而有造成消費者「混淆」之情事。又白○○涮涮鍋有限公司，僅於其網頁最下方標註「非台灣糖業股份有限公司關係企業」字樣，並未於店面招牌等處為上開標註，店面招牌僅加註「白○○關係企業」文字，亦難使相關事業或消費者見諸其店面招牌。

## 五、虛偽不實記載或廣告

### (一)違法使用金軒排骨商標

「金軒排骨 五十年老店 西門町 傳承西門町～懷念的排骨味」、「西

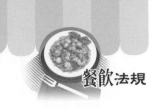

門町五十年老店～懷念的排骨味」、「金軒排骨 西門町五十年老店 正宗口味」係威○食品行與鼎○食品行，分別於新光三越百貨南西店、新光三越百貨A8館與環亞生活購物廣場櫃位之招牌、菜單與候餐號碼牌所刊登內容，上述之廣告予人之印象，來自金軒排骨已在台北西門町設立50年，其所販售之排骨口味，也因為具有50年之歷史，而更具吸引力。復據威○食品行與鼎○食品行表示，該2家食品行於百貨公司美食街，所使用之專櫃名稱、商標（即金軒）與排骨料源，皆來自張○○，按張○○係於民國73年方簽訂合夥契約加盟西門町約50年老店「金園排骨」，並於同年成立新今園小吃店，民國92年則以新今園小吃店張○○名義申請「金軒」標章獲准，縱以經驗傳承而論，或可認張○○提供給威○食品行與鼎○食品行之排骨口味，確實為原設立在西門町「金園排骨」之排骨口味，惟張○○加入合夥開設經營之「金園排骨」始於民國73年，而非50年前，況「金軒」商標係民國92年註冊，威○食品行與鼎○食品行成立時間，分別是民國92年與94年，並由張○○授權使用「金軒」商標，案關廣告卻宣稱「金軒排骨 五十年老店 西門町 傳承西門町～懷念的排骨味」、「西門町50年老店～懷念的排骨味」、「金軒排骨 西門町五十年老店 正宗口味」，將使人誤認金軒排骨，曾在西門町經營，且有五十年之歷史，核屬虛偽不實與引人錯誤之表示。

公平會於是依照違反「公平交易法」第21條第1項規定「事業不得在商品或其廣告上，或以其他使公眾得知之方法，對於商品之價格、數量、品質、內容、製造方法、製造日期、有效期限、使用方法、用途、原產地、製造者、製造地、加工者、加工地等，為虛偽不實或引人錯誤之表示或表徵」，並依同法第41條前段規定，命其立即停止違法行為，並分別處威○食品行新台幣20萬元罰鍰、鼎○食品行新台幣15萬元罰鍰。

## (二)商品品質為虛偽不實

華○企管有限公司台中自由店，以烤肉為其主要的營業項目，一般消費者對於所謂「炭火燒肉店」之選擇，除考慮所標榜的食材之外，也包括使用的炭火種類。華○企管有限公司於店中刊載「紀州備長炭使用專門店」，並於店招主要部分佐以燒烤食品之實照圖示，及註明「日式炭火燒肉」，容易導致相當數量的一般消費大眾，就該店招整體觀察誤認其所提供之燒烤用木炭，即為備長炭之印象，並進而促使消費者作成交易決定。另華○企管有限公司並於台中自由店內刊載備長炭「……可過濾掉食物中所含之農藥殘留物以及水中的氯」之告示，卻未提供足證廣告表示係屬真實，並具公證單位檢測或科學試驗之事證。一般用以吸附或過濾使用之活性碳，可藉由其多孔特性吸附有機化學物質，華○企管有限公司使用之備長炭是否具有活性碳性質仍須查明，由於並未明白揭示僅使用於過濾飲水與炊飯之中，就商品品質為虛偽不實及引人錯誤之表示，係違反「公平交易法」第21條第1項規定，爰依同法第41條前段規定，除命其停止前項違法行為，並處新台幣20萬元罰鍰。

## (三)廣告使用「第一」、「最高」及「最大」沒有客觀數據佐證

美○城公司民國92年9月1日至96年9月2日間，陸續於104人力銀行、公司網站、1111人力銀行及蘋果日報媒體進行刊登廣告，並宣稱「早餐業第一品牌」、「早安！美○城已成功經營20餘年，是同業間經營最久、市場占有率最高的早餐加盟體系」、「擁有同業中規模最大的中央工廠」、「建蓋同業中規模最大的食品及加盟連鎖總部」、「創造出每月營收20萬元以上的精緻早餐店」及「每年為您賺進120萬」等語，雖該公司表示，其負責人於民國72年即開始經營「美○○漢堡店」迄今已達

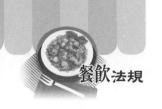

**餐飲法規**

20年，為同業間經營最久，惟本案廣告既係以招徠消費者加盟為目的，並以「早安！美○城」加盟體系之名義為號召，自不應將其負責人經營「美○○漢堡店」之期間併予計入；而美○城公司實際設立期間為民國81年，並於民國84年始成立「早安！美○城」加盟體系，迄今未達20年，且相較於「瑞麟美而美」、「麥味登」、「弘爺」、「巨林美而美」等業者，尚非同業間經營最久，其廣告內容顯與事實有違。公平會認為，所謂「第一品牌」蓋泛指營業金額最高，或營業據點最多等意旨，且廣告使用「第一」、「最高」及「最大」等語，應有客觀數據以為佐證。惟美○城公司，僅稱前揭宣稱係依其主觀之認知，或主觀臆測其他早餐同業應無設立中央工廠，並未提供任何客觀事證；且依「2007年台灣連鎖加盟產業特輯」及相關統計資料，美○城公司之營業額或營業據點，均非業界第一，其廣告宣稱自難認有據。又廣告所稱「創造出每月營收20萬元以上的精緻早餐店」及「每年為您賺進120萬」，因加盟品牌各加盟店之營業績效，係交易相對人考量加盟與否之重要因素，該等用語，將使消費者產生其為該公司旗下加盟店，平均之營業情形，或為最低保證營收金額之認知，惟美○城公司僅提出台南慶平店，97年度1月至9月份之營業資料，且坦承並未綜合考量，旗下加盟店之營業情形，即據以刊載相關據數，自屬虛偽不實及引人錯誤之表示，核已違反「公平交易法」第21條第3項準用同條第1項規定，公平會除命其立即停止前開違法行為外，並處新台幣5萬元罰鍰。

## 六、競爭手段之限制：指摘其他事業仿冒包裝銷售涉損害競爭者營業信譽

違反「公平交易法」第22條規定「事業不得為競爭之目的，而陳述或散布足以損害他人營業信譽之不實情事。」

　　台〇公司於民國93年5月14日舉辦「安心用鹽」的記者會，會中除刻意陳列自身及其他競爭者之商品，展示完全有利於己之「市售鹽品品質比較表」外，並於記者會現場散布新聞稿和陳述意見，藉由媒體陳述、散布己身產品之優越，同時貶抑或影射其他競爭者產品，有不符合食鹽衛生標準、以工業鹽冒充食鹽等危害人體，及仿冒其商品等不實情事。

　　台〇公司所指涉之競爭者商品，係依前開政府相關法律規定報驗進口食鹽，並無上揭台〇公司於記者會所指稱情事；且同時期行政院衛生署，於市面抽購含指涉之競爭者所售食鹽驗體之檢驗結果，亦無發現有不符食鹽衛生標準情形。　公平會認為，台〇公司於舉辦相關記者會陳述、散布訊息同時，逕據其檢驗結果，將競爭者商品公開陳列供予記者拍照、攝影，藉由媒體公諸於社會大眾，客觀上已足以損害特定競爭者之營業信譽，核其所為，已違反「公平交易法」第22條規定，因此除命其停止前項違法行為外，並處台〇公司新台幣78萬元罰鍰。

## 七、未以書面向交易相對人充分揭露重要交易資訊

　　違反公平交易法第24條「除本法另有規定者外，事業亦不得為其他足以影響交易秩序之欺罔或顯失公平之行為」。

　　統〇、味〇及光〇於民國96年8月1日同時調漲鮮乳銷售價格，經公平會於民國96年8月30日決議，認定同時調漲鮮乳銷售價格之行為，係違反公平交易法第24條規定，依同法第41條前段規定，命令立即停止前述違法行為，並各處新台幣450萬元、350萬元、350萬元，總計達新台幣1,150萬元之罰鍰。

　　民國96年7月間，由於媒體大幅報導，農委員會調高現行生乳收購價格，導致國內三大鮮乳業者，於同年8月1日宣布調漲鮮乳銷售價格，據公平會調查結果，統〇企業股份有限公司、味〇食品工業股份有限公司及光

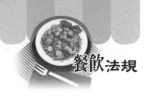
## 公平交易法第24條案件之處理原則

　　鑑於公平交易法第24條為概括性規定，公平交易委員會訂有「公平交易委員會對於公平交易法第24條案件之處理原則」，具體說明如下：

1. 交易秩序：符合善良風俗之社會倫理及效能競爭之商業競爭倫理之交易行為，其具體內涵則為符合社會倫理及自由、公平競爭精神賴以維繫之交易秩序。

2. 欺罔：對於交易相對人，以積極欺瞞或消極隱匿重要交易資訊致引人錯誤之方式，從事交易之行為。

3. 顯失公平：係指「以顯失公平之方法從事競爭或商業交易」者：

   (1) 不符合商業競爭倫理之不公平競爭行為：榨取他人努力成果、以損害競爭對手為目的，阻礙公平競爭之行為。

   (2) 以不符合社會倫理手段從事交易之行為：以脅迫或煩擾交易相對人方式。

   (3) 濫用市場相對優勢地位，從事不公平交易行為：具相對市場力或市場資訊優勢地位　之事業，利用交易相對人（事業或消費者）之資訊不對等或其他交易上相對弱勢地位，從事不公平交易之行為。

○牧場股份有限公司屬於台灣鮮乳市場前三大業者，市場占有率合計近8成，過去曾於民國88年間，發生每年生乳收購價格季節性調高後，同時4月調漲鮮乳價格之行為，因此之後公平會每年均提前於3月間，邀集渠等開會宣示勿有同時漲價等違反公平交易法之行為。惟本案三大乳品公司，事後均承認調漲鮮乳售價，且均已發函通知下游交易相對人；該行為

已造成全國消費者，普遍均產生市售鮮乳將於8月1日全面調漲之認知與不安，三大乳品公司既然顯著具有市場優勢地位，且業經公平會逐年邀集開會揭示該會執法立場，均已充分知悉公平交易法之規定，依公平交易法之精神，即擔負防止同時漲價行為發生之義務，三大業者如此能防止而不防止，已經違背市場自由競爭之本質及精神，損及消費者利益，係屬足以影響交易秩序之顯失公平行為，公平會於是依照違反「公平交易法」第24條規定，依同法第41條前段規定，命令立即停止前述違法行為，並各處統〇企業股份有限公司、味〇食品工業股份有限公司及光〇牧場股份有限公司新台幣450萬元、350萬元、350萬元，總計高達新台幣1,150萬元之罰鍰。

## 第二節　違反消費者保護法之案例

### 一、定型化契約無效

　　「消費者保護法」第12條規定：「定型化契約中之條款違反誠信原則，對消費者顯失公平者，無效。定型化契約中之條款有下列情形之一者，推定其顯失公平：一、違反平等互惠原則者。二、條款與其所排除不予適用之任意規定之立法意旨顯相矛盾者。三、契約之主要權利或義務，因受條款之限制，致契約之目的難以達成者。」

#### (一)餐廳訂宴收據與保證金

　　餐廳訂宴收據上頭記載之事項，適用消保法定型化契約之規定。行政院消保會針對相關事項說明如下：

1.有關餐廳對於預訂喜宴之消費者收受保證金，並掣給收據註記「屆時若未履行所訂宴會，該保證金將予沒收」，該項保證金，具有定

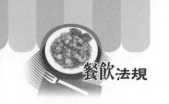

金或違約金之性質，其目的在於確保契約之效力，並屬一般交易上
之商業習慣，原則上，該註記似可構成契約之內容，並受消費者保
護法有關定型化契約規定之規制。至於依該註記所沒收之保證金數
額，是否過高，應就個案實際情形判斷之；如仍有爭議時，則應循
司法途徑尋求解決；而消費者於契約履行前，如確實經該業者經理
人員，口頭承諾該筆保證金，可日後另行退環消費者時，則餐廳自
然應依該口頭承諾履行其內容。惟消費者對於該口頭承諾之存在，
應負舉證責任，自不待言。

2.餐廳提供給消費者之訂宴收據上所記載的事項，屬於企業經營者為
與不特定多數人訂立契約之用，而單方預先擬定之契約條款，應有
消保法有關定型化契約規定之適用。依照消保法第12條規定，定型
化契約中之條款如果違反誠信原則，對消費者顯失公平者，無效。
消保法施行細則第13條，並補充規定其判斷標準，即定型化契約條
款是否違反誠信原則，對消費者顯失公平問題，應斟酌契約之性
質、締約目的、全部條款內容、交易習慣及其他情事來判斷。

## (二)熟客券

企業經營者販售之「熟客券」背面，記載使用有效期限，逾期使
用不接受消費者退費或延長使用之要求，是否違反消保法第12條誠信原
則？

1.本案係消費者，如果一次購買原價十張1,000並一次付清之「熟客
券」，則企業經營者，即以優惠九折方式計算，合計以一本十張
900元一次付清（每張折扣10元），該券如逾期未使用，由於規定
不接受退費或延期使用；因此消費者如果逾期，則將每張損失高達
90元；此情形應可認定係構成消保法施行細則第14條第3款，所規
定之消費者違約負擔顯不相當之賠償責任情事，而違反平等互惠之

原則。消保法第12條第1項規定：「定型化契約中之條款違反誠信原則，對消費者顯失公平者，無效」。同法施行細則第14條規定「消費者違約時，應負擔顯不相當之賠償責任者」為違反平等互惠原則。

2.消保法施行細則第12條亦規定：「定型化契約因字體、印刷、或其他情事，致難注意其存在或辨識者，該條款不構成契約之內容。」因此，基於平等互惠原則，並考量企業經營者之經營成本，與消費者須首購時，一次繳清「熟客券」全部消費款項，如果企業經營者於「熟客券」記載使用期限時，須符合下列條件，以免違反誠信與平等原則：

(1)該使用期限之記載，應記載於「熟客券」正面。

(2)記載於正面之使用期限文字，須用明顯字體或顏色突顯出來，促使消費者注意。

(3)當使用逾期限時，企業經營者，應提供可依「熟客券」折扣數多寡，決定退費之標準，或延期使用之方式，供消費者選擇。

## 二、特定行業之定型化契約

「消費者保護法」第17條規定：「中央主管機關得選擇特定行業，公告規定其定型化契約應記載或不得記載之事項。違反前項公告之定型化契約，其定型化契約條款無效。該定型化契約之效力，依前條規定定之。企業經營者使用定型化契約者，主管機關得隨時派員查核。」

某KTV業者曾經發生新舊會員卡轉換之消費爭議，預定全面更換其所發行之新卡，如果會員沒有配合進行更換，過去累積的點數將全部歸零，消保會認為此舉影響消費者權益重大，因此隨即指派消費者保護官，先行瞭解KTV會員卡轉換之相關情形，並隨即於民國95年10月31日

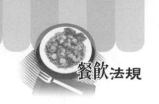

邀集此KTV業者、經濟部商業司、台北市商業管理處等召開會議。會後決議請此KTV業者於會後3日內以書面函復採用新舊會員卡併存（雙軌制）之可行性，並於變更換算點數比例時增加於一定期限（六個月以上）前，公告予消費者知悉之資訊揭露條款。此外，行政院消保會並決議，倘此KTV新會員卡未來具有「儲值功能」，應確實遵守經濟部依據消保法第17條第1項規定，公告「零售業等商品（服務）禮券定型化契約應記載及不得記載事項」之規範內容，提供履約保證機制（應記載事項第2項），且不得記載使用期限、限制使用地點、範圍等不合理之使用限制等（不得記載事項第1項至第8項）。

## 三、郵購或訪問買賣之解約及無效

「消費者保護法」第19條規定：「郵購或訪問買賣之消費者，對所收受之商品不願買受時，得於收受商品後7日內，退回商品或以書面通知企業經營者解除買賣契約，無須說明理由及負擔任何費用或價款。郵購或訪問買賣違反前項規定所為之約定無效。契約經解除者，企業經營者與消費者間關於回復原狀之約定，對於消費者較民法第259條之規定不利者，無效。」

### (一)無店舖販賣生鮮食品

利用無店舖販賣系統銷售之生鮮食品，是否適用消保法第19條之規定？生鮮商品利用無店舖販賣系統進行銷售，如符合郵購買賣之定義時，即適用有消保法第19條之規定。依據消保法第2條第10款之規定，郵購買賣係指「企業經營者以廣播、電視、電話、傳真、型錄、報紙、雜誌、網際網路、傳單或其他類似之方法，使消費者未能檢視商品而與企業經營者所為之買賣。」同法第19條規定，「郵購或訪問買賣之消費者，

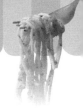
對所收受之商品不願買受時，得於收受商品後7日內，退回商品，或以書面通知企業經營者，解除買賣契約，無須說明理由及負擔任何費用或價款。郵購或訪問買賣違反前項規定所為之約定無效。契約經解除者，企業經營者與消費者間，關於回復原狀之約定，對於消費者，較民法第259條之規定不利者，無效。」

## (二)買錯買貴消費者都能退貨？

民國95年時出現一個很有創意的廣告，有一位知名女星手中拿著一支已經吃完的冰棒棍，到商店表示要退貨，因而被商店老闆質疑此人是否精神有問題，並表示貨物既出，概不退換。此廣告看似有趣，不過不免也令人心生疑問，消費者購買商品以後，發現所購買的商品，如果有瑕疵或與自身需求不符，甚或不如預期時，是否皆一律無法退換呢？

基本上，假如是消費者親自前往商家選購商品，因為能夠事先清楚檢視商品以後，再決定是否購買，因此除非發生購買商品具有瑕疵或不符合雙方約定，或者是在購買的過程中，受到詐欺、脅迫，始能依民法之規定，主張解除契約或減少價金，或另行交付無瑕疵之物外，否則並不能任意要求退換商品（但是如果是商家自己之政策者，則可以退貨，如著名Costco好市多大賣場，只要消費者不滿意，都可以在期限內退貨，並且此政策明確在賣場中清楚標示及廣告；而不同商店各有其不同的退貨規定，Costco這詞的意思，就是「COST COMPANY」——省錢的公司，表示Costco可幫你省錢。有一天筆者拿著在Costo買的未拆封商品要去退換，因為覺得不適用，心中有點不好意思，可是完成退貨手續回頭一看，後面還有個小姐要退的是，已經吃掉一半的牛小排；也就是說保鮮膜包裝已經拆開，盤中只剩不到一半，已經解凍還有血水滴出來的牛小排，結果服務人員說沒問題可以退貨。只要不滿意，就可以無條件退貨，此用意是希望消費者大膽購買，不用擔心購買以後會後悔），相反

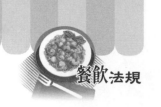

的，因為不像店舖買賣般，郵購買賣消費者無法實際觸摸到商品，僅能單憑目錄或電視購物頻道之內容，即決定是否進行購買，事後拿到之實體商品，可能與目錄或電視上，所展示之圖片或動畫等有所出入。至於訪問買賣則因消費者無法預期商品之銷售途徑，往往在銷售員之舌燦蓮花強力推銷之下，半推半就購買商品。為保護此類買賣之弱勢消費者，消保法第19條第1項明定：「郵購或訪問買賣之消費者，對所收受之商品不願買受時，得於收受商品後7日內，退回商品或以書面通知企業經營者解除買賣契約，無須說明理由及負擔任何費用或價款。」賦予消費者可在收到商品後7日內無條件退貨的權利。換言之，此種權利與上述至實體商家購物情形不同，即使所購買之物並沒有瑕疵，消費者仍可主張解約退款。在消費者無法事前檢視商品的情況下，消保法第19條「七天內可無條件退貨」之規定，不但賦予消費者十足的保障，亦能降低賣方誇大商品之機率，有利消費環境之穩定。

## 第三節　違反廢棄物清理法之案例

### 一、任意張貼小廣告

　　許多學生暑假打工，幫餐飲業張貼廣告單進行促銷，甚至在廣告單上所刊登的聯絡電話，還是打工學生自己的手機號碼。民眾如任意張貼或噴漆廣告污染定著物（如電線桿等），即屬於違反「廢棄物清理法」第27條第1項第10款之規定，依同法第50條將被處以新台幣1,200元以上6,000元以下之罰鍰；而如果經限期改善，屆期仍未完成改善者，則將按日連續處罰。環保單位也已邀集交通部，研商違規者應停話處分之措施，希望能依「電信法」第8條第3項規定，針對刊載於廣告物上之電話號碼，處以三

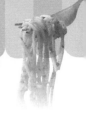

至十二個月之停話處分。

## 二、垃圾強制分類

民國95年開始針對垃圾強制分為一般、資源及廚餘三大類，因此餐飲業者，如果將便當盒、紙餐具及飲料杯，混到一般垃圾中逕予以丟棄，萬一被政府查獲時會依據違反「廢棄物清理法」第12條之規定，並依同法第50條開單告發罰款1,200至6,000元。

另外，不配合進行垃圾分類的民眾也會受罰。調查結果發現，少部分違規者，大半是屬於將便當盒、紙餐具及手調飲料杯等資源物，混到一般垃圾中丟棄；因此業者及民眾，均需養成正確分類習慣，否則不但可能會被清潔隊員退回分類，嚴重時將更可能接到罰單。

## 第四節　餐飲業與相關刑法

1. 無認識之過失與有認識之過失：行為人雖非故意，但按其情節應注意，並能注意，而不注意者，為過失。行為人對於構成犯罪之事實，雖預見其能發生而確信其不發生者，以過失論。行為人對於構成犯罪之事實，雖預見其能發生而確信其不發生者，以過失論。（第14條）

2. 追訴權時效期間：追訴權，因下列期間內未起訴而消滅：(1)犯最重本刑為死刑、無期徒刑或10年以上有期徒刑之罪者，30年。(2)犯最重本刑為3年以上10年未滿有期徒刑之罪者，20年。(3)犯最重本刑為1年以上3年未滿有期徒刑之罪者，10年。(4)犯最重本刑為一年未滿有期徒刑、拘役或罰金之罪者，5年。前項期間自犯罪成立之日

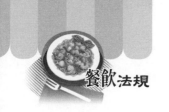

起算。但犯罪行為有繼續之狀態者，自行為終了之日起算。（第80條）

3. 阻塞逃生通道處罰：阻塞戲院、商場、餐廳、旅店或其他公眾得出入之場所或公共場所之逃生通道，致生危險於他人生命、身體或健康者，處3年以下有期徒刑。阻塞集合住宅或共同使用大廈之逃生通道，致生危險於他人生命、身體或健康者，亦同。因而致人於死者，處7年以下有期徒刑；致重傷者，處5年以下有期徒刑。（第189-2條）

4. 製造販賣陳列妨害衛生物品罪：製造、販賣或意圖販賣而陳列妨害衛生之飲食物品或其他物品者，處6月以下有期徒刑、拘役或科或併科1,000元以下罰金。（第191條）

5. 流通食品下毒之罪及結果加重犯：對他人公開陳列、販賣之飲食物品或其他物品滲入、添加或塗抹毒物或其他有害人體健康之物質者，處7年以下有期徒刑。將已滲入、添加或塗抹毒物或其他有害人體健康之飲食物品或其他物品混雜於公開陳列、販賣之飲食物品或其他物品者，亦同。犯前2項之罪而致人於死者，處無期徒刑或7年以上有期徒刑；致重傷者，處3年以上10年以下有期徒刑。第1項及第2項之未遂犯罰之。（第191-1條）

6. 過失致死罪：因過失致人於死者，處2年以下有期徒刑、拘役或2,000元以下罰金。從事業務之人，因業務上之過失犯前項之罪者，處5年以下有期徒刑或拘役，得併科3,000元以下罰金。（第276條）

7. 過失傷害罪：因過失傷害人者，處6月以下有期徒刑、拘役或500元以下罰金，致重傷者，處1年以下有期徒刑、拘役或500元以下罰金。從事業務之人，因業務上之過失傷害人者，處1年以下有期徒刑、拘役或1,000元以下罰金，致重傷者，處3年以下有期徒刑、拘

役或2,000元以下罰金。（第284條）

8.告訴乃論：第277條第1項、第281條、第284條及第285條之罪，須告訴乃論。但公務員於執行職務時，犯第277條第1項之罪者，不在此限。（第287條）

## 第五節　餐飲業與相關民法

1.二年時效之請求權：下列各款請求權，將因2年間不行使而消滅：(1)旅店、飲食店及娛樂場之住宿費、飲食費、座費、消費物之代價及其墊款。(2)運送費及運送人所墊之款。(3)以租賃動產為營業者之租價。(4)醫生、藥師、看護生之診費、藥費，報酬及其墊款。(5)律師、會計師、公證人之報酬及其墊款。(6)律師、會計師、公證人所收當事人物件之交還。(7)技師、承攬人之報酬及其墊款。(8)商人、製造人、手工業人所供給之商品及產物之代價。（第127條）

2.不動產出租人留置權：不動產之出租人，就租賃契約所生之債權，對於承租人之物置於該不動產者，有留置權。但禁止扣押之物，不在此限。前項情形，僅於已得請求之損害賠償及本期與以前未交之租金之限度內，得就留置物取償。（第445條）

3.留置權之消滅與出租人之意義：承租人將第445條留置物取去者，出租人之留置權消滅。但其取去係乘出租人之不知，或出租人曾提出異議者，不在此限。承租人如因執行業務取去其物，或其取去適於通常之生活關係，或所留之物足以擔保租金之支付者，出租人不得提出異議。（第446條）

4.出租人自助權：出租人有提出異議權者，得不聲請法院，逕行阻止

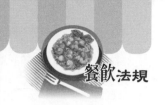

承租人取去其留置物；如承租人離去租賃之不動產者，並得占有其物。承租人乘出租人之不知或不顧出租人提出異議而取去其物者，出租人得終止契約。（第447條）

5.承租人提出擔保：承租人得提出擔保，以免出租人行使留置權，並得提出與各個留置物價值相當之擔保，以消滅對於該物之留置權。（第448條）

6.瑕疵修補等請求權：定作人之瑕疵修補請求權、修補費用償還請求權、減少報酬請求權、損害賠償請求權或契約解除權，均因瑕疵發見後一年間不行使而消滅。承攬人之損害賠償請求權或契約解除權，因其原因發生後，1年間不行使而消滅。（第514條）

7.旅遊營業人之定義：稱旅遊營業人者，謂以提供旅客旅遊服務為營業而收取旅遊費用之人。前項旅遊服務，係指安排旅程及提供交通、膳宿、導遊或其他有關之服務。（第514-1條）

8.旅遊書面規定：旅遊營業人因旅客之請求，應以書面記載下列事項，交付旅客：(1)旅遊營業人之名稱及地址。(2)旅客名單。(3)旅遊地區及旅程。(4)旅遊營業人提供之交通、膳宿、導遊或其他有關服務及其品質。(5)旅遊保險之種類及其金額。(6)其他有關事項。(7)填發之年月日。（第514-2條）

9.旅客協力義務：旅遊需旅客之行為始能完成，而旅客不為其行為者，旅遊營業人得定相當期限，催告旅客為之。旅客不於前項期限內為其行為者，旅遊營業人得終止契約，並得請求賠償因契約終止而生之損害。旅遊開始後，旅遊營業人依前項規定終止契約時，旅客得請求旅遊營業人墊付費用將其送回原出發地。於到達後，由旅客附加利息償還之。（第514-3條）

10.第三人參加旅遊：旅遊開始前，旅客得變更由第三人參加旅遊。旅遊營業人非有正當理由，不得拒絕。第三人依前項規定為旅客

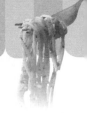

時，如因而增加費用，旅遊營業人得請求其給付。如減少費用，旅客不得請求退還。（第514-4條）

11. 變更旅遊內容：旅遊營業人非有不得已之事由，不得變更旅遊內容。旅遊營業人依前項規定變更旅遊內容時，其因此所減少之費用，應退還於旅客；所增加之費用，不得向旅客收取。旅遊營業人依第1項規定變更旅程時，旅客不同意者，得終止契約。旅客依前項規定終止契約時，得請求旅遊營業人墊付費用將其送回原出發地。於到達後，由旅客附加利息償還之。（第514-5條）

12. 旅遊服務品質：旅遊營業人提供旅遊服務，應使其具備通常之價值及約定之品質。（第514-6條）

13. 旅遊營業人之瑕疵擔保責任：旅遊服務不具備前條之價值或品質者，旅客得請求旅遊營業人改善之。旅遊營業人不為改善或不能改善時，旅客得請求減少費用。其有難於達預期目的之情形者，並得終止契約。因可歸責於旅遊營業人之事由致旅遊服務不具備前條：之價值或品質者，旅客除請求減少費用或並終止契約外，並得請求損害賠償。旅客依前2項規定終止契約時，旅遊營業人應將旅客送回原出發地。其所生之費用，由旅遊營業人負擔。（第514-7條）

14. 旅遊時間浪費之求償：因可歸責於旅遊營業人之事由，致旅遊未依約定之旅程進行者，旅客就其時間之浪費，得按日請求賠償相當之金額。但其每日賠償金額，不得超過旅遊營業人所收旅遊費用總額每日平均之數額。（第514-8條）

15. 旅客隨時終止契約：旅遊未完成前，旅客得隨時終止契約。但應賠償旅遊營業人因契約終止而生之損害。第514-5條第4項之規定，於前項情形準用之。（第514-9條）

16. 旅遊途中發生身體或財產上事故之處置：旅客在旅遊中發生身體

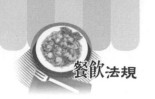

或財產上之事故時，旅遊營業人應為必要之協助及處理。前項之事故，係因非可歸責於旅遊營業人之事由所致者，其所生之費用，由旅客負擔。（第514-10條）

17. 旅遊營業人協助旅客處理購物瑕疵：旅遊營業人安排旅客在特定場所購物，其所購物品有瑕疵者，旅客得於受領所購物品後一個月內，請求旅遊營業人協助其處理。（第514-11條）

18. 短期時效：本節規定之增加、減少或退還費用請求權，損害賠償請求權及墊付費用償還請求權，均自旅遊終了或應終了時起，1年間不行使而消滅。（第514-12條）

19. 場所主人責任：旅店或其他供客人住宿為目的之場所主人，對於客人所攜帶物品之毀損、喪失，應負責任。但因不可抗力或因物之性質或因客人自己或其伴侶、隨從或來賓之故意或過失所致者，不在此限。（第606條）

20. 飲食店浴堂主人責任：飲食店、浴堂或其他相類場所之主人，對於客人所攜帶通常物品之毀損、喪失，負其責任。但有前條：但書規定之情形時，不在此限。（第607條）

21. 貴重物品之責任：客人之金錢、有價證券、珠寶或其他貴重物品，非經報明其物之性質及數量交付保管者，主人不負責任。主人無正當理由拒絕為客人保管前項物品者，對於其毀損、喪失，應負責任。其物品因主人或其使用人之故意或過失而致毀損、喪失者，亦同。（第608條）

22. 客人通知義務：客人知其物品毀損、喪失後，應即通知主人。怠於通知者，喪失其損害賠償請求權。（第610條）

23. 短期消滅時效：依第606條至第608條之規定所生之損害賠償請求權，自發見喪失或毀損之時起，六個月間不行使而消滅。自客人離去場所後，經過六個月者亦同。（第611條）

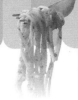
24. 主人留置權：主人就住宿、飲食、沐浴或其他服務及墊款所生之債權，於未受清償前，對於客人所攜帶之行李及其他物品，有留置權。第445條至第448條之規定，於前項留置權準用之。（第612條）

25. 信用委任：委任他人以該他人之名義及其計算，供給信用於第三人者，就該第三人因受領信用所負之債務，對於受任人，負保證責任。（第756條）

26. 人事保證之定義：稱人事保證者，謂當事人約定，一方於他方之受僱人將來因職務上之行為而應對他方為損害賠償時，由其代負賠償責任之契約。前項契約，應以書面為之。（第756-1條）

27. 保證人賠償責任：人事保證之保證人，以僱用人不能依他項方法受賠償者為限，負其責任。保證人依前項規定負賠償責任時，除法律另有規定或契約另有訂定外，其賠償金額以賠償事故發生時，受僱人當年可得報酬之總額為限。（第756-2條）

28. 人事保證期間：人事保證約定之期間，不得逾3年。逾3年者，縮短為3年。前項期間，當事人得更新之。人事保證未定期間者，自成立之日起有效期間為3年。（第756-3條）

29. 保證人終止權：人事保證未定期間者，保證人得隨時終止契約。前項終止契約，應於三個月前通知僱用人。但當事人約定較短之期間者，從其約定。（第756-4條）

30. 僱用人負通知義務特殊事由：有下列情形之一者，僱用人應即通知保證人：(1)僱用人依法得終止僱傭契約，而其終止事由有發生保證人責任之虞者。(2)受僱人因職務上之行為而應對僱用人負損害賠償責任，並經僱用人向受僱人行使權利者。(3)僱用人變更受僱人之職務或任職時間、地點，致加重保證人責任或使其難於注意者。保證人受前項通知者，得終止契約。保證人知有前項各款

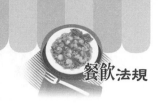

餐飲法規

情形者，亦同。（第756-5條）

31.減免保證人賠償金額：有下列情形之一者，法院得減輕保證人之賠償金額或免除之：(1)有前條：第1項各款之情形而僱用人不即通知保證人者。(2)僱用人對受僱人之選任或監督有疏懈者。（第756-6條）

## 個案研究

### 營業稅的相關問題

「厘金」過去是中國晚清政府為鎮壓太平天國運動、籌措軍費而採取之措施，隨著時間推移，弊端不斷顯現，導致國民政府時期實施改稅。為避免財政收入減少，中央於是開徵統稅及特種消費稅，地方則徵收營業稅。台灣過去徵收特種飲食業營業稅的前身為筵席稅，其立法意旨主要為抑制奢侈行為及禁止性產業過度發展，故希望利用高稅率手段，而欲達到寓禁於徵之行政目的。現行稽徵實務一旦認定營業人虛報進項稅額行為時，處罰採行為罰與漏稅罰擇一從重，而且對於漏稅結果認定，係以納稅義務人單一階段做為判斷範圍，而所謂虛報進項稅額因為原因複雜且多樣，但營業稅處罰裁量輕重的依據項目卻過於簡略，因此常有爭議。營業稅自實施以來，營業人經常藉由漏開發票方式來漏報營業收入、虛報進項稅額虛增費用等，藉此逃漏營業稅，而稽徵機關為防堵逃漏稅，特別重大逃漏稅，因此採取決策樹、區別分析、邏輯斯迴歸模式等工具，對加值型營業稅逃漏稅進行偵測，結果發現採用邏輯斯迴歸之預測正確度89.3%，決策樹預測正確度更高達95.7%，因此採取最佳之查核模式，可以提供稅務機關運用，打擊不法，以遏止逃漏，維護租稅公平與增裕稅收。

### 課徵房屋稅

　　台灣的財產稅制係對不動產土地及建物，分別課徵地價稅及房屋稅，研究台北市及改制前高雄市在2007年的交易個案，結果顯示台北市與高雄市住宅的財產稅實質稅率平均數，分別為0.066%及0.131%，相差1.98倍；因此台北市與高雄市的財產稅並不具有公平性。而研究分析高雄市2007年至2009年住宅實際不動產交易資料，結果顯示高雄市財產稅實質稅率大致上分布在0.08%至0.14%之間，財產稅實質稅率中位數為0.126%。高雄市整體財產稅也有不公平現象；一般以低價位不動產的累退情形最嚴重。而高雄市財產稅的改革方向，主要在改善房屋稅實質稅率的累退性，降低低價位不動產的房屋評定現值，使低價位不動產所有者，不至於負擔過多房屋稅；並應降低房屋稅實質稅率差異程度，即需要降低房屋稅實質稅率過度不一致的情況。研究台北市 2007至2009年不動產交易資料，結果顯示台北市房屋稅估價比率大多集中在10%至16%間，估價比率之中位數為14.79%，而自市郊往開發愈早市中心，不公平就愈發嚴重；一般中高價位房屋現值評定雖具累進性，但許多高價位房屋估價比率，往往低於中低價位房屋之估價比率，豪宅稅之課徵，似乎比較能夠提高高價位房屋估價比率，而使房屋稅更加公平。

## 問題與討論

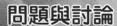

一、什麼狀況下，房屋稅可以減半徵收？

二、企業合併如果沒有申報，將遭到什麼機關處罰？罰則嚴重嗎？

三、餐飲業與廢棄物清理法有什麼相關性？

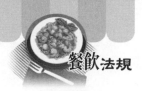

餐飲法規

## 參考書目

王宏文、曾彥閔（2013）。〈台北市與高雄市住宅財產稅之比較：兼論兩市財稅努力之差異〉。《政治科學論叢》，56，119-156。

呂鴻煊（2010）。〈房產稅對房地產業及中國經濟的意義〉。《北方經貿》，12，21-22。

李傳信（2011）。《特種貨物及勞務稅條例（奢侈稅）對台北市房價之影響》。政治大學經營管理碩士學程（EMBA），1-84。

張春蓮（2013）。《加值型營業稅逃漏偵測之研究》。台中科技大學企業管理系事業經營碩士班。

陳冠錡（2009）。《我國特種飲食業營業稅制相關之研究》。台灣大學國家發展研究所，1-134。

陳德翰、王宏文（2011）。〈台北市房屋稅公平性之研究──兼論豪宅稅之合理性〉。《行政暨政策學報》，53，115-162。

曾彥閔（2012）。《高雄市住宅財產稅公平性之研究》。台灣大學政治學研究所，1-142。

潘國旗、汪曉浩（2010）。〈民國時期的浙江營業稅述論〉。《浙江社會科學》，12，100-104。

蕭明正（2013）。《論營業稅虛報進項稅額之處罰與裁量》。成功大學法律學研究所。

公平交易委員會網站。http://www.ftc.gov.tw

台灣法律網。http://lawtw.com/。

台灣商會聯合資訊網。http://www.tcoc.com.tw。

行政院全球資訊網。http://www.ey.gov.tw。

法律諮詢服務網。http://law.moeasmea.gov.tw。

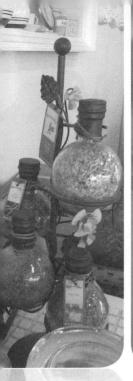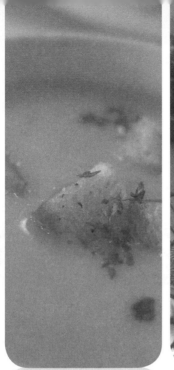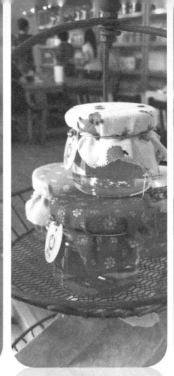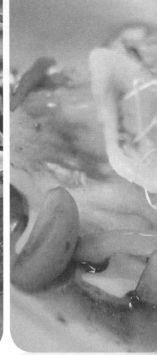

# 附錄

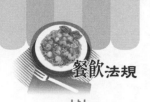

餐飲法規

## 附錄一　餐飲法規相關考題

（B）1.雞肉安全烹煮之最低中心溫度與時間為：(A)68℃，15秒　(B)74℃，15秒　(C)85℃，15秒　(D)100℃，15秒。

（C）2.醫療機構診治病人時發現有疑似食物中毒之情形，應於多少小時內向當地主管機關報告？(A)6　(B)12　(C)24　(D)48。

（B）3.避免食品因微生物生長所導致食品腐敗而造成食物中毒，則熱藏食品應維持在何種中心溫度以上？(A)50℃　(B)60℃　(C)70℃　(D)80℃。

（A）4.儲存食品時，所謂的「temperature danger zone」是指何種溫度範圍？(A)5℃至60℃　(B)10℃至50℃　(C)20℃至40℃　(D) −18℃至0℃。

（C）5.餐飲業廚房面積以占整個餐廳面積的多少為最理想？(A)二分之一　(B)三分之一　(C)四分之一　(D) 五分之一。

（C）6.餐飲業食品安全管制系統先期輔導作業規範所適用之餐飲服務業中，下列何者不包括在內？(A)中、西式速食業　(B)中央廚房　(C)營業場所容納十桌之宴席餐廳　(D)觀光旅館（含國際觀光旅館及一般觀光旅館）。

（B）7.餐飲業要能適當消毒餐具，應使用80℃以上之熱水加熱多少分鐘以上？(A)1　(B)2　(C)3　(D)5。

（C）8.樹薯含有何種物質，生食容易引起食物中毒？(A)黃麴毒素　(B)黃樟素　(C)氰醣苷　(D)蘇鐵素。

（B）9.器具清洗、消毒之三槽式步驟為：(A)除渣、清洗、消毒　(B)清洗、沖洗、消毒　(C)清洗、消毒、瀝乾　(D)浸泡、清洗、消毒。

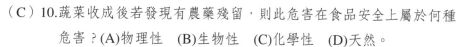

（C）10.蔬菜收成後若發現有農藥殘留，則此危害在食品安全上屬於何種
　　　　危害？(A)物理性　(B)生物性　(C)化學性　(D)天然。

（C）11.廚師證書在有效期限內，持有人每年至少需接受多少小時之衛生
　　　　講習？(A)4　(B)6　(C)8　(D)12。

（B）12.黃麴毒素最主要傷害人體之哪一器官？(A)肺　(B)肝　(C)腎
　　　　(D)胃。

（A）13.飲用水管理條例之中央主管機關為：(A)環保署　(B)衛生福利部
　　　　(C)農委會　(D)經濟部。

（A）14.陶瓷作成之容器因用以著色之染料常含有金屬，因此造成衛生的
　　　　問題，帶有紅黃綠色之製品可能溶出下列哪兩種金屬？(A)鉛、
　　　　鎘　(B)鐵、鉻　(C)鉑、銻　(D)錫、鋅。

（B）15.現行維生素添加之管理，油溶性維生素較水溶性維生素嚴格，其
　　　　理由為何？　(A)油溶性維生素效果較差　(B)油溶性維生素排泄
　　　　較慢　(C)水溶性維生素需求量較小　(D)水溶性維生素較不容易
　　　　受破壞。

（B）16.現行飲用水有效餘氯標準（ppm）為何？(A)不得殘留
　　　　(B)0.2～1.0 ppm　(C)1.5～2.0 ppm　(D)15～20 ppm。

（C）17.國內商品糯米腸及蘿蔔糕中，常見違法添加下列何項食品添加
　　　　物？(A)抗氧化劑　(B)黏稠劑　(C)防腐劑　(D)甘味劑。

（A）18.健康食品的標示，不能有下列何種含義的宣稱？(A)治療疾病功
　　　　效　(B)預防疾病功效　(C)改善生理機能　(D)調節生理機能。

（A）19.健康食品之標示及廣告，下列何者不包括在內？(A)核准之療效
　　　　(B)食品添加物之名稱　(C)有效日期、保存方法　(D)營養成分
　　　　及含量。

（B）20.健康食品之標示，須依據「健康食品管理法」第14條規定，有關
　　　　已核准通過之健康食品，其產品標示與廣告之敘述，下列何者錯

誤？(A)可宣稱該產品具保健功效　(B)可涉及該產品具醫療效能
(C)若宣稱保健功效不得超越許可範圍　(D)須依中央主管機關查
驗登記之內容標示。

（C）21.根據「食品安全衛生管理法」，接受委託刊播食品廣告之傳播業
　　　者，應自廣告之日起保存委託刊播廣告者之姓名等資料多久時
　　　間，以備主管機關要求時提供？(A)半個月　(B)二個月　(C)六個
　　　月　(D) 1年。

（B）22.食品標示內容物之敘述，下列何者不符合現行法規規定？(A)重
　　　量、容量應以公制單位標示　(B)內容物二種或二種以上時，是
　　　由含量低至高標示　(C)液汁與固形物混合者，應分別標明內容
　　　量及固形量　(D)內容物含量可依食品性質註明最低或最高含
　　　量。

（A）23.食品販賣場所之光線應達多少米燭光以上？(A)200　(B)300
　　　(C)400　(D)500。

（A）24.食品殺菌劑過氧化氫不得使用於下列何種食品之製程中？(A)麵
　　　條　(B)豆干　(C)魚丸　(D)貢丸。

（D）25.食品風險分析架構之項目，何者錯誤？(A)風險管理　(B)風險溝
　　　通　(C)風險評估　(D)風險認證。

（C）26.食品良好衛生規範（GHP）其法源為何？(A)食品工廠良好作業
　　　規範（食品GMP）　(B)中華民國農業標準（CAS）　(C)食品安
　　　全衛生管理法　(D)健康食品管理法。

（A）27.食品加工違規使用的「吊白塊」，其主要的有害物質為：(A)甲
　　　醛　(B)次氯酸　(C)硫酸鈉　(D)過氧化氫。

（C）28.持有廚師證書者，應每年參加衛生機關認可之餐飲衛生講習，至
　　　少幾小時？(A)32　(B)16　(C)8　(D)4。

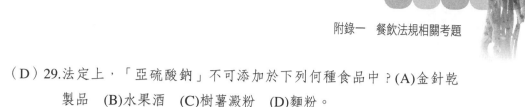

（D）29.法定上，「亞硫酸鈉」不可添加於下列何種食品中？(A)金針乾製品　(B)水果酒　(C)樹薯澱粉　(D)麵粉。

（B）30.依餐飲業者良好衛生規範，外燴業者辦理多少人以上之餐飲時，應於辦理前三日透過其所屬公（工）會向衛生局（所）報備？(A)100人以上　(B)200人以上　(C)300人以上　(D)500人以上。

（A）31.依據歷年的通報案件，台灣地區食物中毒的主要原因為：(A)細菌性食物中毒　(B)動物性食物中毒　(C)植物性食物中毒　(D)化學性食物中毒。

（B）32.依據食品安全衛生管理法的規定，下列食品中所含之物質何者符合食品添加物的定義？(A)玉米中的黃麴毒素　(B)醬油中的苯甲酸　(C)蔬果中的殘留農藥　(D)優酪乳中微生物所產生的乳酸。

（A）33.依據食品良好衛生規範規定，食品作業場所之蓄水池應保持清潔，每年至少應清理多少次？(A)1　(B)2　(C)3　(D)4。

（C）34.依據我國食品衛生標準，咖啡飲料如果標示低咖啡因者，其咖啡因含量不得超過多少ppm？(A) 5 ppm　(B) 15 ppm　(C) 20 ppm　(D) 50 ppm。

（A）35.依據我國食品GMP之規定，作業區清潔度區分之界定以判定何者為準？(A)空氣落菌數　(B)空氣溫濕度　(C)食材之生熟食狀況　(D)地面之乾濕狀況。

（A）36.依據衛生福利部之公告，對健康食品中熱量、營養素及保健功效之相關成分含量標示之單位：規定「蛋白質」以何種單位表示？(A)公克　(B)微克　(C)毫克　(D)毫微克。

（A）37.依據衛生福利部之公告，對健康食品中熱量、營養素及保健功效之相關成分含量標示之基準為何？(A)應以每一份量為單位，並加註該產品每包裝所含之份數　(B)應以該產品每包裝為單位(C)應以每一份量為單位，但無需要加註該產品每包裝所含之份數

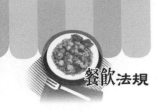

（D)無成分含量標示之基準。

（B）38.依據「食品安全衛生管理法」第58條規定，中央主管機關依本法
受理食品業者申請審查、檢驗及核發許可證，應收取費用。但不
包括下列哪一種費用？(A)審查費　(B)諮詢管理費　(C)檢驗費
(D)證書費。

（D）39.依據「食品安全衛生管理法」第39條規定，食品業者對於檢驗結
果有異議者，得於收到有關通知後多少日內，向原抽驗機關申請
複驗？(A)3　(B)7　(C)10　(D)15。

（B）40.依據「食品製造業者良好衛生規範」規定，庫存管理的原則是：
(A)先進後出　(B)先進先出　(C)後進先出　(D)依原料種類而
定。

（B）41.依食品安全衛生管理法及其施行細則規定，由國外輸入之有容器
或包裝之食品及食品添加物須以何種語文標示？(A)英文　(B)中
文　(C)原產地語文　(D)無規定。

（A）42.依行政院衛生署食品衛生標準中，有關餐具之衛生，下列何者
錯誤？(A)餐具中大腸桿菌群應為陰性　(B)餐具不得殘留油脂、
澱粉　(C)以三槽式洗滌法清洗餐具，其第一槽之水溫應維持在
43～49°C間　(D)以三槽式洗滌法清洗餐具，其第三槽為消毒作
業。

（B）43.依「餐飲業者良好衛生規範」，廚師證書有效期限為多少年？
(A)3　(B)4　(C)5　(D)6。

（D）44.依「食品安全管制系統」，醃漬肉品如培根與臘肉中，須添加何
種物質以抑制肉毒桿菌生長？(A)己二烯酸　(B)抗壞血酸　(C)
苯甲酸鈉　(D)亞硝酸鹽。

（A）45.狂牛病之正式名稱為牛海綿狀腦病（bovine spongiform
encephalopathy，簡稱BSE），其致病因子為：(A)蛋白質　(B)病

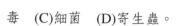

毒　(C)細菌　(D)寄生蟲。

（A）46.我國管理基因改造食品主要依據之法源為何？(A)食品安全衛生管理法　(B)食品良好衛生規範　(C)食品衛生標準　(D)健康食品管理法。

（D）47.我國現行食品衛生管理對食品工業用來水解、中和、脫色、過濾、去除雜質之化學藥品，有何種規定？(A)應針對添加物之使用量及範圍進行限制　(B)應針對添加物之使用量進行限制　(C)應針對添加物之使用範圍進行限制　(D)最終產品不得殘留。

（D）48.我國現行的食品用洗潔劑衛生標準中，以下何種物質在有害物質限量標準中不得檢出？(A)砷　(B)鉛　(C)甲醇　(D)螢光增白劑。

（B）49.我國食品衛生標準中，花生的總黃麴毒素限量標準為：(A)不得檢出　(B)15ppb以下　(C)25 ppb以下　(D)50 ppb 以下。

（D）50.我國食品安全衛生管理法規定，食品添加物之製造與輸入應符合何種規定？(A)符合相當於GMP品質規定即可　(B)通過國際認可的毒性試驗即可　(C)依照衛生署所指定的品目即可　(D)經衛生主管機關查驗登記發給許可證即可。

（C）51.我國在哪一年修正食品安全衛生管理法明訂實施HACCP法源依據？(A)1996年2月　(B)1998年2月　(C)2000年2月　(D)2002年2月。

（A）52.何種食品添加物沒有用量標準之限制？(A)乳酸鈉　(B)亞硫酸鈉　(C)硝酸鈉　(D)偏磷酸鈉。

（A）53.何種食品添加物之使用與標示，應同時標示其用途名稱及品名或通用名稱？(A)防腐劑　(B)調味劑　(C)香料　(D)乳化劑。

（B）54.行政院衛生署公告認定之保健功效，不包括下列哪項？(A)調節血糖　(B)抗癌　(C)牙齒保健　(D)調整血脂。

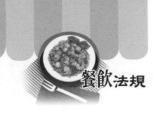

（C）55.有關營養標示之敘述，下列何者錯誤？(A)凡有營養宣稱之市售包裝食品須提供營養標示　(B)以每一份量為標示方式　(C)每次攝取量少之食品亦適用以每100克為標示基準　(D)每一份與每日營養素攝取量百分比可並列標示。

（A）56.有關微生物對水分需求高低次序的組合，下列何者正確？(A)細菌＞酵母菌＞黴菌　(B)細菌＞黴菌＞酵母菌　(C)黴菌＞細菌＞酵母菌　(D)黴菌＞酵母菌＞細菌。

（B）57.有關容器或包裝的食品及食品添加物之標示，下列敘述何者錯誤？(A)最大表面積大於10平方公分，所有字體之長度及寬度不得小於2mm　(B)最大表面積小於10平方公分之小包裝，其品名、有效日期等標示之字體的長度及寬度得小於2mm　(C)最大表面積小於10平方公分之小包裝，標示廠商名稱時所用字體之長度及寬度不得小於2mm　(D)在國內製造者其標示如兼用外文，應以中文為主、外文為輔。

（A）58.有關食品毒性及安全性試驗之敘述，下列何者錯誤？(A)急毒性試驗是測定受試物質之無作用劑量（No Observable Effect Level, NOEL）最常使用的方法　(B)以動物進行毒性試驗所獲得之結果，不能直接應用於人類，尚必須考慮人與供試動物對化學物質之敏感性差異　(C)食入少量即引起中毒的化學物質為劇毒　(D)慢性毒性試驗之實驗期間一般為到動物死亡為止。

（A）59.有關食品作業場所之陳述，下列哪一項是正確的？(A)排水方向應由管制作業區流向一般作業區　(B)排水方向應由一般作業區流向管制作業區　(C)風向應由一般作業區流向準清潔區　(D)風向應由準清潔區流向清潔區。

（B）60.有關三聚氰胺之敘述，下列何者正確？(A)為食品添加物可允許適量添加於食品中　(B)為造成食品中蛋白質含量較高的誤判而

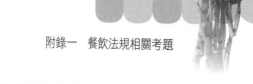

添加　(C)會殘留蓄積於人體內　(D)造成肝臟衰竭。

（B）61.有些添加物雖知其安全性有問題但仍然使用於食品，是基於下列
何種考量？(A)殘留與暴露　(B)危害及利益　(C)實質與等同
(D)劑量與反應。

（A）62.在我國現行之食品安全衛生管理法中，違法的罰則對「物」的處
理不包括：(A)罰金　(B)定期封存　(C)限期收回改正　(D)限期
消毒、改製或採行安全措施。

（A）63.同一種食品依「食品添加物使用範圍及限量暨規格標準」之規
定，同時使用三種防腐劑時，每一種防腐劑之使用量除以其用量
標準所得之數值（使用量／用量標準）之總和應：(A)不得大於1
(B)不得大於3　(C)依食品之種類而定　(D)依使用之防腐劑種類
而定。

（D）64.目前我國包裝飲用水及盛裝飲用水衛生標準，有規定下列何種微
生物限量？(A)肉毒桿菌　(B)腸炎弧菌　(C)曲狀桿菌　(D)大腸
桿菌群。

（C）65.未經核准擅自製造或輸入健康食品者，將受何處罰？　(A)處1
年以下有期徒刑，得併科新台幣30萬元以下罰金　(B)處2年以下
有期徒刑，得併科新台幣50萬元以下罰金　(C)處3年以下有期徒
刑，得併科新台幣100萬元以下罰金　(D)處5年以下有期徒刑，
得併科新台幣100萬元以下罰金。

（A）66.台灣高屏地區發生過的西施舌貝（Soletellina Diphos）中毒事件
是屬於：(A)麻痺性貝毒　(B)腹瀉性貝毒　(C)神經性貝毒　(D)
失憶性貝毒。

（B）67.以肉製品中添加亞硝酸鹽為例，有關危害／利益分析之敘述，下
列何者錯誤？(A)亞硝酸鹽可保持肉製品鮮紅的顏色　(B)肉製品
中可無限量添加亞硝酸鹽　(C)亞硝酸鹽會與肉製品中之蛋白質

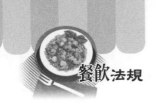

結合產生致癌性之亞硝胺化合物（nitrosamine compound） (D)亞硝酸鹽可抑制肉製品中肉毒桿菌的生長。

（A）68.世界衛生組織（WHO）在2008年12月設定食品中三聚氰胺含量之能忍受的每日攝取量（tolerable daily intake, TDI）為每公斤體重多少毫克？(A)0.2 (B)0.4 (C)0.8 (D)1.0。

（C）69.中國餐館症候群（Chinese restaurant syndrome）是由何者所引起？(A)胡椒 (B)食鹽 (C)味精 (D)醬油。

（B）70.下列食品業者常用餐具殺菌方法之敘述，何者錯誤？(A)熱水殺菌法：80°C以上熱水，2分鐘以上 (B)氯液殺菌法：氯液之餘氯不得低於300ppm，浸漬2分鐘以上 (C)乾熱殺菌法：110 °C，30分鐘以上 (D)蒸汽殺菌法：100 °C蒸汽，2分鐘以上。

（B）71.下列食品添加物何者在其標示中，必須註明苯酮尿症患者（phenylketonuric）不宜使用之警語？(A)環己基磺醯胺酸 (B)阿斯巴甜 (C)糖精 (D)山梨醇。

（C）72.下列食物，何者較易產生黃麴毒素？(A)罐頭食品 (B)生鮮肉品 (C)花生製品 (D)蔬菜。

（B）73.下列物質中與食用牛乳發生「食物不耐症」（food intolerance）有關者為：(A)酪蛋白分解酵素 (B)乳糖分解酵素 (C)脂肪分解酵素 (D)澱粉糖化酵素。

（D）74.下列何種塑膠材質之單體具有致癌性？(A)聚酯（PET） (B)聚丙烯（PP） (C)聚乙烯（PE） (D)聚氯乙烯（PVC）。

（C）75.下列何種成分於2006年1月開始，美國FDA強制業者於營養標示標明？(A)蘇丹紅 (B)丙烯醯胺 (C)反式脂肪 (D)食物過敏原。

（D）76.下列何者添加於食品中，可做為抗氧化劑且具有防腐劑作用？(A)己二烯酸 (B)維生素C (C)亞硝酸鈉 (D)亞硫酸鹽。

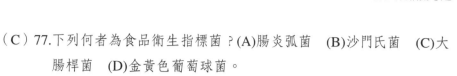

（C）77.下列何者為食品衛生指標菌？(A)腸炎弧菌　(B)沙門氏菌　(C)大腸桿菌　(D)金黃色葡萄球菌。

（B）78.下列何者為非法之漂白劑？(A)亞硫酸鈉　(B)吊白塊　(C)亞硝酸鈉　(D)硫酸鈣。

（C）79.下列何者為合法的人工合成色素？(A)奶油黃　(B)食用紅色2號　(C)食用綠色3號　(D)鹽基性桃紅精。

（B）80.下列何者是HACCP系統所強調之食物管制重點？(A)菜單營養　(B)衛生安全　(C)感官品質　(D)生產成本。

（B）81.下列何者不是基因改造食品（genetically modified food, GMF）之定義？(A)食品本身含有基因改造生物體來源　(B)食品含有天然之交配及重組所產生之生物體來源　(C)使用的原料本身含有基因改造生物體來源　(D)使用之添加物含有基因改造生物體來源。

（D）82.下列何者不是食品標示所要求之標示事項？(A)品名　(B)有效日期　(C)食品添加物名稱　(D)售價。

（B）83.下列何者不可使用於飲用水及食品用水作為殺菌劑？(A)二氧化氯　(B)過氧化氫　(C)氯化石灰　(D)次氯酸鈉液。

（A）84.下列有關營養師之規定，何者錯誤？(A)營養師執業，應接受繼續教育，並每4年提出完成繼續教育證明文件，辦理執業執照更新　(B)營養師停業、歇業時報請原發執業執照機關備查　(C)停業之期間，以1年為限；逾1年者，應辦理歇業　(D)可以對個別對象進行健康狀況之營養評估。

（C）85.下列有關餐飲食品業廚餘處理的敘述，何者錯誤？(A)廚餘先經磨碎、去除多餘水分可減少體積方便貯存與搬運　(B)廚餘貯存時應加蓋　(C)廚餘不可冷藏　(D)廚餘若用於養豬，應先經加熱處理。

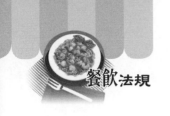

（D）86.下列有關食品業者應設立食品安全管制系統工作小組之敘述，何者不正確？(A)管制小組成員至少三人　(B)管制小組成員，其中負責人或其授權人為必要之成員　(C)管制小組成員應接受食品良好衛生規範相關訓練並領有合格證書者　(D)管制小組成員中至少一人應具備營養師證書。

（C）87.下列有關食品GMP對「即食餐食工廠」各作業區場所清潔度區分之規定，何者正確？(A)原料處理場為準清潔作業區　(B)內包裝容器貯存場為一般作業區　(C)加工調理場為準清潔作業區　(D)烹調場為清潔作業區。

（C）88.下列有關金屬汞所引起中毒之敘述，何者不正確：(A)造成中毒者聽力受限　(B)對神經中樞造成傷害　(C)干擾血紅素合成　(D)造成死亡。

（D）89.下列有關依我國食品安全衛生管理法所訂定之食品安全管制系統，何者錯誤？(A)危害分析應鑑別危害之發生頻率及嚴重性　(B)每一重要管制點應建立管制界限　(C)文件與紀錄應保存至產品有效日期後六個月以上　(D)當監測結果顯示重要管制點失控時，所採取之行動，定義為防制措施。

（A）90.下列有關防腐劑使用之說明，何者不正確？(A)若食品中含菌量高，可增加添加之劑量　(B)不能有害人體之健康　(C)不能與食品中之成分發生化學反應　(D)不能因而掩飾不良的加工程序。

（C）91.下列有關多氯聯苯（PCB）的敘述，何者錯誤？(A)是一種有機氯化合物　(B)屬於油溶性物質　(C)通常含在米糠油中　(D)會造成人體皮膚色素沉著。

（C）92.下列有關「戴奧辛事件」之敘述，何者錯誤？(A)戴奧辛中毒大都因環境被污染所造成　(B)戴奧辛屬脂溶性，不易分解，會由生物蓄積、累積各食物中　(C)「檢驗管理」是戴奧辛徹底解決

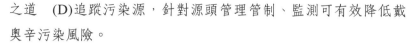

之道　(D)追蹤污染源，針對源頭管理管制、監測可有效降低戴奧辛污染風險。

（C）93.下列何者不屬於特殊營養食品管理之範圍？(A)嬰兒配方奶粉　(B)控制體重取代餐　(C)健康食品　(D) 糖尿病配方食品。

（D）94.一般而言，下列人員中何者不是食品安全管制系統工作小組之成員？(A)衛生管理人員　(B)品保人員　(C)生產人員　(D)銷售業務人員。

（C）95.HACCP觀念首先被應用至下列哪一種食品之良好製造規範中？(A)低酸性罐頭食品　(B)生鮮魚貝類　(C)禽畜肉品　(D)乳製品。

（D）96.HACCP系統之危害分析工作不包括：(A)鑑定危害之種類　(B)評估危害之嚴重性　(C)評估危害之發生機率　(D)決定重要管制點。

（A）97.HACCP七大原理不包括：(A)建立加工流程圖　(B)判定重要管制點　(C)建立紀錄系統　(D)執行管制點監控。

（A）98.HACCP 制度與傳統衛生管理比較起來，何者不是其所具備的優點？(A)最終產品檢驗　(B)全部製程管制　(C)對於微生物污染造成之中毒較能掌握防止　(D)確保產品安全。

（C）99.「食品業者良好衛生規範」一般規定，下列何者錯誤？(A)蓄水池每年至少清理1次　(B)蓄水池其設置地點應距化糞池3公尺以上　(C)使用地下水源者，其水源應與污染源至少保持5公尺之距離　(D)食品作業場所照明設施光線應達到100米燭光以上。

（C）100.「食品安全管制系統」包括哪兩大部分？(A) HACCP與CAS　(B) GMP與CAS　(C) GHP與HACCP　(D) HACCP與ISO。

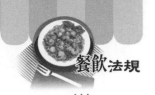

餐飲法規

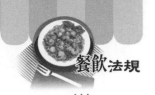

## 附錄二　食品安全衛生管理法

中華民國64年1月28公布全文32條

中華民國103年2月5日修正公布全文60條

（原名為食品衛生管理法；除第30條申報制度與第22條第1項第4、5款自103年6月19日施行及第21條第3項自公布後一年施行外，自公布日施行）

## 第一章　總則

第1條　為管理食品衛生安全及品質，維護國民健康，特制定本法。

第2條　本法所稱主管機關：在中央為衛生福利主管機關；在直轄市為直轄市政府；在縣（市）為縣（市）政府。

第3條　本法用詞，定義如下：

一、食品：指供人飲食或咀嚼之產品及其原料。

二、特殊營養食品：指嬰兒與較大嬰兒配方食品、特定疾病配方食品及其他經中央主管機關許可得供特殊營養需求者使用之配方食品。

三、食品添加物：指為食品著色、調味、防腐、漂白、乳化、增加香味、安定品質、促進發酵、增加稠度、強化營養、防止氧化或其他必要目的，加入、接觸於食品之單方或複方物質。複方食品添加物使用之添加物僅限由中央主管機關准用之食品添加物組成，前述准用之單方食品添加物皆應有中央主管機關之准用許可字號。

四、食品器具：指與食品或食品添加物直接接觸之器械、工具或器皿。

五、食品容器或包裝：指與食品或食品添加物直接接觸之容器或包裹物。

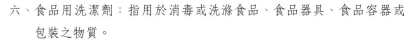
六、食品用洗潔劑：指用於消毒或洗滌食品、食品器具、食品容器或
包裝之物質。

七、食品業者：指從事食品或食品添加物之製造、加工、調配、包
裝、運送、貯存、販賣、輸入、輸出或從事食品器具、食品容器
或包裝、食品用洗潔劑之製造、加工、輸入、輸出或販賣之業
者。

八、標示：指於食品、食品添加物、食品用洗潔劑、食品器具、食品
容器或包裝上，記載品名或為說明之文字、圖畫、記號或附加之
說明書。

九、營養標示：指於食品容器或包裝上，記載食品之營養成分、含量
及營養宣稱。

十、查驗：指查核及檢驗。

十一、基因改造：指使用基因工程或分子生物技術，將遺傳物質轉移
或轉殖入活細胞或生物體，產生基因重組現象，使表現具外源
基因特性或使自身特定基因無法表現之相關技術。但不包括傳
統育種、同科物種之細胞及原生質體融合、雜交、誘變、體外
受精、體細胞變異及染色體倍增等技術。

## 第二章　食品安全風險管理

第4條　主管機關採行之食品安全管理措施應以風險評估為基礎，符合滿足國
民享有之健康、安全食品以及知的權利、科學證據原則、事先預防原
則、資訊透明原則，建構風險評估以及諮議體系。

前項風險評估，中央主管機關應召集食品安全、毒理與風險評估等專
家學者及民間團體組成食品風險評估諮議會為之。

第一項諮議體系應就食品衛生安全與營養、基因改造食品、食品廣告標
示、食品檢驗方法等成立諮議會，召集食品安全、營養學、醫學、毒
理、風險管理、農業、法律、人文社會領域相關具有專精學者組成之。

諮議會之組成、議事、程序與範圍及其他應遵行事項之辦法，由中央

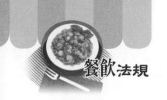

主管機關定之。

中央主管機關對重大或突發性食品衛生安全事件，必要時得依風險評估或流行病學調查結果，公告對特定產品或特定地區之產品採取下列管理措施：

一、限制或停止輸入查驗、製造及加工之方式或條件。

二、下架、封存、限期回收、限期改製、沒入銷毀。

第5條　各級主管機關依科學實證，建立食品衛生安全監測體系，於監測發現有危害食品衛生安全之虞之事件發生時，應發布預警或採行必要管制措施。

前項發布預警或採行必要管制措施，包含公布檢驗結果、令食品業者自主檢驗及揭露資訊。

第6條　各級主管機關應設立通報系統，劃分食品引起或感染症中毒，由衛生福利部食品藥物管理署或衛生福利部疾病管制署主管之，蒐集並受理疑似食品中毒事件之通報。

醫療機構診治病人時發現有疑似食品中毒之情形，應於二十四小時內向當地主管機關報告。

## 第三章　食品業者衛生管理

第7條　食品業者應實施自主管理，確保食品衛生安全。

食品業者於發現產品有危害衛生安全之虞時，應即主動停止製造、加工、販賣及辦理回收，並通報直轄市、縣（市）主管機關。

食品業者應將其產品原材料、半成品或成品，自行或送交其他檢驗機關（構）、法人或團體檢驗。

前項應辦理檢驗之食品業者類別與規模、最低檢驗週期及其他相關事項，由中央主管機關公告。

第8條　食品業者之從業人員、作業場所、設施衛生管理及其品保制度，均應符合食品之良好衛生規範準則。

經中央主管機關公告類別及規模之食品業，應符合食品安全管制系統

準則之規定。

經中央主管機關公告類別及規模之食品業者，應向中央或直轄市、縣（市）主管機關申請登錄，始得營業。

第一項食品之良好衛生規範準則、第二項食品安全管制系統準則，及前項食品業者申請登錄之條件、程序、應登錄之事項與申請變更、登錄之廢止、撤銷及其他應遵行事項之辦法，由中央主管機關定之。

中央主管機關得就食品業者，辦理衛生安全管理之驗證；必要時得就該項業務委託相關驗證機構辦理。

前項驗證之程序、驗證方式、委託驗證之受託者、委託程序及其他相關事項之管理辦法，由中央主管機關定之。

第9條　經中央主管機關公告類別與規模之食品業者，應依其產業模式，建立產品原材料、半成品與成品供應來源及流向之追溯或追蹤系統。

前項追溯或追蹤系統之建立、應記錄之事項、查核及其他應遵行事項之辦法，由中央主管機關定之。

第10條　食品業者之設廠登記，應由工業主管機關會同主管機關辦理。

食品工廠之建築及設備，應符合設廠標準；其標準，由中央主管機關會同中央工業主管機關定之。

第11條　經中央主管機關公告類別及規模之食品業者，應置衛生管理人員。

前項衛生管理人員之資格、訓練、職責及其他應遵行事項之辦法，由中央主管機關定之。

第12條　經中央主管機關公告類別及規模之食品業者，應置一定比率，並領有專門職業或技術證照之食品、營養、餐飲等專業人員，辦理食品衛生安全管理事項。

前項應聘用專門職業或技術證照人員之設置、職責、業務之執行及管理辦法，由中央主管機關定之。

第13條　經中央主管機關公告類別及規模之食品業者，應投保產品責任保險。

前項產品責任保險之保險金額及契約內容，由中央主管機關定之。

第14條　公共飲食場所衛生之管理辦法，由直轄市、縣（市）主管機關依中央主管機關訂定之各類衛生標準或法令定之。

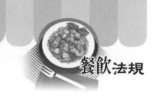

## 第四章　食品衛生管理

第15條　食品或食品添加物有下列情形之一者，不得製造、加工、調配、包裝、運送、貯存、販賣、輸入、輸出、作為贈品或公開陳列：

一、變質或腐敗。

二、未成熟而有害人體健康。

三、有毒或含有害人體健康之物質或異物。

四、染有病原性生物，或經流行病學調查認定屬造成食品中毒之病因。

五、殘留農藥或動物用藥含量超過安全容許量。

六、受原子塵或放射能污染，其含量超過安全容許量。

七、攙偽或假冒。

八、逾有效日期。

九、從未於國內供作飲食且未經證明為無害人體健康。

十、添加未經中央主管機關許可之添加物。

前項第五款、第六款殘留農藥或動物用藥安全容許量及食品中原子塵或放射能污染安全容許量之標準，由中央主管機關會商相關機關定之。

第一項第三款有害人體健康之物質，包括雖非疫區而近十年內有發生牛海綿狀腦病或新型庫賈氏症病例之國家或地區牛隻之頭骨、腦、眼睛、脊髓、絞肉、內臟及其他相關產製品。

國內外之肉品及其他相關產製品，除依中央主管機關根據國人膳食習慣為風險評估所訂定安全容許標準者外，不得檢出乙型受體素。

國內外如發生因食用安全容許殘留乙型受體素肉品導致中毒案例時，應立即停止含乙型受體素之肉品進口；國內經確認有因食用致中毒之個案，政府應負照護責任，並協助向廠商請求損害賠償。

第16條　食品器具、食品容器或包裝、食品用洗潔劑有下列情形之一，不得製造、販賣、輸入、輸出或使用：

一、有毒者。

二、易生不良化學作用者。

三、足以危害健康者。

四、其他經風險評估有危害健康之虞者。

第17條　販賣之食品、食品用洗潔劑及其器具、容器或包裝，應符合衛生安全及品質之標準；其標準由中央主管機關定之。

第18條　食品添加物之品名、規格及其使用範圍、限量標準，由中央主管機關定之。

前項標準之訂定，必須以可以達到預期效果之最小量為限制，且依據國人膳食習慣為風險評估，同時必須遵守規格標準之規定。

第19條　第十五條第二項及前二條規定之標準未訂定前，中央主管機關為突發事件緊急應變之需，於無法取得充分之實驗資料時，得訂定其暫行標準。

第20條　屠宰場內畜禽屠宰及分切之衛生查核，由農業主管機關依相關法規之規定辦理。

運送過程之屠體、內臟及其分切物於交付食品業者後之衛生查核，由衛生主管機關為之。

食品業者所持有之屠體、內臟及其分切物之製造、加工、調配、包裝、運送、貯存、販賣、輸入或輸出之衛生管理，由各級主管機關依本法之規定辦理。

第二項衛生查核之規範，由中央主管機關會同中央農業主管機關定之。

第21條　經中央主管機關公告之食品、食品添加物、食品器具、食品容器或包裝及食品用洗潔劑，其製造、加工、調配、改裝、輸入或輸出，非經中央主管機關查驗登記並發給許可文件，不得為之；其登記事項有變更者，應事先向中央主管機關申請審查核准。

食品所含之基因改造食品原料非經中央主管機關健康風險評估審查，並查驗登記發給許可文件，不得供作食品原料。

經中央主管機關查驗登記並發給許可文件之基因改造食品原料，其輸入業者應依第九條第二項所定辦法，建立基因改造食品原料供應來源及流向之追溯或追蹤系統。

第一項及第二項許可文件，其有效期間為一年至五年，由中央主管機

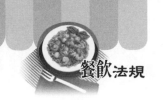

關核定之;期滿仍需繼續製造、加工、調配、改裝、輸入或輸出者,
應於期滿前三個月內,申請中央主管機關核准展延。但每次展延,不
得超過五年。

第一項及第二項許可之廢止、許可文件之發給、換發、補發、展延、
移轉、註銷及登記事項變更等管理事項之辦法,由中央主管機關定
之。

第一項及第二項之查驗登記,得委託其他機構辦理;其委託辦法,由
中央主管機關定之。

本法中華民國一百零三年一月二十八日修正前,第二項未辦理查驗登
記之基因改造食品原料,應於公布後二年內完成辦理。

## 第五章　食品標示及廣告管理

第22條　食品之容器或外包裝,應以中文及通用符號,明顯標示下列事項:

一、品名。

二、內容物名稱;其為二種以上混合物時,應依其含量多寡由高至低
　　分別標示之。

三、淨重、容量或數量。

四、食品添加物名稱;混合二種以上食品添加物,以功能性命名者,
　　應分別標明添加物名稱。

五、製造廠商或國內負責廠商名稱、電話號碼及地址。

六、原產地(國)。

七、有效日期。

八、營養標示。

九、含基因改造食品原料。

十、其他經中央主管機關公告之事項。

前項第二款內容物之主成分應標明所佔百分比,其應標示之產品、主
成分項目、標示內容、方式及各該產品實施日期,由中央主管機關另
定之。

第一項第八款及第九款標示之應遵行事項，由中央主管機關公告之。

第23條　食品因容器或外包裝面積、材質或其他之特殊因素，依前條規定標示顯有困難者，中央主管機關得公告免一部之標示，或以其他方式標示。

第24條　食品添加物之容器或外包裝，應以中文及通用符號，明顯標示下列事項：

一、品名及「食品添加物」字樣。

二、食品添加物名稱；其為二種以上混合物時，應分別標明。

三、淨重、容量或數量。

四、製造廠商或國內負責廠商名稱、電話號碼及地址。

五、有效日期。

六、使用範圍、用量標準及使用限制。

七、原產地（國）。

八、含基因改造食品添加物之原料。

九、其他經中央主管機關公告之事項。

前項第二款食品添加物之香料成分及第八款標示之應遵行事項，由中央主管機關公告之。

第25條　中央主管機關得對直接供應飲食之場所，就其供應之特定食品，要求以中文標示原產地；對特定散裝食品販賣者，得就其販賣之地點、方式予以限制，或要求以中文標示品名、原產地（國）、含基因改造食品原料、製造日期或有效日期等事項。

前項特定食品品項、應標示事項、方法及範圍；與特定散裝食品品項、限制方式及應標示事項，由中央主管機關公告之

第26條　經中央主管機關公告之食品器具、食品容器或包裝，應以中文及通用符號，明顯標示下列事項：

一、品名。

二、材質名稱及耐熱溫度；其為二種以上材質組成者，應分別標明。

三、淨重、容量或數量。

四、國內負責廠商之名稱、電話號碼及地址。

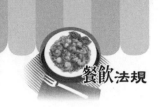

五、原產地（國）。

六、製造日期；其有時效性者，並應加註有效日期或有效期間。

七、使用注意事項或微波等其他警語。

八、其他經中央主管機關公告之事項。

第27條　食品用洗潔劑之容器或外包裝，應以中文及通用符號，明顯標示下列事項：

一、品名。

二、主要成分之化學名稱；其為二種以上成分組成者，應分別標明。

三、淨重或容量。

四、國內負責廠商名稱、電話號碼及地址。

五、原產地（國）。

六、製造日期；其有時效性者，並應加註有效日期或有效期間。

七、適用對象或用途。

八、使用方法及使用注意事項或警語。

九、其他經中央主管機關公告之事項。

第28條　食品、食品添加物、食品用洗潔劑及經中央主管機關公告之食品器具、食品容器或包裝，其標示、宣傳或廣告，不得有不實、誇張或易生誤解之情形。

食品不得為醫療效能之標示、宣傳或廣告。

中央主管機關對於特殊營養食品、易導致慢性病或不適合兒童及特殊需求者長期食用之食品，得限制其促銷或廣告；其食品之項目、促銷或廣告之限制與停止刊播及其他應遵行事項之辦法，由中央主管機關定之。

第29條　接受委託刊播之傳播業者，應自廣告之日起六個月，保存委託刊播廣告者之姓名或名稱、國民身分證統一編號、公司、商號、法人或團體之設立登記文件號碼、住居所或事務所、營業所及電話等資料，且於主管機關要求提供時，不得規避、妨礙或拒絕。

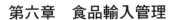

## 第六章　食品輸入管理

第30條　輸入經中央主管機關公告之食品、基因改造食品原料、食品添加物、食品器具、食品容器或包裝及食品用洗潔劑時，應依海關專屬貨品分類號列，向中央主管機關申請查驗並申報其產品有關資訊。

執行前項規定，查驗績效優良之業者，中央主管機關得採取優惠之措施。

輸入第一項產品非供販賣，且其金額、數量符合中央主管機關公告或經中央主管機關專案核准者，得免申請查驗。

第31條　前條產品輸入之查驗及申報，中央主管機關得委任、委託相關機關（構）、法人或團體辦理。

第32條　主管機關為追查或預防食品衛生安全事件，必要時得要求食品業者或其代理人提供輸入產品之相關紀錄、文件及電子檔案或資料庫，食品業者或其代理人不得規避、妨礙或拒絕。

食品業者應就前項輸入產品、基因改造食品原料之相關紀錄、文件及電子檔案或資料庫保存五年。

前項應保存之資料、方式及範圍，由中央主管機關公告之。

第33條　輸入產品因性質或其查驗時間等條件特殊者，食品業者得向查驗機關申請具結先行放行，並於特定地點存放。查驗機關審查後認定應繳納保證金者，得命其繳納保證金後，准予具結先行放行。

前項具結先行放行之產品，其存放地點得由食品業者或其代理人指定；產品未取得輸入許可前，不得移動、啟用或販賣。

第三十條、第三十一條及本條第一項有關產品輸入之查驗、申報或查驗、申報之委託、優良廠商輸入查驗與申報之優惠措施、輸入產品具結先行放行之條件、應繳納保證金之審查基準、保證金之收取標準及其他應遵行事項之辦法，由中央主管機關定之。

第34條　中央主管機關遇有重大食品衛生安全事件發生，或輸入產品經查驗不合格之情況嚴重時，得就相關業者、產地或產品，停止其查驗申請。

第35條　中央主管機關對於管控安全風險程度較高之食品，得於其輸入前，實

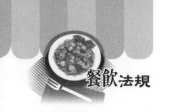

施系統性查核。

前項實施系統性查核之產品範圍、程序及其他相關事項之辦法，由中央主管機關定之。

中央主管機關基於源頭管理需要或因個別食品衛生安全事件，得派員至境外，查核該輸入食品之衛生安全管理等事項。

第36條　境外食品、食品添加物、食品器具、食品容器或包裝及食品用洗潔劑對民眾之身體或健康有造成危害之虞，經中央主管機關公告者，旅客攜帶入境時，應檢附出產國衛生主管機關開具之衛生證明文件申報之；對民眾之身體或健康有嚴重危害者，中央主管機關並得公告禁止旅客攜帶入境。

違反前項規定之產品，不問屬於何人所有，沒入銷毀之。


## 第七章　食品檢驗

第37條　食品、食品添加物、食品器具、食品容器或包裝及食品用洗潔劑之檢驗，由各級主管機關或委任、委託經認可之相關機關（構）、法人或團體辦理。

中央主管機關得就前項受委任、委託之相關機關（構）、法人或團體，辦理認證；必要時，其認證工作，得委任、委託相關機關（構）、法人或團體辦理。

前二項有關檢驗之委託、檢驗機關（構）、法人或團體認證之條件與程序、委託辦理認證工作之程序及其他相關事項之管理辦法，由中央主管機關定之。

第38條　各級主管機關執行食品、食品添加物、食品器具、食品容器或包裝及食品用洗潔劑之檢驗，其檢驗方法，經食品檢驗方法諮議會諮議，由中央主管機關定之；未定檢驗方法者，得依國際間認可之方法為之。

第39條　食品業者對於檢驗結果有異議時，得自收受通知之日起十五日內，向原抽驗之機關（構）申請複驗；受理機關（構）應於三日內進行複驗。但檢體無適當方法可資保存者，得不受理之。

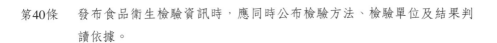

第40條　發布食品衛生檢驗資訊時，應同時公布檢驗方法、檢驗單位及結果判讀依據。

## 第八章　食品查核及管制

第41條　直轄市、縣（市）主管機關為確保食品、食品添加物、食品器具、食品容器或包裝及食品用洗潔劑符合本法規定，得執行下列措施，業者不得規避、妨礙或拒絕：

　　　一、進入製造、加工、調配、包裝、運送、貯存、販賣場所執行現場查核及抽樣檢驗。

　　　二、為前款查核或抽樣檢驗時，得要求前款場所之食品業者提供原料或產品之來源及數量、作業、品保、販賣對象、金額、其他佐證資料、證明或紀錄，並得查閱、扣留或複製之。

　　　三、查核或檢驗結果證實為不符合本法規定之食品、食品添加物、食品器具、食品容器或包裝及食品用洗潔劑，應予封存。

　　　四、對於有違反第八條第一項、第十五條第一項、第四項、第十六條、中央主管機關依第十七條、第十八條或第十九條所定標準之虞者，得命食品業者暫停作業及停止販賣，並封存該產品。

　　　五、接獲通報疑似食品中毒案件時，對於各該食品業者，得命其限期改善或派送相關食品從業人員至各級主管機關認可之機關（構），接受至少四小時之食品中毒防治衛生講習；調查期間，並得命其暫停作業、停止販賣及進行消毒，並封存該產品。

　　　中央主管機關於必要時，亦得為前項規定之措施。

第42條　前條查核、檢驗與管制措施及其他應遵行事項之辦法，由中央主管機關定之。

第43條　主管機關對於檢舉查獲違反本法規定之食品、食品添加物、食品器具、食品容器或包裝、食品用洗潔劑、標示、宣傳、廣告或食品業者，除應對檢舉人身分資料嚴守秘密外，並得酌予獎勵。

　　　前項檢舉獎勵辦法，由中央主管機關定之。

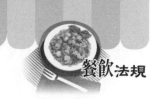

第一項檢舉人身分資料之保密，於訴訟程序，亦同。

## 第九章　罰則

第44條　有下列行為之一者，處新臺幣六萬元以上五千萬元以下罰鍰；情節重
　　　　大者，並得命其歇業、停業一定期間、廢止其公司、商業、工廠之全
　　　　部或部分登記事項，或食品業者之登錄；經廢止登錄者，一年內不得
　　　　再申請重新登錄：

　　　　一、違反第八條第一項或第二項規定，經命其限期改正，屆期不改
　　　　　　正。

　　　　二、違反第十五條第一項、第四項或第十六條規定。

　　　　三、經主管機關依第五十二條第二項規定，命其回收、銷毀而不遵
　　　　　　行。

　　　　四、違反中央主管機關依第五十四條第一項所為禁止其製造、販賣、
　　　　　　輸入或輸出之公告。

　　　　違反前項規定，其所得利益超過法定罰鍰最高額且經中央主管機關認
　　　　定情節重大者，得於所得利益範圍內裁處之。。

第45條　違反第二十八條第一項或中央主管機關依第二十八條第三項所定辦法
　　　　者，處新臺幣四萬元以上四百萬元以下罰鍰；違反同條第二項規定
　　　　者，處新臺幣六十萬元以上五百萬元以下罰鍰；再次違反者，並得命
　　　　其歇業、停業一定期間、廢止其公司、商業、工廠之全部或部分登記
　　　　事項，或食品業者之登錄；經廢止登錄者，一年內不得再申請重新登
　　　　錄。

　　　　違反前項廣告規定之食品業者，應按次處罰至其停止刊播為止。

　　　　違反第二十八條有關廣告規定之一，情節重大者，除依前二項規定處
　　　　分外，主管機關並應命其不得販賣、供應或陳列；且應自裁處書送達
　　　　之日起三十日內，於原刊播之同一篇幅、時段，刊播一定次數之更正
　　　　廣告，其內容應載明表達歉意及排除錯誤之訊息。

　　　　違反前項規定，繼續販賣、供應、陳列或未刊播更正廣告者，處新臺

幣十二萬元以上六十萬元以下罰鍰。

第46條　傳播業者違反第二十九條規定者，處新臺幣六萬元以上三十萬元以下罰鍰，並得按次處罰。

直轄市、縣（市）主管機關為前條第一項處罰時，應通知傳播業者及其直轄市、縣（市）主管機關或目的事業主管機關。傳播業者自收到該通知之次日起，應即停止刊播。

傳播業者未依前項規定停止刊播違反第二十八條第一項或第二項規定，或違反中央主管機關依第二十八條第三項所為廣告之限制或所定辦法中有關停止廣告之規定者，處新臺幣十二萬元以上六十萬元以下罰鍰，並應按次處罰至其停止刊播為止。

傳播業者經依第二項規定通知後，仍未停止刊播者，直轄市、縣（市）主管機關除依前項規定處罰外，並通知傳播業者之直轄市、縣（市）主管機關或其目的事業主管機關依相關法規規定處理。

第47條　有下列行為之一者，處新臺幣三萬元以上三百萬元以下罰鍰；情節重大者，並得命其歇業、停業一定期間、廢止其公司、商業、工廠之全部或部分登記事項，或食品業者之登錄；經廢止登錄者，一年內不得再申請重新登錄：

一、違反中央主管機關依第四條所為公告。

二、違反第七條第二項規定。

三、食品業者依第八條第三項或第九條第一項規定，登錄或建立追溯或追蹤之資料不實。

四、違反第十一條第一項或第十二條第一項規定。

五、違反中央主管機關依第十三條所為投保產品責任保險之規定。

六、違反直轄市或縣（市）主管機關依第十四條所定管理辦法中有關公共飲食場所衛生之規定。

七、違反第二十一條第一項及第二項、第二十二條第一項或依第二項及第三項公告之事項、第二十四條第一項或依第二項公告之事項、第二十六條或第二十七條規定。

八、除第四十八條第四款規定者外，違反中央主管機關依第十八條所

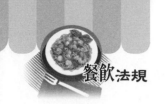

定標準中有關食品添加物規格及其使用範圍、限量之規定。

九、違反中央主管機關依第二十五條第二項所為之公告。

十、規避、妨礙或拒絕本法所規定之查核、檢驗、查扣或封存。

十一、對依本法規定應提供之資料,拒不提供或提供資料不實。

十二、經依本法規定命暫停作業或停止販賣而不遵行。

十三、違反第三十條第一項規定,未辦理輸入產品資訊申報,或申報
之資訊不實。

十四、違反第五十三條規定。

第48條　有下列行為之一者,經命限期改正,屆期不改正者,處新臺幣三萬元
以上三百萬元以下罰鍰;情節重大者,並得命其歇業、停業一定期
間、廢止其公司、商業、工廠之全部或部分登記事項,或食品業者之
登錄;經廢止登錄者,一年內不得再申請重新登錄:

一、違反第七條第三項規定。

二、違反第八條第三項規定,未辦理登錄。

三、違反第九條第一項規定,未建立追溯或追蹤系統。

四、違反中央主管機關依第十七條或第十九條所定標準之規定。

五、食品業者販賣之產品違反中央主管機關依第十八條所定食品添加
物規格及其使用範圍、限量之規定。

第48-1條　有下列情形之一者,由中央主管機關處新臺幣三萬元以上三百萬元以
下罰鍰;情節重大者,並得暫停、終止或廢止其委託或認證;經終止
委託或廢止認證者,一年內不得再接受委託或重新申請認證:

一、依本法受託辦理食品業者衛生安全管理驗證,違反依第八條第六
項所定之管理規定。

二、依本法認證之檢驗機構、法人或團體,違反依第三十七條第三項
所定之認證管理規定。

三、依本法受託辦理檢驗機關(構)、法人或團體認證,違反依第
三十七條第三項所定之委託認證管理規定。

第49條　有第十五條第一項第七款、第十款行為者,處五年以下有期徒刑、拘
役或科或併科新臺幣八百萬元以下罰金。

有第四十四條至前條行為，致危害人體健康者，處七年以下有期徒刑、拘役或科或併科新臺幣一千萬元以下罰金。

犯前項之罪，因而致人於死者，處無期徒刑或七年以上有期徒刑，得併科新臺幣二千萬元以下罰金；致重傷者，處三年以上十年以下有期徒刑，得併科新臺幣一千五百萬元以下罰金。

因過失犯第一項、第二項之罪者，處一年以下有期徒刑、拘役或科新臺幣六百萬元以下罰金。

法人之代表人、法人或自然人之代理人、受僱人或其他從業人員，因執行業務犯第一項至第三項之罪者，除處罰其行為人外，對該法人或自然人科以各該項十倍以下之罰金。

第49-1條 故意犯本法之罪者，因犯罪所得財物或財產上利益，除應發還被害人外，屬於犯人者，沒收之。如全部或一部不能沒收，追徵其價額或以其財產抵償。

為保全前項財物或財產上利益之追徵或財產上之抵償，必要時，得酌量扣押其財產。

第50條 雇主不得因勞工向主管機關或司法機關揭露違反本法之行為、擔任訴訟程序之證人或拒絕參與違反本法之行為而予解僱、調職或其他不利之處分。

雇主或代表雇主行使管理權之人，為前項規定所為之解僱、降調或減薪者，無效。

雇主以外之人曾參與違反本法之規定且應負刑事責任之行為，而向主管機關或司法機關揭露，因而破獲雇主違反本法之行為者，減輕或免除其刑。

第51條 有下列情形之一者，主管機關得為處分如下：

一、有第四十七條第十三款規定情形者，得暫停受理食品業者或其代理人依第三十條第一項規定所為之查驗申請；產品已放行者，得視違規之情形，命食品業者回收、銷毀或辦理退運。

二、違反第三十條第三項規定，將免予輸入查驗之產品供販賣者，得停止其免查驗之申請一年。

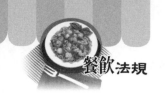

三、違反第三十三條第二項規定，取得產品輸入許可前，擅自移動、啟用或販賣者，或具結保管之存放地點與實際不符者，沒收所收取之保證金，並於一年內暫停受理該食品業者具結保管之申請；擅自販賣者，並得處販賣價格一倍至二十倍之罰鍰。

第52條　食品、食品添加物、食品器具、食品容器或包裝及食品用洗潔劑，經依第四十一條規定查核或檢驗者，由當地直轄市、縣（市）主管機關依查核或檢驗結果，為下列之處分：

一、有第十五條第一項、第四項或第十六條所列各款情形之一者，應予沒入銷毀。

二、不符合中央主管機關依第十七條、第十八條所定標準，或違反第二十一條第一項及第二項規定者，其產品及以其為原料之產品，應予沒入銷毀。但實施消毒或採行適當安全措施後，仍可供食用、使用或不影響國人健康者，應通知限期消毒、改製或採行適當安全措施；屆期未遵行者，沒入銷毀之。

三、標示違反第二十二條第一項或依第二項及第三項公告之事項、第二十四條第一項或依第二項公告之事項、第二十六條、第二十七條或第二十八條第一項規定者，應通知限期回收改正，改正前不得繼續販賣；屆期未遵行或違反第二十八條第二項規定者，沒入銷毀之。

四、依第四十一條第一項規定命暫停作業及停止販賣並封存之產品，如經查無前三款之情形者，應撤銷原處分，並予啟封。

前項第一款至第三款應予沒入之產品，應先命製造、販賣或輸入者立即公告停止使用或食用，並予回收、銷毀。必要時，當地直轄市、縣（市）主管機關得代為回收、銷毀，並收取必要之費用。

前項應回收、銷毀之產品，其回收、銷毀處理辦法，由中央主管機關定之。

製造、加工、調配、包裝、運送、販賣、輸入、輸出第一項第一款或第二款產品之食品業者，由當地直轄市、縣（市）主管機關公布其商號、地址、負責人姓名、商品名稱及違法情節。

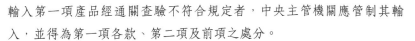

輸入第一項產品經通關查驗不符合規定者，中央主管機關應管制其輸入，並得為第一項各款、第二項及前項之處分。

第53條　直轄市、縣（市）主管機關經依前條第一項規定，命限期回收銷毀產品或為其他必要之處置後，食品業者應依所定期限將處理過程、結果及改善情形等資料，報直轄市、縣（市）主管機關備查。

第54條　食品、食品添加物、食品器具、食品容器或包裝及食品用洗潔劑，有第五十二條第一項第一款或第二款情事，除依第五十二條規定處理外，中央主管機關得公告禁止其製造、販賣、輸入或輸出。

前項公告禁止之產品為中央主管機關查驗登記並發給許可文件者，得一併廢止其許可。

第55條　本法所定之處罰，除另有規定外，由直轄市、縣（市）主管機關為之，必要時得由中央主管機關為之。但有關公司、商業或工廠之全部或部分登記事項之廢止，由直轄市、縣（市）主管機關於勒令歇業處分確定後，移由工、商業主管機關或其目的事業主管機關為之。

第55-1條　依本法所為之行政罰，其行為數認定標準，由中央主管機關定之。

第56條　消費者雖非財產上之損害，亦得請求賠償相當之金額，並得準用消費者保護法第四十七條至第五十五條之規定提出消費訴訟。

如消費者不易或不能證明其實際損害額時，得請求法院依侵害情節，以每人每一事件新臺幣五百元以上三萬元以下計算。

直轄市、縣（市）政府受理同一原因事件，致二十人以上消費者受有損害之申訴時，應協助消費者依消費者保護法第五十條之規定辦理。

第56-1條　中央主管機關為保障食品安全事件消費者之權益，得設立食品安全保護基金，並得委託其他機關（構）、法人或團體辦理。

前項基金之來源如下：

一、違反本法罰鍰之部分提撥。

二、依本法科處並繳納之罰金及沒收之現金或變賣所得。

三、依行政罰法規定追繳之不當利得部分提撥。

四、基金孳息收入。

五、捐贈收入。

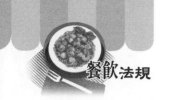

六、循預算程序之撥款。

七、其他有關收入。

第二項第一款及第三款來源，以其處分生效日在中華民國一百零二年六月二十一日以後者適用。

第一項基金之用途如下：

一、補助因食品衛生安全事件依消費者保護法之規定，提起之消費訴訟相關費用。

二、補助經公告之特定食品衛生安全事件，有關人體健康風險評估費用。

三、補助其他有關促進食品安全及消費者訴訟協助相關費用。

中央主管機關應設置基金運用管理監督小組，由學者專家、消保團體、社會公正人士組成，監督補助業務。

第四項基金之補助對象、申請資格、審查程序、補助基準、補助之廢止、前項基金運用管理監督小組之組成、運作及其他應遵行事項，由中央主管機關以辦法定之。

## 第十章　附則

第57條　本法關於食品器具或容器之規定，於兒童常直接放入口內之玩具，準用之。

第58條　中央主管機關依本法受理食品業者申請審查、檢驗及核發許可證，應收取審查費、檢驗費及證書費；其費額，由中央主管機關定之。

第59條　本法施行細則，由中央主管機關定之。

第60條　本法除第三十條申報制度與第三十三條保證金收取規定及第二十二條第一項第五款、第二十六條、第二十七條，自公布後一年施行外，自公布日施行。

第二十二條第一項第四款自中華民國一百零三年六月十九日施行。

本法一百零三年一月二十八日修正條文第二十一條第三項，自公布後一年施行。

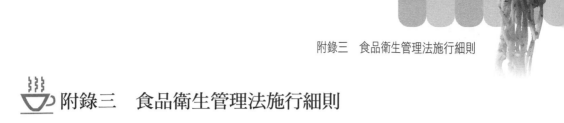

# 附錄三　食品衛生管理法施行細則

中華民國70年11月20日發布全文 24 條
中華民國98年4月1日修正發布

第1條　本細則依食品衛生管理法（以下簡稱本法）第三十九條規定訂定之。

第2條　本法第十一條第一項第三款所稱有毒，指食品或食品添加物含有天然毒素或化學物品，而其成分或含量對人體健康有害或有害之虞者。

第3條　本法第十一條第一項第四款所稱染有病原菌者，指食品或食品添加物受病因性微生物或其產生之毒素污染，致對人體健康有害或有害之虞者。

第4條　（刪除）

第5條　（刪除）

第6條　（刪除）

第7條　（刪除）

第8條　（刪除）

第9條　本法第十七條第一項第一款所稱之品名，其為食品者，應使用國家標準所定之名義；無國家標準名稱者，得自定其名稱。其為食品添加物者，應依中央主管機關規定之名稱。

依前項規定自定食品品名者，其名稱應與食品本質相符，避免混淆。

第10條　本法第十七條第一項第二款所定內容物之標示，除專供外銷者外，應依下列規定辦理：

一、重量、容量以公制標示之。

二、液汁與固形物混合者，分別標明內容量及固形量。

三、內容物含量得視食品性質註明為最低、最高或最低與最高含量。

四、內容物為二種或二種以上時，應依其含量多寡由高至低標示之。

第11條　本法第十七條第一項第三款所定食品添加物之標示，應依下列規定辦

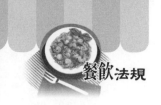

理：

一、食品添加物名稱應使用食品添加物使用範圍及限量暨規格標準所定之食品添加物品名或通用名稱。

二、屬甜味劑（含化學合成、天然物萃取及糖醇），應同時標示「甜味劑」及品名或通用名稱。

三、屬防腐劑、抗氧化劑者，應同時標示其用途名稱及品名或通用名稱。

四、屬調味劑（不含甜味劑、咖啡因）、乳化劑、膨脹劑、酵素、豆腐用凝固劑、光澤劑者，得以用途名稱標示之；屬香料者，得以香料標示之；屬天然香料者，得以天然香料標示之。

前項第二款至第四款自中華民國一百年一月一日施行。施行前仍依修正前之規定辦理。

第12條　本法第十七條第一項第五款所定日期之標示，應印刷於容器或包裝之上，並依習慣能辨明之方式標明年月日。但保存期限在三個月以上者，其有效日期得僅標明年月，並推定為當月之月底。

第13條　有容器或包裝之食品及食品添加物之標示，應依下列規定辦理：

一、標示字體之長度及寬度不得小於二毫米。但最大表面積不足十平方公分之小包裝，除品名、廠商名稱及有效日期外，其他項目標示字體之長度及寬度得小於二毫米。

二、在國內製造者，其標示如兼用外文時，應以中文為主，外文為輔。但專供外銷者，不在此限。

三、由國外輸入者，應依本法第十七條之規定加中文標示，始得輸入。但需再經改裝、分裝或其他加工程序者，得於銷售前完成中文標示。

第14條　食品或食品添加物工廠以外之食品業，建設主管機關應將其商業登記資料送交該管衛生主管機關進行稽查管理。

第15條　主管機關人員執行本法第二十四條第一項及第三項所定職務時，應持各該機關發給之食品衛生檢查證；查獲違法嫌疑食品事件或定期封存者，應作成紀錄，並由執行人員及物品持有人或在場人簽章；抽樣檢

　　驗或查扣紀錄者，並應出具收據。

　　前項檢查證、紀錄表、收據之格式及檢驗項目與抽樣數量，由中央主管機關定之。

第16條　本法第二十四條第一項所稱紀錄，係指與抽查相關之原料來源、原料數量、作業、品保、銷售對象、金額或其他執行本法所需之相關資料。

第17條　（刪除）

第18條　食品、食品添加物、食品器具、食品容器、食品包裝或食品用洗潔劑，經依本法第二十九條第一項第一款至第三款規定沒入銷毀或通知限期消毒、改製或採行安全措施者，其範圍及於相同有效日期之產品；未標示有效日期或有效日期無法辨識者，其範圍及於全部產品；其為來源不明而無法通知限期消毒、改製或採行安全措施者，沒入銷毀之。

第19條　經營食品、食品添加物、食品器具或食品容器輸出之業者，為應出具證明文件之需要，得向中央主管機關申請辦理檢驗或查驗；其符合規定者，核發衛生證明、檢驗報告或自由銷售證明等外銷證明文件。

第20條　本細則自發布日施行。

　　本細則中華民國九十八年四月一日修正之條文，除另定施行日期者外，自發布日施行。

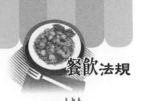

## 附錄四　食品之良好衛生規範準則草案

衛生福利部102年11月25日部授食字第1021350457號函
（本草案係以前行政院衛生署民國89年9月7日公告之
「食品良好衛生規範」為法規架構，重新審視及酌修條文不確定性用語）

### 第一章　總則

第1條　本準則依食品衛生管理法（以下簡稱本法）第八條第四項規定訂定之。

第2條　本準則適用於本法第三條第七款所定之食品業者。食品工廠之建築與設備除應符合食品工廠之設廠標準外，並應符合本準則之規定。

第3條　本準則所稱食品之良好衛生規範為食品業者之從業人員、作業場所、設施衛生管理及其品保制度之管理規定。

第4條　本準則用詞定義如下：

一、原材料：指原料及包裝材料。

二、原料：指成品可食部分之構成材料，包括主原料、副原料及食品添加物。

三、主原料：指構成成品之主要材料。

四、副原料：指主原料和食品添加物以外之構成成品的次要材料。

五、複方食品添加物：指以食品添加物為關鍵原料，再調配食品原料或其他食品添加物而製成之專供食品加工使用之複合調製原料。

六、應：指所陳述者為必要條件。

七、內包裝材料：指與食品直接接觸之食品容器，如瓶、罐、盒、袋等，及直接包裹或覆蓋食品之包裝材料，如箔、膜、紙、蠟紙等。

八、外包裝材料：指未與食品直接接觸之包裝材料，包括標籤、紙

箱、捆包材料等。

九、半成品：指產品再經後續之製造或包裝、標示等過程，即可製成成品者。

十、成品：指經過完整的製造過程並包裝標示完成之產品。

十一、食品作業場所：包括食品之原材料處理、製造、加工、調配、包裝及貯存場所。

十二、清潔：指去除塵土、殘屑、污物或其他可能污染食品之不良物質之清洗或處理作業。

十三、消毒：指以符合食品衛生之有效殺滅有害微生物方法，但不影響食品品質或其安全之適當處理作業。

十四、外來雜物：指在製程中除原材料外，混入或附著於原料、半成品、成品或內包裝材料之物質，使食品有不符衛生及安全之虞者。

十五、病媒：指會直接或間接污染食品或媒介病原體之小動物或昆蟲，如老鼠、蟑螂、蚊、蠅、臭蟲、蚤、蝨及蜘蛛等。

十六、有害微生物：指造成食品腐敗、品質劣化或危害公共衛生之微生物。

十七、防止病媒侵入設施：以適當且有形的隔離方式，防範病媒侵入之裝置，如陰井或適當孔徑之柵欄、紗網等。

十八、負責衛生管理之人員：指食品業者依本準則規定應設置負責衛生管理之人員。

十九、檢驗：包括檢查與化驗。

二十、食品接觸面：包括直接或間接與食品接觸的表面，直接的食品接觸面係指器具及與食品接觸之設備表面；間接的食品接觸面係指在正常作業情形下，由其流出之液體會與食品或食品直接接觸面接觸之表面。

二十一、適當的：指在符合良好衛生作業下，為完成預定目的或效果所必須的（措施等）。

二十二、水活性：指食品中自由水之表示法，為該食品之水蒸汽壓與

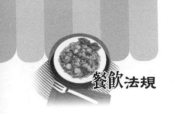

在同溫度下純水飽和水蒸汽壓所得之比值。

二十三、隔離：指場所與場所之間以有形之方式予以隔開者。

二十四、區隔：指較廣義的隔離，包括有形及無形之區隔手段。食品
作業場所之區隔得以下列一種或多種方式予以達成，如場所
區隔、時間區隔、控制空氣流向、採用密閉系統或其他有效
方法。

二十五、食品工廠：係指具有工廠登記核准文件之食品製造業者。

二十六、罐頭食品：係指食品封裝於密閉容器內，於封裝前或封裝後
施行商業滅菌而可在室溫下長期保存者。

二十七、低酸性罐頭食品：係指其內容物pH值達到平衡後大於四點
六，且水活性大於零點八五並包裝於密封容器，且於包裝前
或後施行商業滅菌處理保存者。

二十八、酸化罐頭食品：係指以低酸性或酸性食品為原料，添加酸化
劑及（或）酸性食品來調節其pH值，使其最終平衡pH值小於
或等於四點六，水活性大於零點八五之罐頭食品。

二十九、密閉容器：係指密封後可防止微生物侵入之容器，包括金
屬、玻璃、殺菌袋、塑膠及積層複合等容器與符合上述條件
之其它容器。

三十、商業滅菌：係指其殺菌程度應使殺菌處理後之罐頭食品，在正
常商業貯運及無冷藏條件下，不得有微生物繁殖，且無有害活
性微生物及其孢子之存在。無菌加工設備及容器之商業滅菌，
係指利用熱、化學殺菌劑或其他適當的處理使無有害活性微生
物及其孢子存在，並使製造出來之食品在室溫情況下貯運，對
人體健康無害的微生物亦不會生長者。

三十一、昇溫時間：係指蒸汽開始導入殺菌設備內至殺菌開始計時為
止之時間。

三十二、殺菌重要因子：係指任何特性、條件或參數等，其變異足以
影響其所設定之殺菌方法及商業滅菌效果之達成者。

三十三、罐頭初溫：係指殺菌開始前，最冷罐之平衡溫度。

三十四、殺菌值（$F_0$）：以分鐘為單位。表示熱處理條件之殺菌程度，其熱致死總效應相當於達華氏二五〇度（攝氏一二一點一度）時，對z值等於華氏一八之細菌或孢子殺滅能力。

三十五、無菌加工與包裝：係指經商業滅菌並冷卻過之食品，在無菌狀態下裝於已商業滅菌過之容器中，並在無菌狀態下密封者。

三十六、殺菌條件：指罐頭食品為達到商業滅菌安全，所採行之控制處理及殺菌程序。

三十七、保溫試驗：將樣品置於選定之溫度保持一段特定時間，促使微生物生長，以檢查是否依殺菌條件操作之試驗。

三十八、真空包裝食品：係指脫氣密封於密閉容器內之食品。

三十九、即食食品：係指拆封後無須經任何烹調步驟，即可食用之產品。

四十、鹽濃度：鹽類質量佔全部溶液質量的百分比。

四十一、pH值：氫離子濃度指數。

第5條　食品業者之場區及環境，應符合附表一之良好衛生管理基準規定。

第6條　食品業者對食品從業人員、設備器具、清潔消毒、廢棄物處理、油炸用食用油及負責衛生管理之人員之良好衛生管理，應符合附表二之規定。

第7條　食品業者倉儲管制，應符合下列規定：

一、原材料、半成品及成品倉庫，應分別設置或予以適當區隔，並有足夠之空間，以供搬運。

二、倉庫內物品應分類貯放於棧板、貨架上，或採取其他有效措施，不得直接放置地面，並保持整潔及良好通風。

三、倉儲作業應遵行先進先出之原則，並確實記錄。

四、倉儲過程中需溫溼度管制者，應建立管制方法與基準，並確實記錄。

五、倉儲過程中應定期檢查，並確實記錄。如有異狀應立即處理，以確保原材料、半成品及成品之品質及衛生。

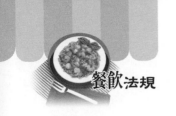

六、有造成污染原料、半成品或成品之虞的物品或包裝材料，應有防止交叉污染之措施，否則禁止與原料、半成品或成品一起貯存。

第8條 食品業者運輸管制，應符合下列規定：

一、運輸車輛應於裝載前檢查其裝備，並保持清潔衛生。

二、產品堆疊時應保持穩固，並能維持適當之空氣流通。

三、裝載低溫食品前，所有運輸車輛之廂體應能確保產品維持有效保溫狀態。

四、運輸過程中應避免日光直射、雨淋、激烈的溫度或濕度變動與撞擊，及車內積水等。

五、有造成污染原料、半成品或成品之虞的物品或包裝材料，應有防止交叉污染之措施，否則禁止與原料、半成品或成品一起運輸。

第9條 食品業者客訴與成品回收管制，應符合下列規定：

一、對消費者申訴案件之處理應作成紀錄，以供查核。

二、對成品回收及其處理應作成紀錄，以供查核。

## 第二章　食品製造業之良好衛生規範

第10條 食品製造業製程管理及品質管制，應符合附表三之規定。

第11條 食品製造業檢驗與量測管制，應符合下列規定：

一、設有檢驗場所者，應具有足夠空間與檢驗設備，以供進行品質管制及衛生管理相關之檢驗工作。必要時，得委託具公信力之研究或檢驗機構代為檢驗。

二、設有微生物檢驗場所者，應與其他檢驗場所適當隔離。

三、用於測定、控制或記錄之測量器或記錄儀，應能發揮功能且須準確，並定期校正。

四、檢驗中可能產生之生物性與化學性之污染源，應建立管制系統，並確實執行。

五、檢驗所用之方法如係採用經修改過之簡便方法時，應定期與原有
檢驗方法核對，並予記錄。

第12條　食品製造業應對成品回收之處理，擬訂回收及其處理計畫書，以供查
核。

第13條　食品製造業依本準則規定所建立之紀錄，至少應保存至該批成品有效日
期後六個月。

## 第三章　食品工廠之良好衛生規範

第14條　食品工廠應依據本準則第五條至第十三條之規定，訂定相關標準作業程
序及保存相關處理紀錄，並據以執行。

第15條　食品工廠之食品作業場所之配置與空間，應符合下列規定：

一、凡依流程及衛生安全要求而定之作業性質不同之場所，應個別設
置或加以有效區隔，並保持整潔。

二、應具有足夠空間，供設備與食品器具之安置、衛生設施之設置、
原材料之貯存、維持衛生操作及生產安全食品之需要。

第16條　食品工廠製程管理及品質管制，應符合下列規定：

一、製造過程之原材料、半成品及成品等之檢驗狀況，應予以適當標
示檢驗狀況及處理。

二、使用原料應符合相關之食品衛生標準或規定，且應定期自行檢驗
或送第三方實驗室檢驗之相關品管驗收檢驗紀錄。

三、成品應留樣保存，保存至有效日期，必要時應做保存性試驗，其
有效日期之訂定，應有合理之依據。

四、製程管理及品質管制應作紀錄及統計。

## 第四章　食品物流業之良好衛生規範

第17條　食品物流業除應符合本準則第五條至第九條之規定外，並應訂定物流管
制標準作業程序，其內容應包括第七條及下列規定，並據以執行。

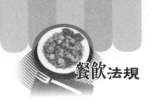

一、低溫食品之品溫在裝載、卸貨前，均應加以檢測及記錄。冷凍食品之品溫應保持在攝氏負十八度以下；冷藏食品之品溫應保持在攝氏七度以下凍結點以上。

二、低溫食品理貨及裝卸貨作業，均應在攝氏十五度以下之場所進行，且作業應迅速，以避免產品溫度之異常變動。

三、食品物流業者不得任意改變食品製造業者原來設定之產品保存溫度條件。

## 第五章　食品販賣業之良好衛生規範

第18條　食品販賣業除應符合本準則第五條至第九條規定，且應符合下列共同規定。量販店業者並應依據本準則第五條至第九條規定訂定相關標準作業程序及保存相關處理紀錄，並據以執行。

一、販賣、貯存食品或食品添加物之設施及場所，應保持清潔，並設置有效防止病媒侵入之設施。

二、食品或食品添加物應分別妥善保存、整齊堆放，以防止污染及腐敗。

三、食品之熱藏（高溫貯存），溫度應保持在攝氏六十度以上。

四、倉庫內物品應分類貯放於棧板、貨架上，或採取其他有效措施，不得直接放置地面，並保持良好通風。

五、應有負責衛生管理之人員於現場負責食品衛生管理工作。

六、販賣貯存作業應遵行先進先出之原則。

七、販賣貯存作業中須溫溼度管制者，應建立管制方法與基準，並據以執行。

八、販賣貯存作業中應定期檢查產品之標示或貯存狀態，如有異狀應立即處理，以確保食品或食品添加物之品質及衛生。

九、有造成污染原料、半成品或成品之虞的物品或包裝材料，應有防止交叉污染之措施，否則禁止與原料、半成品或成品一起貯存。

十、販賣場所之光線應達到二百米燭光以上，使用之光源應不至改變

食品之顏色。

第19條　販賣、貯存冷凍或冷藏食品之食品業，除應符合本準則第十八條之共同規定外，應符合下列規定：

一、販賣業者不得任意改變製造業者原來設定之食品保存溫度條件。

二、冷凍食品應有完整密封之基本包裝。冷凍冷藏食品不得使用金屬材料釘封或橡皮圈等物固定，包裝袋破裂時不得出售。

三、冷凍食品應與冷藏食品分開貯存及販賣。

四、冷凍（藏）食品陳售於冷凍（藏）櫃內時，均不得超越最大裝載線。

第20條　販賣、貯存烘焙食品之食品業，除應符合本準則第十八條之共同規定外，應符合下列規定：

一、未包裝之烘焙食品販賣時，應使用清潔之器具裝貯，分類陳列，並應有防止污染之措施及設備，且備有清潔之夾子及盛物籃（盤）供顧客選購使用。

二、以奶油、布丁、果凍、餡料等裝飾或充餡之蛋糕、派等，應貯放於攝氏七度以下冷藏櫃內。

第21條　販賣禽畜水產食品之食品業，除應符合本準則第十八條之共同規定外，應符合下列規定：

一、禽畜水產食品之陳列檯面，其材質應具備不易透水及耐腐蝕之特性，且應符合相關法令之規定。

二、販售場所應有適當洗滌及排水設施。

三、工作台面、砧板或刀具應保持平整清潔，凡供應生食鮮魚或不經加熱即可食用之魚、肉製品類應另備專用刀具、砧板。

四、使用絞肉機及切片機等機具，應保持清潔並避免污染。

五、生鮮水產食品應使用水槽，以流動自來水處理，並避免污染販售之成品。

六、禽畜水產食品之貯存、陳列、販賣，應以適當之溫度與時間管制。

七、販賣冷凍或冷藏之禽畜水產食品，應具有冷凍（藏）之櫃（箱）

或設施。

八、禽畜水產食品以冰藏方式陳列、販賣者，使用之冰塊應符合飲用
水水質標準。

第22條　攤販、小型販賣店兼售食品者，地方衛生主管機關視其實際情形適用本
準則規定。

## 第六章　餐飲業之良好衛生規範

第23條　餐飲業作業場所應符合下列規定：

一、洗滌場所應有充足之流動自來水，並具有洗滌、沖洗及有效殺菌
三項功能之餐具洗滌殺菌設施；水龍頭高度應高於水槽滿水位高
度，以防水逆流污染；若無充足之流動自來水，必須供應用畢即
行丟棄之餐具。

二、廚房應設有截油設施，並經常清理維持清潔。

三、油煙應有適當之處理措施，避免造成油污及油煙污染不同場所及
環境。

四、廚房應維持適當之空氣壓力及合適之室溫。

五、不設座之餐飲業者，其販賣櫃台應與調理、加工及操作場所有效
區隔，以防制污染。

第24條　餐飲業使用之有效殺菌方法，得為下列任何一種：

一、煮沸殺菌法：以溫度攝氏一百度之沸水，煮沸時間五分鐘以上
（毛巾、抹布等）或一分鐘以上（餐具）。

二、蒸汽殺菌法：以溫度攝氏一百度之蒸汽，加熱時間十分鐘以上
（毛巾、抹布等）或二分鐘以上（餐具）。

三、熱水殺菌法：以溫度攝氏八十度以上之熱水，加熱時間二分鐘以
上（餐具）。

四、氯液殺菌法：氯液之有效餘氯量不得低於百萬分之二百，浸入溶
液中時間二分鐘以上（餐具）。

五、乾熱殺菌法：以溫度攝氏一百一十度以上之乾熱，加熱時間三十

分鐘以上（餐具）。

六、其他經中央衛生主管機關認可之有效殺菌方法。

第25條　餐飲業之烹調從業人員持證比例，應符合依本法第十二條所定「食品業者聘用專門職業或技術證照人員設置管理辦法」之規定。

前述需持有烹調技術士證之從業人員，應加入當地縣、市之餐飲相關公（工）會，並由當地衛生主管機關認可之公（工）會發給廚師證書。

餐飲相關公（工）會辦理廚師證書發證事宜，應接受當地衛生主管機關之督導，如有違反事宜，當地衛生主管機關得終止認可。

廚師證書有效期限為四年，期滿每次展延四年。申請展延者，應在該證書有效期限內接受受各級衛生機關或其認可之餐飲相關機構辦理之衛生講習每年至八小時。

第26條　餐飲業之衛生管理，應符合下列規定：

一、製備過程中所使用之設備與器具，其操作與維護，應避免食品遭受污染，必要時，應以顏色區分。

二、使用之竹製、木製筷子或其他免洗餐具，應用畢即行丟棄。共桌分食之場所，應提供分食專用之匙、筷、叉。

三、提供之餐具，應維持乾淨清潔，避免有脂肪、澱粉、蛋白質及洗潔劑殘留情形，必要時應進行病原性微生物之檢測。

四、製備流程規劃，應避免交叉污染。

五、製備之菜餚，應於適當之溫度分類貯存及供應，並應有防塵、防蟲等貯放食品及餐具之衛生設施。

六、餐飲業外購即食菜餚，應確保其衛生安全。

七、廚房內所有之機械與器具，應保持清潔。

八、供應生冷食品者，應於專屬作業區調理、加工及操作。

九、生鮮原料畜養場所，應與調理場所有效區隔。

十、製備時段內，廚房之進貨作業及人員進出，應有適當之管制。

第27條　從事外燴業者另應符合下列規定：

一、烹調場所及供應之食物，應避免直接日曬、雨淋、接觸污染源，

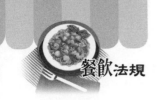

並應有遮掩設施。

二、應有適當冷藏設備或措施，餐器（具）應確實保持乾淨。

三、烹調食物時，應符合新鮮、清潔、迅速、加熱與冷藏之原則，並應避免交叉污染。

四、辦理逾二百人以上餐飲時，應於辦理前三日透過其所屬公（工）會，向衛生局（所）報備，內容應包括委辦者、承辦者、辦理地點、參加人數及菜單。

第28條 伙食包作業者應符合本準則第二十五條及第二十六條規定，並於包作伙食前應透過其所屬公（工）會向衛生局（所）報備，內容應包括委包者、承包者、包作場所、供應人數。

## 第七章 食品添加物（包括複方食品添加物）業者之良好衛生規範

第29條 食品添加物業者，除應符合本準則第一章至第三章之規定外，並應符合下列規定：

一、食品添加物或原料進貨後，應建立驗收作業與追溯、追蹤管制制度，記錄進貨來源、內容物成分、數量等資料。

二、食品添加物作業場所應與化工製造區域有所區隔，以進入食品添加物生產製造作業之步驟開始分開管理，且除食品添加物及其相關原料外，不應放置其他化工原料。

三、進行食品添加物生產製造作業時，應確認使用設備器具衛生安全性，應由不會產生或溶出毒素、且無臭味或異味、非吸收性、耐腐蝕之材料製造。其機器設備之設計和構造應能防止危害食品添加物衛生，於清洗消毒及檢查，並避免造成污染及產生危害。使用時應有避免潤油、屬碎屑、污水或其他可能引起污染之物質混入食品添加物之設施結構。

四、使用溶劑、粉劑作業或產製之食品添加物工廠，應設有防止有害物質外洩或塵爆等裝置。製造食品添加物作業過程中使用之觸媒、溶劑或化學物質等，應符合食品添加物之規格標準。

五、食品添加物進行製造、調配、混合作業時，應建立各批次配方管理程序，且配方及製程條件應保存完整紀錄。相關紀錄應定期進行複核確認。

六、食品添加物之倉儲管理應依先進先出原則，且貯存方式應能抑制其劣化。依原、材、半成品及成品等性質之同，區分貯存場所，必要時應設冷藏（凍）庫貯存。食品添加物之原料、半成品及成品貯存場所，應與其他非供食品用途之原料或物品有所隔離。

七、食品添加物之成品應為符合食品添加物之規格標準並完整包裝，且標示應符合相關規定。每批成品銷售應有相關文件紀錄。

## 第八章　罐頭食品製造業之良好衛生規範

第30條　低酸性及酸化罐頭食品製造業除應符合本章規定外，並應符合本準則第二章至第五章之規定。

第31條　低酸性及酸化罐頭食品製造業生產及加工之控制，應符合附表四之規定。

第32條　低酸性及酸化罐頭食品製造業之殺菌設備與方法，應符合附表五之規定。

第33條　低酸性及酸化罐頭食品製造業之人員，應符合下列規定：

一、凡製造罐頭食品之工廠，應置專司殺菌技術管理人員及殺菌操作人員與密封檢查人員及密封操作人員。

二、前項殺菌技術管理人員與低酸性金屬罐之殺菌操作、密封檢查及密封操作人員應經中央衛生主管機關認定之機構訓練合格並領有証書，前條其他人員應有訓練證明。

第34條　低酸性及酸化罐頭食品製造業之容器密封及管制，應符合附表六之規定。

## 第九章　真空包裝食品之良好衛生規範

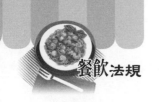

第35條　真空包裝即食食品製造業除應符合本章規定外，並應符合本準則第二章
　　　　至第五章之規定。

第36條　常溫貯存及販售之真空包裝即食食品，應符合下列規定：

　　一、具下列任一條件者之真空包裝即食食品，可於常溫貯存及販售：

　　　　(一)水活性小於等於零點八五。

　　　　(二)氫離子濃度指數（以下稱pH值）大於等於九點零。

　　　　(三)經商業滅菌。

　　　　(四)天然酸性食品（pH值小於四點六者）。

　　　　(五)發酵食品（因微生物於發酵過程產酸以致最終產品pH值小於
　　　　　　四點六或鹽濃度大於百分之十者）。

　　　　(六)碳酸飲料。

　　　　(七)其他於常溫可抑制肉毒桿菌生長之條件。

　　二、前項第一、二、四、五款之產品，應依標示貯存及販售，且業者
　　　　須留存經中央機關認證實驗室之相關檢測報告備查；第三款之產
　　　　品應符合本準則第八章相關規定。

第37條　冷藏貯存及販售之真空包裝即食食品，應符合下列規定：

　　一、水活性大於零點八五且須冷藏之真空包裝即食食品，其貯存、運
　　　　輸及販售過程皆需低於攝氏七度冷藏狀態下進行：

　　二、冷藏真空包裝即食食品之保存期限：該產品未具下列任一條件
　　　　者，保存期限應在十天以內，業者須留存經中央機關認證實驗室
　　　　之相關檢測報告或證明文件備查：

　　　　(一)添加亞硝酸鹽或硝酸鹽。

　　　　(二)水活性小於等於零點九四。

　　　　(三)pH值小於四點六。

　　　　(四)鹽濃度大於百分之三點五（僅適用於煙燻、發酵產品）。

　　　　(五)其他具有可抑制肉毒桿菌之條件。

第38條　冷凍貯存及販售之真空包裝即食食品，其貯存、運輸及販售過程皆需於
　　　　攝氏零下十八度冷凍狀態下進行。

第39條　經風險評估為肉毒桿菌毒素中毒高風險之真空包裝即食食品，應辦理查

驗登記。

# 第十章　塑膠類食品器具、食品容器或包裝製造業之良好衛生規範

第40條　塑膠類食品器具、食品容器或包裝製造業除應符合本準則第一章規定外，並應符合本章之規定。

第41條　塑膠類食品器具、食品容器或包裝之產品開發與設計管理應符合以下規定：

　　　　一、新產品之開發或設計時應設定產品最終使用環境與條件。

　　　　二、根據產品最終使用環境與條件選用適宜之原料。

　　　　三、相關開發與設計資料應留存備查。

第42條　塑膠類食品器具、食品容器或包裝之塑膠原料與產品儲存管理應符合以下規定：

　　　　一、塑膠原料應有專屬及能與其他區域區隔之儲存空間。

　　　　二、儲存空間應避免相互污染。

　　　　三、所有塑膠原料之進出皆須有完整的紀錄，包含日期與數量。

　　　　四、塑膠原及成品之貯存場所應分開設置。

　　　　五、每種塑膠原料應保存供應商提供衛生相關安全資料，並應符合食品衛生相關規範。

第43條　塑膠類食品器具、食品容器或包裝之製造場所需符合以下規定：

　　　　一、製造場所之動線規畫應避免交叉污染。

　　　　二、若設置混料區應與加工作業區及包裝作業區有明顯的隔並應有效防止粉塵及油氣污染。

　　　　三、加工及傳遞設備應保持定期清潔，特別是傳遞過程與包裝作業區應保持潔淨。

第44條　塑膠類食品器具、食品容器或包裝之生產製造應符合以下規定：

　　　　一、製造成型條件應根據塑膠原料供應者所提供之加工建議條件來成型成品，避免使用高於建議條件之溫度來操作設備。

　　　　二、製造成型作業及加工之設備操作條件應每日記錄，或在更換製造

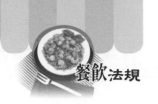

不同產品時重新記錄。

三、成品自設備製造成型後到包裝階段，應避免成品與地面接觸，必要時使用適當器具盛接成品。

四、成品經加工印刷作業後，應確保不會發生油墨移轉或附著至食品接觸面。

第45條　塑膠類食品器具、食品容器或包裝之衛生管理應符合以下規定：

一、傳遞、包裝與運送應以適當的方式隔離成品，避免遭受其他物質或微生物的污染。

二、成品包裝時應以適合的方式進行品質管制。

三、屬於公告強制標示之產品者，應依規定進行標示。

四、包裝完成之產品應以相同原料、顏色及相同加工條件來區分，並進行安全衛生標準之檢驗。

五、檢驗不符合安全衛生標準者，應立即停止出貨，並清查已出貨商品，進行回收。

六、回收之所有成品應採適當的方式處理，若不符合安全衛生標準者，不得再重新再製成產品，並留存所有處理過程之證據；含照片及相關處理紀錄。

七、本規範所規定有關之文件至少應保存三年以上。


# 第十一章　附則

第46條　本準則除已另定施行日期者外，自發布日施行。

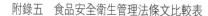

# 附錄五　食品安全衛生管理法條文比較表

李義川整理

| 食品衛生管理法<br>（民國97年5月23日） | 食品衛生管理法<br>（民國102年6月19日） | 食品安全衛生管理法<br>（民國103年2月5日） |
|---|---|---|
| **第一章　總則**<br>第1條<br>為管理食品衛生安全及品質，維護國民健康，特制定本法。<br>第2條<br>本法所稱主管機關：在中央為衛生福利主管機關；在直轄市為直轄市政府；在縣（市）為縣（市）政府。<br>第3條<br>本法用詞，定義如下：<br>一、食品：指供人飲食或咀嚼之產品及其原料。<br>二、特殊營養食品：指嬰兒與較大嬰兒配方食品、特定疾病配方食品及其他經中央主管機關許可得供特殊營養需求者使用之配方食品。<br>三、食品添加物：指為食品著色、調味、防腐、漂白、乳化、增加香味、安定品質、促進發酵、增加稠度、強化營養、防止氧化或其他必要目的，加入或接觸於食品之物質。<br>四、食品器具：指與食品或食品添加物直接接觸之器械、工具或器皿。<br>五、食品容器或包裝：指與食品或食品添加物直接接觸之容器或包裹物。<br>六、食品用洗潔劑：指用於消毒或洗滌食品、食品器具、食品容器或包裝之物質。<br>七、食品業者：指從事食品或食品添加物之製造、加工、調配、包裝、運送、貯存、販賣、輸入、輸出或從事食品器具、食品容器或包裝、食品用洗潔劑之製造、加工、輸入、輸出或販賣之業者。<br>八、標示：指於食品、食品添加 | **第一章　總則**<br>第1條<br>為管理食品衛生安全及品質，維護國民健康，特制定本法。<br>第2條<br>本法所稱主管機關：在中央為衛生福利主管機關；在直轄市為直轄市政府；在縣（市）為縣（市）政府。<br>第3條<br>本法用詞，定義如下：<br>一、食品：指供人飲食或咀嚼之產品及其原料。<br>二、特殊營養食品：指嬰兒與較大嬰兒配方食品、特定疾病配方食品及其他經中央主管機關許可得供特殊營養需求者使用之配方食品。<br>三、食品添加物：指為食品著色、調味、防腐、漂白、乳化、增加香味、安定品質、促進發酵、增加稠度、強化營養、防止氧化或其他必要目的，加入或接觸於食品之物質。<br>四、食品器具：指與食品或食品添加物直接接觸之器械、工具或器皿。<br>五、食品容器或包裝：指與食品或食品添加物直接接觸之容器或包裹物。<br>六、食品用洗潔劑：指用於消毒或洗滌食品、食品器具、食品容器或包裝之物質。<br>七、食品業者：指從事食品或食品添加物之製造、加工、調配、包裝、運送、貯存、販賣、輸入、輸出或從事食品器具、食品容器或包裝、食品用洗潔劑之製造、加工、輸入、輸出或販賣之業者。<br>八、標示：指於食品、食品添加 | **第一章　總則**<br>第1條<br>為管理食品衛生安全及品質，維護國民健康，特制定本法。<br>第2條<br>本法所稱主管機關：在中央為衛生福利主管機關；在直轄市為直轄市政府；在縣（市）為縣（市）政府。<br>第3條<br>本法用詞，定義如下：<br>一、食品：指供人飲食或咀嚼之產品及其原料。<br>二、特殊營養食品：指嬰兒與較大嬰兒配方食品、特定疾病配方食品及其他經中央主管機關許可得供特殊營養需求者使用之配方食品。<br>三、食品添加物：指為食品著色、調味、防腐、漂白、乳化、增加香味、安定品質、促進發酵、增加稠度、強化營養、防止氧化或其他必要目的，加入、接觸於食品之單方或複方物質。複方食品添加物使用之添加物僅限由中央主管機關准用之食品添加物組成，前述准用之單方食品添加物皆應有中央主管機關之准用許可字號。<br>四、食品器具：指與食品或食品添加物直接接觸之器械、工具或器皿。<br>五、食品容器或包裝：指與食品或食品添加物直接接觸之容器或包裹物。<br>六、食品用洗潔劑：指用於消毒或洗滌食品、食品器具、食品容器或包裝之物質。<br>七、食品業者：指從事食品或食品添加物之製造、加工、調配、包裝、運送、貯存、販賣、輸 |

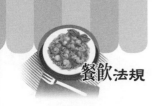

物、食品用洗潔劑、食品器具、食品容器或包裝上，記載品名或為說明之文字、圖畫、記號或附加之說明書。

九、營養標示：指於食品容器或包裝上，記載食品之營養成分、含量及營養宣稱。

十、查驗：指查核及檢驗。

## 第二章 食品安全風險管理

### 第4條

中央主管機關對重大或突發性食品衛生安全事件，必要時得依風險評估或流行病學調查結果，公告對特定產品或特定地區之產品採取下列管理措施：

一、限制或停止輸入查驗、製造及加工之方式或條件。

二、下架、封存、限期回收、限期改製、沒入銷毀。

### 第5條

各級主管機關依科學實證，建立食品衛生安全監測體系，於監測發現有危害食品衛生安全之虞之事件發生時，應發布預警或採行必要管制措施。

前項發布預警或採行必要管制措施，包含公布檢驗結果、令食品業者自主檢驗及揭露資訊。

### 第6條

醫療機構診治病人時發現有疑似食品中毒之情形，應於二十四小時內向當地主管機關報告。

## 第三章 食品業者衛生管理

### 第7條

食品業者應實施自主管理，確保食品衛生安全。

食品業者於發現產品有危害衛生安全之虞時，應主動停止製造、加工、販賣及辦理回收，並通報直轄市、縣（市）主管機關。

### 第8條

食品業者之從業人員、作業場所、設施衛生管理及其品保制度，均應符合食品之良好衛生規範準則。

經中央主管機關公告類別及規模之食品業，應符合食品安全管制系統準則之規定。

經中央主管機關公告類別及規模之

---

物、食品用洗潔劑、食品器具、食品容器或包裝上，記載品名或為說明之文字、圖畫、記號或附加之說明書。

九、營養標示：指於食品容器或包裝上，記載食品之營養成分、含量及營養宣稱。

十、查驗：指查核及檢驗。

## 第二章 食品安全風險管理

### 第4條

主管機關採行之食品安全管理措施應符合滿足國民享有之健康安全食品以及知的權利、科學證據原則、事先預防原則、資訊透明原則，建構風險評估體系。

前項風險評估，中央主管機關應召集食品安全、風險評估專家學者及民間團體組成食品安全風險評估諮議會為之，其組成、議事、程序與範圍及其他應遵行事項之辦法，由中央主管機關定之。

中央主管機關對重大或突發性食品衛生安全事件，必要時得依風險評估或流行病學調查結果，公告對特定產品或特定地區之產品採取下列管理措施：

一、限制或停止輸入查驗、製造及加工之方式或條件。

二、下架、封存、限期回收、限期改製、沒入銷毀。

### 第5條

各級主管機關依科學實證，建立食品衛生安全監測體系，於監測發現有危害食品衛生安全之虞之事件發生時，應發布預警或採行必要管制措施。

前項發布預警或採行必要管制措施，包含公布檢驗結果、令食品業者自主檢驗及揭露資訊。

### 第6條

各級主管機關應設立通報系統，劃分食品引起或感染症中毒，由食品藥物管理局或疾病管制局主管之，蒐集並受理疑似食品中毒事件之通報。

醫療機構診治病人時發現有疑似食品中毒之情形，應於二十四小時內向當地主管機關報告。

---

入、輸出或從事食品器具、食品容器或包裝、食品用洗潔劑之製造、加工、輸入、輸出或販賣之業者。

八、標示：指於食品、食品添加物、食品用洗潔劑、食品器具、食品容器或包裝上，記載品名或為說明之文字、圖畫、記號或附加之說明書。

九、營養標示：指於食品容器或包裝上，記載食品之營養成分、含量及營養宣稱。

十、查驗：指查核及檢驗。

十一、基因改造：指使用基因工程或分子生物技術，將遺傳物質轉移或轉殖入活細胞或生物體，產生基因重組現象，使表現具外源基因特性或使自身特定基因無法表現之相關技術。但不包括傳統育種、同科物種之細胞及原生質體融合、雜交、誘變、體外受精、體細胞變異及染色體倍增等技術。

## 第二章 食品安全風險管理

### 第4條

主管機關採行之食品安全管理措施應以風險評估為基礎，符合滿足國民享有之健康、安全食品以及知的權利、科學證據原則、事先預防原則、資訊透明原則，建構風險評估以及諮議體系。

前項風險評估，中央主管機關應召集食品安全、毒理與風險評估等專家學者及民間團體組成食品風險評估諮議會為之。

第一項諮議體系應就食品衛生安全與營養、基因改造食品、食品廣告標示、食品檢驗方法等成立諮議會，召集食品安全、營養學、醫學、毒理、風險管理、農業、法律、人文社會領域相關具有專精學者組成之。

諮議會之組成、議事、程序與範圍及其他應遵行事項之辦法，由中央主管機關定之。

中央主管機關對重大或突發性食品衛生安全事件，必要時得依風險評

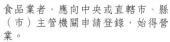

食品業者，應向中央或直轄市、縣（市）主管機關申請登錄，始得營業。

第一項食品之良好衛生規範準則、第二項食品安全管制系統準則，及前項食品業者申請登錄之條件、程序、應登錄之事項與申請變更、登錄之廢止、撤銷及其他應遵行事項之辦法，由中央主管機關定之。

中央主管機關得就食品業者，辦理衛生安全管理之驗證；必要時得就該項業務委託相關驗證機構辦理。

前項申請驗證之程序、驗證方式、委託驗證之受託者、委託程序及其他相關事項之辦法，由中央主管機關定之。

第9條

經中央主管機關公告類別與規模之食品業者，應依其產業模式，建立產品原材料、半成品與成品供應來源及流向之追溯或追蹤系統。

前項追溯或追蹤系統之建立、應記錄之事項、查核及其他應遵行事項之辦法，由中央主管機關定之。

第10條

食品業者之設廠登記，應由工業主管機關會同主管機關辦理。

食品工廠之建築及設備，應符合設廠標準；其標準，由中央主管機關會同中央工業主管機關定之。

第11條

經中央主管機關公告類別及規模之食品業者，應置衛生管理人員。

前項衛生管理人員之資格、訓練、職責及其他應遵行事項之辦法，由中央主管機關定之。

※97年6月11日公布修正前原條文※

食品或食品添加物有下列情形之一者，不得製造、加工、調配、包裝、運送、貯存、販賣、輸入、輸出、贈與或公開陳列：

一、變質或腐敗者。

二、未成熟而有害人體健康者。

三、有毒或含有害人體健康之物質或異物者。

四、染有病原菌者。

五、殘留農藥含量超過中央主管機

## 第三章 食品業者衛生管理

第7條

食品業者應實施自主管理，確保食品衛生安全。

食品業者於發現產品有危害衛生安全之虞時，應即主動停止製造、加工、販賣及辦理回收，並通報直轄市、縣（市）主管機關。

第8條

食品業者之從業人員、作業場所、設施衛生管理及其品保制度，均應符合食品之良好衛生規範準則。

經中央主管機關公告類別及規模之食品業，應符合食品安全管制系統準則之規定。

經中央主管機關公告類別及規模之食品業者，應向中央或直轄市、縣（市）主管機關申請登錄，始得營業。

第一項食品之良好衛生規範準則、第二項食品安全管制系統準則及前項食品業者申請登錄之條件、程序、應登錄之事項與申請變更、登錄之廢止、撤銷及其他應遵行事項之辦法，由中央主管機關定之。

中央主管機關得就食品業者，辦理衛生安全管理之驗證；必要時得就該項業務委託相關驗證機構辦理。

前項申請驗證之程序、驗證方式、委託驗證之受託者、委託程序及其他相關事項之辦法，由中央主管機關定之。

第9條

經中央主管機關公告類別與規模之食品業者，應依其產業模式，建立產品原材料、半成品與成品供應來源及流向之追溯或追蹤系統。

前項追溯或追蹤系統之建立、應記錄之事項、查核及其他應遵行事項之辦法，由中央主管機關定之。

第10條

食品業者之設廠登記，應由工業主管機關會同主管機關辦理。

食品工廠之建築及設備，應符合設廠標準；其標準，由中央主管機關會同中央工業主管機關定之。

第11條

經中央主管機關公告類別及規模

估或流行病學調查結果，公告對特定產品或特定地區之產品採取下列管理措施：

一、限制或停止輸入查驗、製造及加工之方式或條件。

二、下架、封存、限期回收、限期改製、沒入銷毀。

第5條

各級主管機關依科學實證，建立食品衛生安全監測體系，於監測發現有危害食品衛生安全之虞之事件發生時，應發布預警或採行必要管制措施。

前項發布預警或採行必要管制措施，包含公布檢驗結果、令食品業者自主檢驗及揭露資訊。

第6條

各級主管機關應設立通報系統，劃分食品引起或感染症中毒，由衛生福利部食品藥物管理署或衛生福利部疾病管制署主管之，蒐集並受理疑似食品中毒事件之通報。

醫療機構診治病人時發現有疑似食品中毒之情形，應於二十四小時內向當地主管機關報告。

## 第三章 食品業者衛生管理

第7條

食品業者應實施自主管理，確保食品衛生安全。

食品業者於發現產品有危害衛生安全之虞時，應即主動停止製造、加工、販賣及辦理回收，並通報直轄市、縣（市）主管機關。

食品業者應將其產品原材料、半成品或成品，自行或送交其他檢驗機關（構）、法人或團體檢驗。

前項應辦理檢驗之食品業者類別與規模、最低檢驗週期及其他相關事項，由中央主管機關公告。

第8條

食品業者之從業人員、作業場所、設施衛生管理及其品保制度，均應符合食品之良好衛生規範準則。

經中央主管機關公告類別及規模之食品業，應符合食品安全管制系統準則之規定。

經中央主管機關公告類別及規模之食品業者，應向中央或直轄市、縣

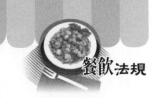

關所定安全容許量者。

六、受原子塵或放射能污染，其含量超過中央主管機關所定安全容許量者。

七、攙偽或假冒者。

八、逾有效日期者。

九、從未供於飲食且未經證明為無害人體健康者。

第12條

經中央主管機關公告類別及規模之食品業者，應置一定比率，並領有專門職業或技術證照之食品、營養、餐飲等專業人員，辦理食品衛生安全管理事項。

前項應聘用專門職業或技術證照人員之設置、職責、業務之執行及管理辦法，由中央主管機關定之。

※97年6月11日公布修正前原條文※
食品添加物之品名、規格及其使用範圍、限量，應符合中央主管機關之規定。

第13條

經中央主管機關公告類別及規模之食品業者，應投保產品責任保險。

前項產品責任保險之保險金額及契約內容，由中央主管機關定之。

第14條

公共飲食場所衛生之管理辦法，由直轄市、縣（市）主管機關依中央主管機關訂定之各類衛生標準或法令定之。

※91年1月30日修正公布前原條文※
經中央主管機關公告指定之食品、食品添加物、食品用洗潔劑、食品器具、食品容器及食品包裝，其製造、加工、調配、改裝、輸入或輸出，非經中央主管機關查驗登記並發給許可證，不得為之。登記事項有變更者，應事先向中央主管機關申請審查核准。

前項許可之撤銷、許可證之發給、換發、補發、展延、移轉、註銷及登記事項變更之管理辦法，由中央主管機關定之。

第一項之查驗登記，得委託其他機構辦理；其委託辦法，由中央主管機關定之。

食品業者，應置衛生管理人員。

前項衛生管理人員之資格、訓練、職責及其他應遵行事項之辦法，由中央主管機關定之。

第12條

經中央主管機關公告類別及規模之食品業者，應置一定比率，並領有專門職業或技術證照之食品、營養、餐飲等專業人員，辦理食品衛生安全管理事項。

前項應聘用專門職業或技術證照人員之設置、職責、業務之執行及管理辦法，由中央主管機關定之。

第13條

經中央主管機關公告類別及規模之食品業者，應投保產品責任保險。

前項產品責任保險之保險金額及契約內容，由中央主管機關定之。

第14條

公共飲食場所衛生之管理辦法，由直轄市、縣（市）主管機關依中央主管機關訂定之各類衛生標準或法令定之。

## 第四章 食品衛生管理

第15條

食品或食品添加物有下列情形之一者，不得製造、加工、調配、包裝、運送、貯存、販賣、輸入、輸出、作為贈品或公開陳列：

一、變質或腐敗。

二、未成熟而有害人體健康。

三、有毒或含有害人體健康之物質或異物。

四、染有病原性生物，或經流行病學調查認定屬造成食品中毒之病因。

五、殘留農藥或動物用藥含量超過安全容許量。

六、受原子塵或放射能污染，其含量超過安全容許量。

七、攙偽或假冒。

八、逾有效日期。

九、從未於國內供作飲食且未經證明為無害人體健康。

十、添加未經中央主管機關許可之添加物。

前項第五款、第六款殘留農藥或動物用藥安全容許量及食品中原子塵

（市）主管機關申請登錄，始得營業。

第一項食品之良好衛生規範準則、第二項食品安全管制系統準則，及前項食品業者申請登錄之條件、程序、應登錄之事項與申請變更、登錄之廢止、撤銷及其他應遵行事項之辦法，由中央主管機關定之。

中央主管機關得就食品業者，辦理衛生安全管理之驗證；必要時得就該項業務委託相關驗證機構辦理。

前項驗證之程序、驗證方式、委託驗證之受託者、委託程序及其他相關事項之管理辦法，由中央主管機關定之。

第9條

經中央主管機關公告類別與規模之食品業者，應依其產業模式，建立產品原材料、半成品與成品供應來源及流向之追溯或追蹤系統。

前項追溯或追蹤系統之建立、應記錄之事項、查核及其他應遵行事項之辦法，由中央主管機關定之。

第10條

食品業者之設廠登記，應由工業主管機關會同主管機關辦理。

食品工廠之建築及設備，應符合設廠標準；其標準，由中央主管機關會同中央工業主管機關定之。

第11條

經中央主管機關公告類別及規模之食品業者，應置衛生管理人員。

前項衛生管理人員之資格、訓練、職責及其他應遵行事項之辦法，由中央主管機關定之。

第12條

經中央主管機關公告類別及規模之食品業者，應置一定比率，並領有專門職業或技術證照之食品、營養、餐飲等專業人員，辦理食品衛生安全管理事項。

前項應聘用專門職業或技術證照人員之設置、職責、業務之執行及管理辦法，由中央主管機關定之。

第13條

經中央主管機關公告類別及規模之食品業者，應投保產品責任保險。

前項產品責任保險之保險金額及契

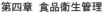

**第四章　食品衛生管理**

第15條

食品或食品添加物有下列情形之一者，不得製造、加工、調配、包裝、運送、貯存、販賣、輸入、輸出、作為贈品或公開陳列：

一、變質或腐敗。

二、未成熟而有害人體健康。

三、有毒或含有害人體健康之物質或異物。

四、染有病原性生物，或經流行病學調查認定屬造成食品中毒之病因。

五、殘留農藥或動物用藥含量超過安全容許量。

六、受原子塵或放射能污染，其含量超過安全容許量。

七、攙偽或假冒。

八、逾有效日期。

九、從未於國內供作飲食且未經證明為無害人體健康。

前項第五款、第六款殘留農藥或動物用藥安全容許量及食品中原子塵或放射能污染安全容許量之標準，由中央主管機關會商相關機關定之。

第一項第三款有害人體健康之物質，包括雖非疫區而近十年內有發生牛海綿狀腦病或新型庫賈氏症病例之國家或地區牛隻之頭骨、腦、眼睛、脊髓、絞肉、內臟及其他相關產製品。

國內外之肉品及其他相關產製品，除依中央主管機關根據國人膳食習慣為風險評估所訂定安全容許標準者外，不得檢出乙型受體素。

國內外如發生因食用安全容許殘留乙型受體素肉品導致中毒案例時，應立即停止含乙型受體素之肉品進口；國內經確認有因食用致中毒之個案，政府應負照護責任，並協助向廠商請求損害賠償。

第16條

食品器具、食品容器或包裝、食品用洗潔劑有下列情形之一，不得製造、販賣、輸入、輸出或使用：

一、有毒者。

二、易生不良化學作用者。

---

或放射能污染安全容許量之標準，由中央主管機關會商相關機關定之。

第一項第三款有害人體健康之物質，包括雖非疫區而近十年內有發生牛海綿狀腦病或新型庫賈氏症病例之國家或地區牛隻之頭骨、腦、眼睛、脊髓、絞肉、內臟及其他相關產製品。

國內外之肉品及其他相關產製品，除依中央主管機關根據國人膳食習慣為風險評估所訂定安全容許標準者外，不得檢出乙型受體素。

國內外如發生因食用安全容許殘留乙型受體素肉品導致中毒案例時，應立即停止含乙型受體素之肉品進口；國內經確認有因食用致中毒之個案，政府應負照護責任，並協助向廠商請求損害賠償。

第16條

食品器具、食品容器或包裝、食品用洗潔劑有下列情形之一，不得製造、販賣、輸入、輸出或使用：

一、有毒者。

二、易生不良化學作用者。

三、其他足以危害健康者。

第17條

販賣之食品、食品用洗潔劑及其器具、容器或包裝，應符合衛生安全及品質之標準；其標準由中央主管機關定之。

第18條

食品添加物之品名、規格及其使用範圍、限量標準，由中央主管機關定之。

前項標準之訂定，必須以可以達到預期效果之最小量為限制，且依據國人膳食習慣為風險評估，同時必須遵守規格標準之規定。

第19條

第十五條第二項及前二條規定之標準未訂定前，中央主管機關為突發事件緊急應變之需，於無法取得充分之實驗資料時，得訂定其暫行標準。

第20條

屠宰場內畜禽屠宰及分切之衛生查核，由農業主管機關依相關法規之

---

約內容，由中央主管機關定之。

第14條

公共飲食場所衛生之管理辦法，由直轄市、縣（市）主管機關依中央主管機關訂定之各類衛生標準或法令定之。

**第四章　食品衛生管理**

第15條

食品或食品添加物有下列情形之一者，不得製造、加工、調配、包裝、運送、貯存、販賣、輸入、輸出、作為贈品或公開陳列：

一、變質或腐敗。

二、未成熟而有害人體健康。

三、有毒或含有害人體健康之物質或異物。

四、染有病原性生物，或經流行病學調查認定屬造成食品中毒之病因。

五、殘留農藥或動物用藥含量超過安全容許量。

六、受原子塵或放射能污染，其含量超過安全容許量。

七、攙偽或假冒。

八、逾有效日期。

九、從未於國內供作飲食且未經證明為無害人體健康。

十、添加未經中央主管機關許可之添加物。

前項第五款、第六款殘留農藥或動物用藥安全容許量及食品中原子塵或放射能污染安全容許量之標準，由中央主管機關會商相關機關定之。

第一項第三款有害人體健康之物質，包括雖非疫區而近十年內有發生牛海綿狀腦病或新型庫賈氏症病例之國家或地區牛隻之頭骨、腦、眼睛、脊髓、絞肉、內臟及其他相關產製品。

國內外之肉品及其他相關產製品，除依中央主管機關根據國人膳食習慣為風險評估所訂定安全容許標準者外，不得檢出乙型受體素。

國內外如發生因食用安全容許殘留乙型受體素肉品導致中毒案例時，應立即停止含乙型受體素之肉品進口；國內經確認有因食用致中毒之

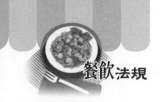

三、其他足以危害健康者。

第17條

販賣之食品、食品用洗潔劑及其器具、容器或包裝,應符合衛生安全及品質之標準;其標準由中央主管機關定之。

第18條

食品添加物之品名、規格及其使用範圍、限量標準,由中央主管機關定之。

第19條

第十五條第二項及前二條規定之標準未訂定前,中央主管機關為突發事件緊急應變之需,於無法取得充分之實驗資料時,得訂定其暫行標準。

※97年6月11日公布修正前原條文※對於食品、食品添加物或食品用洗潔劑所為之標示、宣傳或廣告,不得有不實、誇張或易生誤解之情形。

食品不得為醫療效能之標示、宣傳或廣告。

接受委託刊播之傳播業者,應自廣告之日起二個月,保存委託刊播廣告者之姓名(名稱)、住所、電話、身分證或事業登記證字號等資料,且於主管機關要求提供時,不得規避、妨礙或拒絕。

第20條

屠宰場內畜禽屠宰及分切之衛生查核,由農業主管機關依相關法規之規定辦理。

運送過程之屠體、內臟及其分切物於交付食品業者後之衛生查核,由衛生主管機關為之。

食品業者所持有之屠體、內臟及其分切物之製造、加工、調配、包裝、運送、貯存、販賣、輸入或輸出之衛生管理,由各級主管機關依本法之規定辦理。

第二項衛生查核之規範,由中央主管機關會同中央農業主管機關定之。

※97年6月11日公布修正前原條文※食品業者製造、加工、調配、包裝、運送、貯存、販賣食品或食品添加物之作業場所、設施及品保制

規定辦理。

運送過程之屠體、內臟及其分切物於交付食品業者後之衛生查核,由衛生主管機關為之。

食品業者所持有之屠體、內臟及其分切物之製造、加工、調配、包裝、運送、貯存、販賣、輸入或輸出之衛生管理,由各級主管機關依本法之規定辦理。

第二項衛生查核之規範,由中央主管機關會同中央農業主管機關定之。

第21條

經中央主管機關公告之食品、食品添加物、食品器具、食品容器或包裝及食品用洗潔劑,其製造、加工、調配、改裝、輸入或輸出,非經中央主管機關查驗登記並發給許可文件,不得為之;其登記事項有變更者,應事先向中央主管機關申請審查核准。

前項許可文件,其有效期間為一年至五年,由中央主管機關核定之;期滿仍需繼續製造、加工、調配、改裝、輸入或輸出者,應於期滿前三個月內,申請中央主管機關核准展延。但每次展延,不得超過五年。

第一項許可之廢止、許可文件之發給、換發、補發、展延、移轉、註銷及登記事項變更等管理事項之辦法,由中央主管機關定之。

第一項之查驗登記,得委託其他機構辦理;其委託辦法,由中央主管機關定之。

**第五章 食品標示及廣告管理**

第22條

食品之容器或外包裝,應以中文及通用符號,明顯標示下列事項:

一、品名。

二、內容物名稱;其為二種以上混合物時,應分別標明。主成分應標明所佔百分比,其應標示之產品、主成分項目、標示內容、方式及各該產品實施日期,由中央主管機關另定之。

三、淨重、容量或數量。

四、食品添加物名稱;混合二種以

個案,政府應負照護責任,並協助向廠商請求損害賠償。

第16條

食品器具、食品容器或包裝、食品用洗潔劑有下列情形之一,不得製造、販賣、輸入、輸出或使用:

一、有毒者。

二、易生不良化學作用者。

三、足以危害健康者。

四、其他經風險評估有危害健康之虞者。

第17條

販賣之食品、食品用洗潔劑及其器具、容器或包裝,應符合衛生安全及品質之標準;其標準由中央主管機關定之。

第18條

食品添加物之品名、規格及其使用範圍、限量標準,由中央主管機關定之。

前項標準之訂定,必須以可以達到預期效果之最小量為限制,且依據國人膳食習慣為風險評估,同時必須遵守規格標準之規定。

第19條

第十五條第二項及前二條規定之標準未訂定前,中央主管機關為突發事件緊急應變之需,於無法取得充分之實驗資料時,得訂定其暫行標準。

第20條

屠宰場內畜禽屠宰及分切之衛生查核,由農業主管機關依相關法規之規定辦理。

運送過程之屠體、內臟及其分切物於交付食品業者後之衛生查核,由衛生主管機關為之。

食品業者所持有之屠體、內臟及其分切物之製造、加工、調配、包裝、運送、貯存、輸入或輸出之衛生管理,由各級主管機關依本法之規定辦理。

第二項衛生查核之規範,由中央主管機關會同中央農業主管機關定之。

第21條

經中央主管機關公告之食品、食品添加物、食品器具、食品容器或包

度，應符合中央主管機關所定食品良好衛生規範，經中央主管機關公告指定之食品業別，並應符合中央主管機關所定食品安全管制系統之規定。

食品業者之設廠登記，應由工業主管機關會同主管機關辦理。

食品工廠之建築及設備，應符合中央主管機關會同中央工業主管機關所定之設廠標準。

第21條

經中央主管機關公告之食品、食品添加物、食品器具、食品容器或包裝及食品用洗潔劑，其製造、加工、調配、改裝、輸入或輸出，非經中央主管機關查驗登記並發給許可文件，不得為之；其登記事項有變更者，應事先向中央主管機關申請審查核准。

前項許可文件，其有效期間為一年至五年，由中央主管機關核定之；期滿仍需繼續製造、加工、調配、改裝、輸入或輸出者，應於期滿前三個月內，申請中央主管機關核准展延。但每次展延，不得超過五年。

第一項許可之廢止、許可文件之發給、換發、補發、展延、移轉、註銷及登記事項變更等管理事項之辦法，由中央主管機關定之。

第一項之查驗登記，得委託其他機構辦理；其委託辦法，由中央主管機關定之。

**第五章　食品標示及廣告管理**

第22條

食品之容器或外包裝，應以中文及通用符號，明顯標示下列事項：

一、品名。

二、內容物名稱；其為二種以上混合物時，應分別標明。

三、淨重、容量或數量。

四、食品添加物名稱。

五、製造廠商與國內負責廠商之名稱、電話號碼及地址。

六、原產地（國）。

七、有效日期。

八、營養標示。

九、其他經中央主管機關公告之事

上食品添加物，以功能性命名者，應分別標明添加物名稱。

五、製造廠商與國內負責廠商名稱、電話號碼及地址。

六、原產地（國）。

七、有效日期。

八、營養標示。

九、其他經中央主管機關公告之事項。

前項第八款營養標示及其他應遵行事項，由中央主管機關公告之。

第23條

食品因容器或外包裝面積、材質或其他之特殊因素，依前條規定標示顯有困難者，中央主管機關得公告免一部之標示，或以其他方式標示。

第24條

食品添加物之容器或外包裝，應以中文及通用符號，明顯標示下列事項：

一、品名及「食品添加物」字樣。

二、食品添加物名稱；其為二種以上混合物時，應分別標明。

三、淨重、容量或數量。

四、國內負責廠商名稱、電話號碼及地址。

五、有效日期。

六、使用範圍、用量標準及使用限制。

七、原產地（國）。

八、其他經中央主管機關公告之事項。

第25條

中央主管機關得對直接供應飲食之場所，就其供應之特定食品，要求以中文標示原產地；對特定散裝食品販賣者，得就其販賣之地點、方式予以限制，或要求以中文標示品名、原產地（國）、製造日期或有效日期等事項。

前項特定食品品項、應標示事項、方法及範圍；與特定散裝食品品項、限制方式及應標示事項，由中央主管機關公告之。

第26條

經中央主管機關公告之食品器具、食品容器或包裝，應以中文及通用

裝及食品用洗潔劑，其製造、加工、調配、改裝、輸入或輸出，非經中央主管機關查驗登記並發給許可文件，不得為之；其登記事項有變更者，應事先向中央主管機關申請審查核准。

食品所含之基因改造食品原料非經中央主管機關健康風險評估審查，並查驗登記發給許可文件，不得供作食品原料。

經中央主管機關查驗登記並發給許可文件之基因改造食品原料，其輸入業者應依第九條第二項所定辦法，建立基因改造食品原料供應來源及流向之追溯或追蹤系統。

第一項及第二項許可文件，其有效期間為一年至五年，由中央主管機關核定之；期滿仍需繼續製造、加工、調配、改裝、輸入或輸出者，應於期滿前三個月內，申請中央主管機關核准展延。但每次展延，不得超過五年。

第一項及第二項許可之廢止、許可文件之發給、換發、補發、展延、移轉、註銷及登記事項變更等管理事項之辦法，由中央主管機關定之。

第一項及第二項之查驗登記，得委託其他機構辦理；其委託辦法，由中央主管機關定之。

本法中華民國一百零三年一月二十八日修正前，第二項未辦理查驗登記之基因改造食品原料，應於公布後二年內完成辦理。

**第五章　食品標示及廣告管理**

第22條

食品之容器或外包裝，應以中文及通用符號，明顯標示下列事項：

一、品名。

二、內容物名稱；其為二種以上混合物時，應依其含量多寡由高至低分別標示之。

三、淨重、容量或數量。

四、食品添加物名稱；混合二種以上食品添加物，以功能性命名者，應分別標明添加物名稱。

五、製造廠商或國內負責廠商名稱、電話號碼及地址。

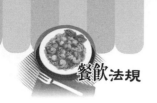
項。

前項第八款營養標示及其他應遵行事項，由中央主管機關公告之。

第23條

食品因容器或外包裝面積、材質或其他之特殊因素，依前條規定標示顯有困難者，中央主管機關得公告免全部或一部之標示，或以其他方式標示。

第24條

食品添加物之容器或外包裝，應以中文及通用符號，明顯標示下列事項：

一、品名及「食品添加物」字樣。

二、食品添加物名稱；其為二種以上混合物時，應分別標明。

三、淨重、容量或數量。

四、製造廠商與國內負責廠商之名稱、電話號碼及地址。

五、有效日期。

六、使用範圍、用量標準及使用限制。

七、原產地（國）。

八、其他經中央主管機關公告之事項。

※97年6月11日公布修正前原條文※

直轄市、縣（市）主管機關得抽查食品業者之作業衛生及紀錄；必要時，並得抽樣檢驗及查扣紀錄。對於涉嫌違反第十一條或中央主管機關依第十二條所為之規定者，得命暫停作業，並將涉嫌物品封存。

中央主管機關得就食品、食品添加物、食品器具、食品容器、食品包裝或食品用洗潔劑，於輸入時委託經濟部標準檢驗局為前項之措施。

中央主管機關於必要時，得就市售之前項物品為第一項之措施。

第25條

中央主管機關得對直接供應飲食之場所，就其供應之特定食品，要求以中文標示原產地；對特定散裝食品販賣者，得就其販賣之地點、方式予以限制，或要求以中文標示品名、原產地（國）、製造日期或有效日期等事項。

前項特定食品品項、應標示事項、

符號，明顯標示下列事項：

一、品名。

二、材質名稱及耐熱溫度；其為二種以上材質組成者，應分別標明。

三、淨重、容量或數量。

四、國內負責廠商之名稱、電話號碼及地址。

五、原產地（國）。

六、製造日期；其有時效性者，並應加註有效日期或有效期間。

七、使用注意事項或微波等其他警語。

八、其他經中央主管機關公告之事項。

第27條

食品用洗潔劑之容器或外包裝，應以中文及通用符號，明顯標示下列事項：

一、品名。

二、主要成分之化學名稱；其為二種以上成分組成者，應分別標明。

三、淨重或容量。

四、國內負責廠商名稱、電話號碼及地址。

五、原產地（國）。

六、製造日期；其有時效性者，並應加註有效日期或有效期間。

七、適用對象或用途。

八、使用方法及使用注意事項或警語。

九、其他經中央主管機關公告之事項。

第28條

食品、食品添加物、食品用洗潔劑及經中央主管機關公告之食品器具、食品容器或包裝，其標示、宣傳或廣告，不得有不實、誇張或易生誤解之情形。

食品不得為醫療效能之標示、宣傳或廣告。

中央主管機關對於特殊營養食品、易導致慢性病或不適合兒童及特殊需求者長期食用之食品，得限制其促銷或廣告；其食品之項目、促銷或廣告之限制與停止刊播及其他應遵行事項之辦法，由中央主管機關

六、原產地（國）。

七、有效日期。

八、營養標示。

九、含基因改造食品原料。

十、其他經中央主管機關公告之事項。

前項第二款內容物之主成分應標明所佔百分比，其應標示之產品、主成分項目、標示內容、方式及各該產品實施日期，由中央主管機關另定之。

第一項第八款及第九款標示之應遵行事項，由中央主管機關公告之。

第23條

食品因容器或外包裝面積、材質或其他之特殊因素，依前條規定標示顯有困難者，中央主管機關得公告免一部之標示，或以其他方式標示。

第24條

食品添加物之容器或外包裝，應以中文及通用符號，明顯標示下列事項：

一、品名及「食品添加物」字樣。

二、食品添加物名稱；其為二種以上混合物時，應分別標明。

三、淨重、容量或數量。

四、製造廠商或國內負責廠商名稱、電話號碼及地址。

五、有效日期。

六、使用範圍、用量標準及使用限制。

七、原產地（國）。

八、含基因改造食品添加物之原料。

九、其他經中央主管機關公告之事項。

前項第二款食品添加物之香料成分及第八款標示之應遵行事項，由中央主管機關公告之。

第25條

中央主管機關得對直接供應飲食之場所，就其供應之特定食品，要求以中文標示原產地；對特定散裝食品販賣者，得就其販賣之地點、方式予以限制，或要求以中文標示品名、原產地（國）、含基因改造食品原料、製造日期或有效日期等事

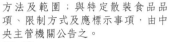

方法及範圍；與特定散裝食品品項、限制方式及應標示事項，由中央主管機關公告之。

第26條

經中央主管機關公告之食品器具、食品容器或包裝，應以中文及通用符號，明顯標示下列事項：

一、品名。

二、材質名稱及耐熱溫度；其為二種以上材質組成者，應分別標明。

三、淨重、容量或數量。

四、國內負責廠商之名稱、電話號碼及地址。

五、原產地(國)。

六、製造日期；其有時效性者，並應加註有效日期或有效期間。

七、使用注意事項或微波等其他警語。

八、其他經中央主管機關公告之事項。

第27條

食品用洗潔劑之容器或外包裝，應以中文及通用符號，明顯標示下列事項：

一、品名。

二、主要成分之化學名稱；其為二種以上成分組成者，應分別標明。

三、淨重或容量。

四、國內負責廠商名稱、電話號碼及地址。

五、原產地(國)。

六、製造日期；其有時效性者，並應加註有效日期或有效期間。

七、適用對象或用途。

八、適用方法及使用注意事項或警語。

九、其他經中央主管機關公告之事項。

※91年1月30日修正公布前原條文※

本法所定之抽查、檢驗；其辦法，由中央主管機關定之。但查驗工作涉及其他機關職掌者，應會同有關機關定之。

中央主管機關得就食品衛生查驗業務，辦理國內及國外驗證機構之認證；其認證項目及管理辦法，由中

定之。

第29條

接受委託刊播之傳播業者，應自廣告之日起六個月，保存委託刊播廣告者之姓名或名稱、國民身分證統一編號、公司、商號、法人或團體之設立登記文件號碼、住居所或事務所、營業所或電話等資料，且於主管機關要求提供時，不得規避、妨礙或拒絕。

第六章　食品輸入管理

第30條

輸入經中央主管機關公告之食品、食品添加物、食品器具、食品容器或包裝及食品用洗潔劑時，應向中央主管機關申請查驗並申報其產品有關資訊。

執行前項規定，查驗績效優良之業者，中央主管機關得採取優惠之措施。

輸入第一項產品非供販賣，且其金額、數量符合中央主管機關公告或經中央主管機關專案核准者，得免申請查驗。

第31條

前條產品輸入之查驗及申報，中央主管機關得委任、委託相關機關(構)、法人或團體辦理。

第32條

主管機關為追查或預防食品衛生安全事件，必要時得要求食品業者或其代理人提供輸入產品之相關紀錄、文件及電子檔案或資料庫，食品業者或其代理人不得規避、妨礙或拒絕。

第33條

輸入產品因性質或其查驗時間等條件特殊者，食品業者得向查驗機關申請具結先行放行，並於特定地點存放。查驗機關審查後認定應繳納保證金者，得命其繳納保證金後，准予具結先行放行。

前項具結先行放行之產品，其存放地點得由食品業者或其代理人指定；產品未取得輸入許可前，不得移動、啟用或販賣。

第三十條、第三十一條及本條第一項有關產品輸入之查驗、申報或查

項。

前項特定食品品項、應標示事項、方法及範圍；與特定散裝食品品項、限制方式及應標示事項，由中央主管機關公告之。

第26條

經中央主管機關公告之食品器具、食品容器或包裝，應以中文及通用符號，明顯標示下列事項：

一、品名。

二、材質名稱及耐熱溫度；其為二種以上材質組成者，應分別標明。

三、淨重、容量或數量。

四、國內負責廠商之名稱、電話號碼及地址。

五、原產地（國）。

六、製造日期；其有時效性者，並應加註有效日期或有效期間。

七、使用注意事項或微波等其他警語。

八、其他經中央主管機關公告之事項。

第27條

食品用洗潔劑之容器或外包裝，應以中文及通用符號，明顯標示下列事項：

一、品名。

二、主要成分之化學名稱；其為二種以上成分組成者，應分別標明。

三、淨重或容量。

四、國內負責廠商名稱、電話號碼及地址。

五、原產地（國）。

六、製造日期；其有時效性者，並應加註有效日期或有效期間。

七、適用對象或用途。

八、使用方法及使用注意事項或警語。

九、其他經中央主管機關公告之事項。

第28條

食品、食品添加物、食品用洗潔劑及經中央主管機關公告之食品器具、食品容器或包裝，其標示、宣傳或廣告，不得有不實、誇張或易生誤解之情形。

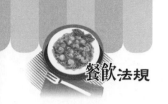

央主管機關定之。

第28條

食品、食品添加物、食品用洗潔劑
及經中央主管機關公告之食品器
具、食品容器或包裝，其標示、宣
傳或廣告，不得有不實、誇張或易
生誤解之情形。

食品不得為醫療效能之標示、宣傳
或廣告。

中央主管機關對於特殊營養食品、
易導致慢性病或不適合兒童長期食
用之食品，得限制其廣告；其食品
之項目、廣告之限制與停止刊播及
其他應遵行事項之辦法，由中央主
管機關定之。

第29條

接受委託刊播之傳播業者，應自廣
告之日起六個月，保存委託刊播廣
告者之姓名或名稱、國民身分證統
一編號、公司、商號、法人或團體
之設立登記文件號碼、住居所或事
務所、營業所及電話等資料，且於
主管機關要求提供時，不得規避、
妨礙或拒絕。

※97年6月11日公布修正前原條文※

食品、食品添加物、食品器具、食
品容器、食品包裝或食品用洗潔
劑，經依第二十四條規定抽查或檢
驗者，由當地主管機關依抽查或檢
驗結果為下列之處分：

一、有第十一條或第十五條所列各
　　款情形之一者，應予沒入銷
　　毀。

二、不符合中央主管機關依第十
　　條、第十二條所為之規定，或
　　違反第十三條第二項、第十四
　　條第一項規定者，應予沒入銷
　　毀。但實施消毒或採行適當安
　　全措施後，仍可使用或得改製
　　使用者，應通知限期消毒、改
　　製或採行適當安全措施；屆期
　　未遵行者，沒入銷毀之。

三、標示違反第十七條、第十八條
　　或第十九條第一項規定者，應
　　通知限期回收改正；屆期不遵
　　行或違反第十九條第二項規定
　　者，沒入銷毀之。

四、依第二十四條第一項規定命暫

驗、申報之委託、優良廠商輸入查
驗與申報之優惠措施、輸入產品具
結先行放行之條件、應繳納保證金
之審查基準、保證金之收取標準及
其他應遵行事項之辦法，由中央主
管機關定之。

第34條

中央主管機關遇有重大食品衛生安
全事件發生，或輸入產品經查驗不
合格之情況嚴重時，得就相關業
者、產地或產品，停止其查驗申
請。

第35條

中央主管機關對於管控安全風險程
度較高之食品，得於其輸入前，實
施系統性查核。

前項實施系統性查核之產品範圍、
程序及其他相關事項之辦法，由中
央主管機關定之。

中央主管機關基於源頭管理需要或
因個別食品衛生安全事件，得派員
至境外，查核該輸入食品之衛生安
全管理等事項。

第36條

境外食品、食品添加物、食品器
具、食品容器或包裝及食品用洗潔
劑對民眾之身體或健康有造成危害
之虞，經中央主管機關公告者，旅
客攜帶入境時，應檢附出產國衛生
主管機關開具之衛生證明文件申報
之；對民眾之身體或健康有嚴重危
害者，中央主管機關並得公告禁止
旅客攜帶入境。

違反前項規定之產品，不問屬於何
人所有，沒入銷毀之。

## 第七章　食品檢驗

第37條

食品、食品添加物、食品器具、食
品容器或包裝及食品用洗潔劑之檢
驗，由各級主管機關或委任、委託
經認可之相關機關（構）、法人或
團體辦理。

中央主管機關得就前項受委任、
委託之相關機關（構）、法人或
團體，辦理認證；必要時，其認
證工作，得委任、委託相關機關
（構）、法人或團體辦理。

前二項有關檢驗之委託、檢驗機關

食品不得為醫療效能之標示、宣傳
或廣告。

中央主管機關對於特殊營養食品、
易導致慢性病或不適合兒童及特殊
需求者長期食用之食品，得限制其
促銷或廣告；其食品之項目、促銷
或廣告之限制與停止刊播及其他應
遵行事項之辦法，由中央主管機關
定之。

第29條

接受委託刊播之傳播業者，應自廣
告之日起六個月，保存委託刊播廣
告者之姓名或名稱、國民身分證統
一編號、公司、商號、法人或團體
之設立登記文件號碼、住居所或事
務所、營業所及電話等資料，且於
主管機關要求提供時，不得規避、
妨礙或拒絕。

## 第六章　食品輸入管理

第30條

輸入經中央主管機關公告之食品、
基因改造食品原料、食品添加物、
食品器具、食品容器或包裝及食品
用洗潔劑時，應依海關專屬貨品分
類號列，向中央主管機關申請查驗
並申報其產品有關資訊。

執行前項規定，查驗績效優良之業
者，中央主管機關得採取優惠之措
施。

輸入第一項產品非供販賣，且其金
額、數量符合中央主管機關公告或
經中央主管機關專案核准者，得免
申請查驗。

第31條

前條產品輸入之查驗及申報，中央
主管機關得委任、委託相關機關
（構）、法人或團體辦理。

第32條

主管機關為追查或預防食品衛生安
全事件，必要時得要求食品業者或
其代理人提供輸入產品之相關紀
錄、文件及電子檔案或資料庫，食
品業者或其代理人不得規避、妨礙
或拒絕。

食品業者就前項輸入產品、基因
改造食品原料之相關紀錄、文件及
電子檔案或資料庫保存五年。

前項應保存之資料、方式及範圍，

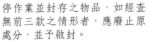

停作業並封存之物品，如經查無前三款之情形者，應廢止原處分，並予啟封。

前項第一款至第三款應予沒入之物品，應先命製造、販賣或輸入者立即公告停止使用或食用，並予回收、銷毀。必要時，當地主管機關得代為回收、銷毀，並收取必要之費用。

前項應回收、銷毀之物品，其回收、銷毀處理辦法，由中央主管機關定之。

製造、加工、調配、包裝、運送、販賣、輸入、輸出第一項第一款或第二款物品之食品業者，由當地主管機關正式公布其商號、地址、負責人姓名、商品名稱及違法情節。

輸入第一項物品經通關查驗不符規定者，中央主管機關應管制其進口，並得為第一項各款、第二項及前項之處分。

※89年01月14日修正※

食品、食品添加物、食品器具、食品容器、食品包裝或食品用洗潔劑，經依第二十四條規定抽查或檢驗者，由當地主管機關依抽查或檢驗結果為下列之處分：

一、有第十一條或第十五條所列各款情形之一者，應予沒入銷毀。

二、不符合中央主管機關依第十條、第十二條所為之規定，或違反第十三條第二項、第十四條第一項規定者，應予沒入銷毀。但實施消毒或採行適當安全措施後，仍可使用或得改製使用者，應通知限期消毒、改製或採行適當安全措施；屆期未遵行者，沒入銷毀之。

三、標示違反第十七條、第十八條或第十九條第一項規定者，應通知限期回收改正；屆期不遵行或違反第十九條第二項規定者，沒入銷毀之。

四、依第二十四條第一項規定命暫停作業並封存之物品，如經查無前三款之情形者，應撤銷原處分，並予啟封。

（構）、法人或團體認證之條件與程序、委託辦理認證工作之程序及其他相關事項之辦法，由中央主管機關定之。

第38條

各級主管機關執行食品、食品添加物、食品器具、食品容器或包裝及食品用洗潔劑之檢驗，其檢驗方法，由中央主管機關定之；未定檢驗方法者，得依國際間認可之方法為之。

第39條

食品業者對於檢驗結果有異議時，得自收受通知之日起十五日內，向原抽驗之機關（構）申請複驗；受理機關（構）應於三日內進行複驗。但檢體無適當方法可資保存者，得不受理之。

第40條

發布食品衛生檢驗資訊時，應同時公布檢驗方法、檢驗單位及結果判讀依據。

## 第八章　食品查核及管制

第41條

直轄市、縣（市）主管機關為確保食品、食品添加物、食品器具、食品容器或包裝及食品用洗潔劑符合本法規定，得執行下列措施，業者不得規避、妨礙或拒絕：

一、進入製造、加工、調配、包裝、運送、貯存、販賣場所執行現場查核及抽樣檢驗。

二、為前款查核或抽樣檢驗時，得要求前款場所之食品業者提供原料或產品之來源及數量、作業、品保、販賣對象、金額、其他佐證資料、證明或紀錄，並得查閱、扣留或複製之。

三、查核或檢驗結果證實為不符合本法規定之食品、食品添加物、食品器具、食品容器或包裝及食品用洗潔劑，應予封存。

四、對於有違反第八條第一項、第十五條第一項、第四項、第十六條、中央主管機關依第十七條、第十八條或第十九條所定標準之虞者，得命食品業

由中央主管機關公告之。

第33條

輸入產品因性質或其查驗時間等條件特殊者，食品業者得向查驗機關申請具結先行放行，並於特定地點存放。查驗機關審查後認定應繳納保證金者，得命其繳納保證金後，准予具結先行放行。

前項具結先行放行之產品，其存放地點得由食品業者或其代理人指定；產品未取得輸入許可前，不得移動、啟用或販賣。

第三十條、第三十一條及本條第一項有關產品輸入之查驗、申報或查驗、申報之委託、優良廠商輸入查驗與申報之優惠措施、輸入產品具結先行放行之條件、應繳納保證金之審查基準、保證金之收取標準及其他應遵行事項之辦法，由中央主管機關定之。

第34條

中央主管機關遇有重大食品衛生安全事件發生，或輸入產品經查驗不合格之情況嚴重時，得就相關業者、產地或產品，停止其查驗申請。

第35條

中央主管機關對於管控安全風險程度較高之食品，得於其輸入前，實施系統性查核。

前項實施系統性查核之產品範圍、程序及其他相關事項之辦法，由中央主管機關定之。

中央主管機關基於源頭管理需要或因個別食品衛生安全事件，得派員至境外，查核該輸入食品之衛生安全管理等事項。

第36條

境外食品、食品添加物、食品器具、食品容器或包裝及食品用洗潔劑對民眾之身體或健康有造成危害之虞，經中央主管機關公告者，旅客攜帶入境時，應檢附出產國衛生主管機關開具之衛生證明文件申報之；對民眾之身體或健康有嚴重危害者，中央主管機關並得公告禁止旅客攜帶入境。

違反前項規定之產品，不問屬於何

269

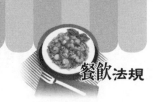

前項第一款至第三款應予沒入之物品，應先命製造、販賣或輸入者立即公告停止使用或食用，並予回收、銷毀。必要時，當地主管機關得代為回收、銷毀，並收取必要之費用。

前項應回收、銷毀之物品，其回收、銷毀處理辦法，由中央主管機關定之。

製造、加工、調配、包裝、運送、販賣、輸入、輸出第一項第一款或第二款物品之食品業者，由當地主管機關正式公布其商號、地址、負責人姓名、商品名稱及違法情節。

輸入第一項物品經通關查驗不符規定者，中央主管機關應管制其進口，並得為第一項各款、第二項及前項之處分。

## 第六章 食品輸入管理

### 第30條

輸入經中央主管機關公告之食品、食品添加物、食品器具、食品容器或包裝及食品用洗潔劑時，應向中央主管機關申請查驗並申報其產品有關資訊。

執行前項規定，查驗績效優良之業者，中央主管機關得採取優惠之措施。

輸入第一項產品非供販賣，且其金額、數量符合中央主管機關公告或經中央主管機關專案核准者，得免申請查驗。

※89年01月14日修正※
食品、食品添加物、食品器具、食品容器、食品包裝或食品用洗潔劑，發現有前條第一項第一款或第二款情事，除依前條規定處理外，中央主管機關得公告禁止其製造、販賣或輸入、輸出。

### 第31條

前條產品輸入之查驗及申報，中央主管機關得委任、委託相關機關（構）、法人或團體辦理。

※97年6月11日公布修正前原條文※
有下列行為之一者，處新臺幣四萬元以上二十萬元以下罰鍰；一年內再次違反者，並得廢止其營業或工廠登記證照：

者暫停作業及停止販賣，並封存該產品。

五、接獲通報疑似食品中毒案件時，對於各該食品業者，得命其限期改善或派送相關食品從業人員至各級主管機關認可之機關（構），接受至少四小時之食品中毒防治衛生講習；調查期間，並得命其暫停作業、停止販賣及進行消毒，並封存該產品。

中央主管機關於必要時，亦得為前項規定之措施。

### 第42條

前條查核、檢驗與管制措施及其他應遵行事項之辦法，由中央主管機關定之。

### 第43條

主管機關對於檢舉查獲違反本法規定之食品、食品添加物、食品器具、食品容器或包裝、食品用洗潔劑、標示、宣傳、廣告或食品業者，除應對檢舉人身分資料嚴守秘密外，並得予以獎勵。

前項檢舉獎勵辦法，由中央主管機關定之。

## 第九章 罰則

### 第44條

有下列行為之一者，處新臺幣六萬元以上一千五百萬元以下罰鍰；情節重大者，並得命其歇業、停業一定期間、廢止其公司、商業、工廠之全部或部分登記事項，或食品業者之登錄；經廢止登錄者，一年內不得再申請重新登錄：

一、違反第八條第一項或第二項規定，經命其限期改正，屆期不改正。

二、違反第十五條第一項、第四項或第十六條規定。

三、經主管機關依第五十二條第二項規定，命其回收、銷毀而不遵行。

四、違反中央主管機關依第五十四條第一項所為禁止其製造、販賣、輸入或輸出之公告。

違反前項規定，其所得利益超過法定罰鍰最高額且經中央主管機關認

人所有，沒入銷毀之。

## 第七章 食品檢驗

### 第37條

食品、食品添加物、食品器具、食品容器或包裝及食品用洗潔劑之檢驗，由各級主管機關或委任、委託經認可之相關機關（構）、法人或團體辦理。

中央主管機關得就前項受委任、委託之相關機關（構）、法人或團體，辦理認證；必要時，其認證工作，得委任、委託相關機關（構）、法人或團體辦理。

前二項有關檢驗之委任、檢驗機關（構）、法人或團體認證之條件與程序、委託辦理認證工作之程序及其他相關事項之管理辦法，由中央主管機關定之。

### 第38條

各級主管機關執行食品、食品添加物、食品器具、食品容器或包裝及食品用洗潔劑之檢驗，其檢驗方法，經食品檢驗方法諮議會諮議，由中央主管機關定之；未定檢驗方法者，得依國際間認可之方法為之。

### 第39條

食品業者對於檢驗結果有異議時，得自收受通知之日起十五日內，向原抽驗之機關（構）申請複驗；受理機關（構）應於三日內進行複驗。但檢體無適當方法可資保存者，得不予受理之。

### 第40條

發布食品衛生檢驗資訊時，應同時公布檢驗方法、檢驗單位及結果判讀依據。

## 第八章 食品查核及管制

### 第41條

直轄市、縣（市）主管機關為確保食品、食品添加物、食品器具、食品容器或包裝及食品用洗潔劑符合本法規定，得執行下列措施，業者不得規避、妨礙或拒絕：

一、進入製造、加工、調配、包裝、運送、貯存、販賣場所執行現場查核及抽樣檢驗。

二、為前款查核或抽樣檢驗時，得

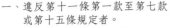

一、違反第十一條第一款至第七款或第十五條規定者。
二、違反前條之禁止命令者。

※89年01月14日修正※
有下列行為之一者，處新臺幣四萬元以上二十萬元以下罰鍰；一年內再次違反者，並得吊銷其營業或工廠登記證照：
一、違反第十一條第一款至第七款或第十五條規定者。
二、違反前條之禁止命令者。

第32條
主管機關為追查或預防食品衛生安全事件，必要時得要求食品業者或其代理人提供輸入產品之相關紀錄、文件及電子檔案或資料庫，食品業者或其代理人不得規避、妨礙或拒絕。

※97年6月11日公布修正前原條文※
違反第十九條第一項規定者，處新臺幣三萬元以上十五萬元以下罰鍰；違反同條第二項規定者，處新臺幣二十萬元以下罰鍰；一年內再次違反者，並得廢止其營業或工廠登記證照；對其違規廣告，並得按次連續處罰至其停止刊播為止。
傳播業者，違反第十九條第三項規定者，處新臺幣三萬元以上十五萬元以下罰鍰，並得按次連續處罰。
主管機關為第一項處分同時，應函知傳播業者及直轄市、縣（市）新聞主管機關。傳播業者自收文之次日起，應即停止刊播。
傳播業者未依前項規定，繼續刊播違反第十九條第一項或第二項規定之廣告者，由直轄市、縣（市）新聞主管機關處新臺幣六萬元以上三十萬元以下罰鍰，並得按次連續處罰至其停止刊播為止。

※89年01月14日修正※
違反第十九條第一項規定者，處新臺幣三萬元以上十五萬元以下罰鍰，違反同條第二項規定者，處新臺幣二十萬元以上一百萬元以下罰鍰；一年內再次違反者，並得吊銷其營業或工廠登記證照；對其違規廣告，並得按次連續處罰至其停止刊播為止。

定情節重大者，得於所得利益範圍內裁處之。

第45條
違反第二十八條第一項或中央主管機關依第二十八條第三項所定辦法者，處新臺幣四萬元以上二十萬元以下罰鍰；違反同條第二項規定者，處新臺幣六十萬元以上五百萬元以下罰鍰；再次違反者，並得命其歇業、停業一定期間、廢止其公司、商業、工廠之全部或部分登記事項，或食品業者之登錄；經廢止登錄者，一年內不得再申請重新登錄。
違反前項廣告規定之食品業者，應按次處罰至其停止刊播為止。
違反第二十八條有關廣告規定之一，情節重大者，除依前二項規定處分外，主管機關並應命其不得販賣、供應或陳列；且應自裁處書送達之日起三十日內，於原刊播之同一篇幅、時段，刊播一定次數之更正廣告，其內容應載明表達歉意及排除錯誤之訊息。
違反前項規定，繼續販賣、供應、陳列或未刊播更正廣告者，處新臺幣十二萬元以上六十萬元以下罰鍰。

第46條
傳播業者違反第二十九條規定者，處新臺幣六萬元以上三十萬元以下罰鍰，並得按次處罰。
直轄市、縣（市）主管機關為前條第一項處罰時，應通知傳播業者及其直轄市、縣（市）主管機關或目的事業主管機關。傳播業者自收到該通知之次日起，應即停止刊播。
傳播業者未依前項規定停止刊播違反第二十八條第一項或第二項規定，或違反中央主管機關依第二十八條第三項所為廣告之限制或所定辦法中有關停止廣告之規定者，處新臺幣十二萬元以上六十萬元以下罰鍰，並應按次處罰至其停止刊播為止。
傳播業者經依第二項規定通知後，仍未停止刊播者，直轄市、縣（市）主管機關除依前項規定處罰

要求前款場所之食品業者提供原料或產品之來源及數量、作業、品保、販賣對象、金額、其他佐證資料、證明或紀錄，並得查閱、扣留或複製之。
三、查核或檢驗結果證實為不符合本法規定之食品、食品添加物、食品器具、食品容器或包裝及食品用洗潔劑，應予封存。
四、對於有違反第八條第一項、第十五條第一項、第四項、第十六條、中央主管機關依第十七條、第十八條或第十九條所定標準之虞者，得命食品業者暫停作業及停止販賣，並封存該產品。
五、接獲通報疑似食品中毒案件時，對於各該食品業者，得命其限期改善或派送相關食品從業人員至各級主管機關認可之機關（構），接受至少四小時之食品中毒防治衛生講習；調查期間，並得命其暫停作業、停止販賣及進行消毒，並封存該產品。
中央主管機關於必要時，亦得為前項規定之措施。

第42條
前條查核、檢驗與管制措施及其他應遵行事項之辦法，由中央主管機關定之。

第43條
主管機關對於檢舉查獲違反本法規定之食品、食品添加物、食品器具、食品容器或包裝、食品用洗潔劑、標示、宣傳、廣告或食品業者，除應對檢舉人身分資料嚴守秘密外，並得酌予獎勵。
前項檢舉獎勵辦法，由中央主管機關定之。
第一項檢舉人身分資料之保密，於訴訟程序，亦同。

**第九章　罰則**
第44條
有下列行為之一者，處新臺幣六萬元以上五千萬元以下罰鍰；情節重大者，並得命其歇業、停業一定期

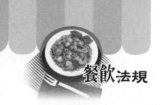

傳播業者，違反第十九條第三項規定者，處新臺幣三萬元以上十五萬元以下罰鍰，並得按次連續處罰。

主管機關為第一項處分同時，應函知傳播業者及直轄市、縣（市）新聞主管機關。傳播業者自收文之次日起，應即停止刊播。

傳播業者未依前項規定繼續刊播違反第十九條第一項或第二項規定之廣告者，由直轄市、縣（市）新聞主管機關處新臺幣六萬元以上三十萬元以下罰鍰，並得按次連續處罰至其停止刊播為止。

第33條

輸入產品性質或其查驗時間等條件特殊者，食品業者得提供保證金及具結書，申請查驗機關審查同意後先予放行，並於特定地點存放。

前項具結保管之產品，其存放地點得由食品業者或其代理人指定；產品未完成查驗程序並取得輸入許可前，不得擅自移動、啟用或販賣。

第三十條、第三十一條及本條第一項有關產品輸入之查驗、申報或查驗、申報之委託、優良廠商輸入查驗與申報之優惠措施、輸入產品具結保管之條件、審查、保證金之收取及其他應遵行事項之辦法，由中央主管機關定之。

※97年6月11日公布修正前原條文※
有下列行為之一者，處新臺幣三萬元以上十五萬元以下罰鍰；一年內再次違反者，並得廢止其營業或工廠登記證照：

一、違反第十條規定經限期令其改善，屆期不改善者。

二、違反第十一條第八款、第九款、第十三條第二項、第十四條第一項、第十七條第一項、第十八條、第二十二條第一項規定者。

三、違反中央主管機關依第十二條、第十七條第二項所為之規定者。

四、違反中央主管機關依第二十條第一項、第二十一條所為之規定，經限期令其改善，屆期不改善者。

外，並通知傳播業者之直轄市、縣（市）主管機關或其目的事業主管機關依相關法規規定處理。

第47條

有下列行為之一者，處新臺幣三萬元以上三百萬元以下罰鍰；情節重大者，並得命其歇業、停業一定期間、廢止其公司、商業、工廠之全部或部分登記事項，或食品業者之登錄；經廢止登錄者，一年內不得再申請重新登錄：

一、違反中央主管機關依第四條所為公告。

二、違反第七條第二項規定。

三、食品業者依第八條第三項或第九條第一項規定，登錄或建立追溯或追蹤之資料不實。

四、違反第十一條第一項或第十二條第一項規定。

五、違反中央主管機關依第十三條所為投保產品責任保險之規定。

六、違反直轄市或縣（市）主管機關依第十四條所定管理辦法中有關公共飲食場所衛生之規定。

七、違反第二十一條第一項、第二十二條第一項、第二十四條、第二十六條或第二十七條規定。

八、除第四十八條第四款規定者外，違反中央主管機關依第十八條所定標準中有關食品添加物規格及其使用範圍、限量之規定。

九、違反中央主管機關依第二十五條第二項所為之公告。

十、規避、妨礙或拒絕本法所規定之查核、檢驗、查扣或封存。

十一、對依本法規定應提供之資料，拒不提供或提供資料不實。

十二、經依本法規定命暫停作業或停止販賣而不遵行。

十三、違反第三十條第一項規定，未辦理輸入產品資訊申報，或申報之資訊不實。

十四、違反第五十三條規定。

間、廢止其公司、商業、工廠之全部或部分登記事項，或食品業者之登錄；經廢止登錄者，一年內不得再申請重新登錄：

一、違反第八條第一項或第二項規定，經命其限期改正，屆期不改正。

二、違反第十五條第一項、第四項或第十六條規定。

三、經主管機關依第五十二條第二項規定，命其回收、銷毀而不遵行。

四、違反中央主管機關依第五十四條第一項所為禁止其製造、販賣、輸入或輸出之公告。

違反前項規定，其所得利益超過法定罰鍰最高額且經中央主管機關認定情節重大者，得於所得利益範圍內裁處之。

第45條

違反第二十八條第一項或中央主管機關依第二十八條第三項所定辦法者，處新臺幣四萬元以上四百萬元以下罰鍰；違反同條第二項規定者，處新臺幣六十萬元以上五百萬元以下罰鍰；再次違反者，並得命其歇業、停業一定期間、廢止其公司、商業、工廠之全部或部分登記事項，或食品業者之登錄；經廢止登錄者，一年內不得再申請重新登錄。

違反前項廣告規定之食品業者，應按次處罰至其停止刊播為止。

違反第二十八條有關廣告規定之一，情節重大者，除依前二項規定處分外，主管機關並應命其不得販賣、供應或陳列；且應自裁處書送達之日起三十日內，於原刊播之同一篇幅、時段，刊播一定次數之更正廣告，其內容應載明表達歉意及排除錯誤之訊息。

違反前項規定，繼續販賣、供應、陳列或未刊播更正廣告者，處新臺幣十二萬元以上六十萬元以下罰鍰。

第46條

傳播業者違反第二十九條規定者，處新臺幣六萬元以上三十萬元以下

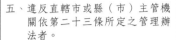

五、違反直轄市或縣（市）主管機關依第二十三條所定之管理辦法者。
六、經主管機關依第二十九條第二項命其回收、銷毀而不遵行者。

※89年01月14日修正※

有下列行為之一者，處新臺幣三萬元以上十五萬元以下罰鍰；一年內再次違反者，並得吊銷其營業或工廠登記證照：
一、違反第十條規定經通知限期改善而不改善者。
二、違反第十一條第八款、第九款、第十三條第二項、第十四條第一項、第十七條第一項、第十八條、第二十二條第一項規定者。
三、違反中央主管機關依第十二條、第十七條第二項所為之規定者。
四、違反中央主管機關依第二十條第一項、第二十一條所為之規定，經通知限期改善而屆期不改善者。
五、違反直轄市或縣（市）主管機關依第二十三條所定之管理辦法者。
六、經主管機關依第二十九條第二項命其回收、銷毀而不遵行者。

第34條
中央主管機關遇有重大食品衛生安全事件發生，或輸入產品經查驗不合格之情況嚴重時，得就相關業者、產地或產品，停止其查驗申請。

第35條
中央主管機關對於管控安全風險程度較高之食品，得於其輸入前，實施系統性查核。
前項實施系統性查核之產品範圍、程序及其他相關事項之辦法，由中央主管機關定之。
中央主管機關基於源頭管理需要或因個別食品衛生安全事件，得派員至境外，查核該輸入食品之衛生安全管理等事項。

第48條
有下列行為之一者，經命限期改正，屆期不改正者，處新臺幣三萬元以上三百萬元以下罰鍰；情節重大者，並得命其歇業、停業一定期間、廢止其公司、商業、工廠之全部或部分登記事項，或食品業者之登錄；經廢止登錄者，一年內不得再申請重新登錄：
一、違反第八條第三項規定，未辦理登錄。
二、違反第九條第一項規定，未建立追溯或追蹤系統。
三、違反中央主管機關依第十七條或第十九條所定標準之規定。
四、食品業者販賣之產品違反中央主管機關依第十八條所定食品添加物規格及其使用範圍、限量之規定。

第49條
有第十五條第一項第七款、第十款行為者，處三年以下有期徒刑、拘役或科或併科新臺幣八百萬元以下罰金。
有第四十四條至前條行為，致危害人體健康者，處七年以下有期徒刑、拘役或科或併科新臺幣一千萬元以下罰金。
犯前項之罪，因而致人於死者，處無期徒刑或七年以上有期徒刑，得併科新臺幣二千萬元以下罰金；致重傷者，處三年以上十年以下有期徒刑，得併科新臺幣一千五百萬元以下罰金。
因過失犯第一項、第二項之罪者，處一年以下有期徒刑、拘役或科新臺幣六百萬元以下罰金。
法人之代表人、法人或自然人之代理人、受僱人或其他從業人員，因執行業務犯第一項至第三項之罪者，除處罰其行為人外，對該法人或自然人科以各該項之罰金。

第50條
雇主不得因勞工向主管機關或司法機關揭露違反本法之行為、擔任訴訟程序之證人或拒絕參與違反本法之行為而予解僱、調職或其他不利之處分。

罰鍰，並得按次處罰。
直轄市、縣（市）主管機關為前條第一項處罰時，應通知傳播業者及其直轄市、縣（市）主管機關或目的事業主管機關。傳播業者自收到該通知之次日起，應即停止刊播。
傳播業者未依前項規定停止刊播違反第二十八條第一項或第二項規定，或違反中央主管機關依第二十八條第三項所為廣告之限制或所定辦法中有關停止廣告之規定者，處新臺幣十二萬元以上六十萬元以下罰鍰，並應按次處罰至其停止刊播為止。
傳播業者經依第二項規定通知後，仍未停止刊播者，直轄市、縣（市）主管機關除依前項規定處罰外，並通知傳播業者之直轄市、縣（市）主管機關或其目的事業主管機關依相關法規規定處理。

第47條
有下列行為之一者，處新臺幣三萬元以上三百萬元以下罰鍰；情節重大者，並得命其歇業、停業一定期間、廢止其公司、商業、工廠之全部或部分登記事項，或食品業者之登錄；經廢止登錄者，一年內不得再申請重新登錄：
一、違反中央主管機關依第四條所為公告。
二、違反第七條第二項規定。
三、食品業者依第八條第三項或第九條第一項規定，登錄或建立追溯或追蹤之資料不實。
四、違反第十一條第一項或第十二條第一項規定。
五、違反中央主管機關依第十三條所為投保產品責任保險之規定。
六、違反直轄市或縣（市）主管機關依第十四條所定管理辦法中有關公共飲食場所衛生之規定。
七、違反第二十一條第一項及第二項、第二十二條第一項或依第二項及第三項公告之事項、第二十四條第一項或依第二項公告之事項、第二十六條或第

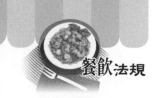

餐飲法規

第36條

境外食品、食品添加物、食品器具、食品容器或包裝及食品用洗潔劑對民眾之身體或健康有造成危害之虞，經中央主管機關公告者，旅客攜帶入境時，應檢附出產國衛生主管機關開具之衛生證明文件申報之；對民眾之身體或健康有嚴重危害者，中央主管機關並得公告禁止旅客攜帶入境。

違反前項規定之產品，不問屬於何人所有，沒入銷毀之。

※97年6月11日修正公布前原條文※
本法所定之罰鍰，除第三十二條第四項規定外，由直轄市或縣（市）主管機關處罰之。

前項罰鍰經限期繳納後，屆期仍未繳納者，依法移送強制執行。

※72年11月1日修正※
本法所定之罰鍰，由直轄市或縣（市）主管機關處罰之。

前項罰鍰經限期繳納後，屆期仍未繳納者，移送法院強制執行。

## 第七章 食品檢驗

第37條

食品、食品添加物、食品器具、食品容器或包裝及食品用洗潔劑之檢驗，由各級主管機關或委任、委託經認可之相關機關（構）、法人或團體辦理。

中央主管機關得就前項受委任、委託之相關機關（構）、法人或團體，辦理認證；必要時，其認證工作，得委任、委託相關機關（構）、法人或團體辦理。

前二項有關檢驗之委託、檢驗機關（構）、法人或團體認證之條件與程序、委託辦理認證工作之程序及其他相關事項之辦法，由中央主管機關定之。

第38條

各級主管機關執行食品、食品添加物、食品器具、食品容器或包裝及食品用洗潔劑之檢驗，其檢驗方法，由中央主管機關定之；未定檢驗方法者，得依國際間認可之方法為之。

第39條

雇主或代表雇主行使管理權之人，為前項規定所為之解僱、降調或減薪者，無效。

勞工曾參與依本法應負刑事責任之行為，而向主管機關或司法機關揭露，因而破獲雇主違反本法之行為者，減輕或免除其刑。

第51條

有下列情形之一者，主管機關得為處分如下：

一、有第四十七條第十三款規定情形者，得暫停受理食品業者或其代理人依第三十條第一項規定所為之查驗申請；產品已放行者，得視違規之情形，命食品業者回收、銷毀或辦理退運。

二、違反第三十條第三項規定，將免予輸入查驗之產品供販賣者，得停止其免查驗之申請一年。

三、違反第三十三條第二項規定，取得產品輸入許可前，擅自移動、啟用或販賣者，或具結保管之存放地點與實際不符者，沒收所收取之保證金，並於一年內暫停受理該食品業者具結保管之申請；擅自販賣者，並得處販賣價格一倍至二十倍之罰鍰。

第52條

食品、食品添加物、食品器具、食品容器或包裝及食品用洗潔劑，經依第四十一條規定查核或檢驗者，由當地直轄市、縣（市）主管機關依查核或檢驗結果，為下列之處分：

一、有第十五條第一項、第四項或第十六條所列各款情形之一者，應予沒入銷毀。

二、不符合中央主管機關依第十七條、第十八條所定標準，或違反第二十一條第一項規定者，應予沒入銷毀。但實施消毒或採行適當安全措施後，仍可供食用、使用或不影響國人健康者，應通知限期消毒、改製或採行適當安全措施；屆期未遵

二十七條規定。

八、除第四十八條第四款規定者外，違反中央主管機關依第十八條所定標準中有關食品添加物規格及其使用範圍、限量之規定。

九、違反中央主管機關依第二十五條第二項所為之公告。

十、規避、妨礙或拒絕本法所規定之查核、檢驗、查扣或封存。

十一、對依本法規定應提供之資料，拒不提供或提供資料不實。

十二、經依本法規定命暫停作業或停止販賣而不遵行。

十三、違反第三十條第一項規定，未辦理輸入產品資訊申報，或申報之資訊不實。

十四、違反第五十三條規定。

第48條

有下列行為之一者，經命限期改正，屆期不改正者，處新臺幣三萬元以上三百萬元以下罰鍰；情節重大者，並得命其歇業、停業一定期間，廢止其公司、商業、工廠之全部或部分登記事項，或食品業者之登錄；經廢止登錄者，一年內不得再申請重新登錄：

一、違反第七條第三項規定。

二、違反第八條第三項規定，未辦理登錄。

三、違反第九條第一項規定，未建立追溯或追蹤系統。

四、違反中央主管機關依第十七條或第十九條所定標準之規定。

五、食品業者販賣之產品違反中央主管機關依第十八條所定食品添加物規格及其使用範圍、限量之規定。

第48-1條

有下列情形之一者，由中央主管機關處新臺幣三萬元以上三百萬元以下罰鍰；情節重大者，並得暫停、終止或廢止其委託或認證；經終止委託或廢止認證者，一年內不得再接受委託或重新申請認證：

一、依本法受託辦理食品業者衛生安全管理驗證，違反依第八條

食品業者對於檢驗結果有異議時，得自收受通知之日起十五日內，向原檢驗之機關（構）申請複驗；受理機關（構）應於三日內進行複驗。但檢體無適當方法可資保存者，得不受理。

第40條

發布食品衛生檢驗資訊者，應確保檢驗品質及結果判讀之正確性。

**第八章　食品查核及管制**

第41條

直轄市、縣（市）主管機關為確保食品、食品添加物、食品器具、食品容器或包裝及食品用洗潔劑符合本法規定，得執行下列措施，業者不得規避、妨礙或拒絕：

一、進入製造、加工、調配、包裝、運送、貯存、販賣場所執行現場查核及抽樣檢驗。

二、為前款查核或抽樣檢驗時，得要求前款場所之食品業者提供原料或產品之來源及數量、作業、品保、販賣對象、金額、其他佐證資料、證明或紀錄，並得查閱、扣留或複製之。

三、查核或檢驗結果證實為不符合本法規定之食品、食品添加物、食品器具、食品容器或包裝及食品用洗潔劑，應予封存。

四、對於有違反第九條第一項、第十五條第一項、第四項、第十六條、中央主管機關依第十七條、第十八條或第十九條所定標準之虞者，得命食品業者暫停作業及停止販賣，並封存該產品。

五、接獲通報疑似食品中毒案件時，對於各該食品業者，得命其限期改善或派送相關食品從業人員至各級主管機關認可之機關（構），接受至少四小時之食品中毒防治衛生講習；調查期間，並得命其暫停作業、停止販賣及進行消毒，並封存該產品。

中央主管機關於必要時，亦得為前項規定之措施。

行者，沒入銷毀之。

三、標示違反第二十二條第一項或依第二項公告之事項、第二十四條、第二十六條、第二十七條或第二十八條第一項規定者，應通知限期回收改正，改正前不得繼續販賣；屆期未遵行或違反第二十八條第二項規定者，沒入銷毀之。

四、依第四十一條第一項規定命暫停作業及停止販賣並封存之產品，如經查無前三款之情形者，應撤銷原處分，並予啟封。

前項第一款至第三款應予沒入之產品，應先命製造、販賣或輸入者立即公告停止使用或食用，並予回收、銷毀。必要時，當地直轄市、縣（市）主管機關得代為回收、銷毀，並收取必要之費用。

前項應回收、銷毀之產品，其回收、銷毀處理辦法，由中央主管機關定之。

製造、加工、調配、包裝、運送、販賣、輸入、輸出第一項第一款或第二款產品之食品業者，由當地直轄市、縣（市）主管機關公布其商號、地址、負責人姓名、商品名稱及違法情節。

輸入第一項產品經通關查驗不符合規定者，中央主管機關應管制其輸入，並得為第一項各款、第二項及前項之處分。

第53條

直轄市、縣（市）主管機關經依前條第一項規定，命限期回收銷毀產品或為其他必要之處置後，食品業者應依所定期限將處理過程、結果及改善情形等資料，報直轄市、縣（市）主管機關備查。

第54條

食品、食品添加物、食品器具、食品容器或包裝及食品用洗潔劑，有第五十二條第一項第一款或第二款情事，除依第五十二條規定處理外，中央主管機關得公告禁止其製造、販賣、輸入或輸出。

前項公告禁止之產品為中央主管機

第六項所定之管理規定。

二、依本法認證之檢驗機構、法人或團體，違反依第三十七條第三項所定之認證管理規定。

三、依本法受託辦理檢驗機關（構）、法人或團體認證，違反依第三十七條第三項所定之委託認證管理規定。

第49條

有第十五條第一項第七款、第十款行為者，處五年以下有期徒刑、拘役或科或併科新臺幣八百萬元以下罰金。

有第四十四條至前條行為，致危害人體健康者，處七年以下有期徒刑、拘役或科或併科新臺幣一千萬元以下罰金。

犯前項之罪，因而致人於死者，處無期徒刑或七年以上有期徒刑，得併科新臺幣二千萬元以下罰金；致重傷者，處三年以上十年以下有期徒刑，得併科新臺幣一千五百萬元以下罰金。

因過失犯第一項、第二項之罪者，處一年以下有期徒刑、拘役或科新臺幣六百萬元以下罰金。

法人之代表人、法人或自然人之代理人、受僱人或其他從業人員，因執行業務犯第一項至第三項之罪者，除處罰其行為人外，對該法人或自然人科以各該項十倍以下之罰金。

第49-1條

故意犯本法之罪者，因犯罪所得財物或財產上利益，除應發還被害人外，屬於犯人者，沒收之。如全部或一部不能沒收，追徵其價額或以其財產抵償。

為保全前項財物或財產上利益之追徵或財產上之抵償，必要時，得酌量扣押其財產。

第50條

雇主不得因勞工向主管機關或司法機關揭露違反本法之行為、擔任訴訟程序之證人或拒絕參與違反本法之行為而予以解僱、調職或其他不利之處分。

雇主或代表雇主行使管理權之人，

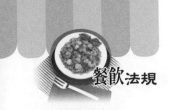

第42條
前條查核、檢驗與管制措施及其他應遵行事項之辦法,由中央主管機關定之。

第43條
主管機關對於檢舉查獲違反本法規定之食品、食品添加物、食品器具、食品容器或包裝、食品用洗潔劑、標示、宣傳、廣告或食品業者,除應對檢舉人身分資料嚴守秘密外,並得酌予獎勵。
前項檢舉獎勵辦法,由中央主管機關定之。

## 第九章 罰則

第44條
有下列行為之一者,處新臺幣六萬元以上六百萬元以下罰鍰;情節重大者,並得命其歇業、停業一定期間、廢止其公司、商業、工廠之全部或部分登記事項,或食品業者之登錄;經廢止登錄者,一年內不得再申請重新登錄:

一、違反第八條第一項或第二項規定,經命其限期改正,屆期不改正。
二、違反第十五條第一項第一款至第七款規定之一、第四項或第十六條規定。
三、經主管機關依第五十二條第二項規定,命其回收、銷毀而不遵行。
四、違反中央主管機關依第五十四條第一項所為禁止其製造、販賣、輸入或輸出之公告。

第45條
違反第二十八條第一項或中央主管機關依第二十八條第三項所定辦法關於廣告限制及停止刊播規定者,處新臺幣四萬元以上二十萬元以下罰鍰;違反同條第二項規定者,處新臺幣六十萬元以上五百萬元以下罰鍰;再次違反者,並得命其歇業、停業一定期間、廢止其公司、商業、工廠之全部或部分登記事項,或食品業者之登錄;經廢止登錄者,一年內不得再申請重新登錄。
違反前項廣告規定之食品業者,應

關查驗登記並發給許可文件者,得一併廢止其許可。

第55條
本法所定之處罰,除另有規定外,由直轄市、縣(市)主管機關為之,必要時得由中央主管機關為之。但有關公司、商業或工廠之全部或部分登記事項之廢止,由直轄市、縣(市)主管機關於勒令歇業處分確定後,移由工、商業主管機關或其目的事業主管機關為之。

第56條
消費者雖非財產上之損害,亦得請求賠償相當之金額,並得準用消費者保護法第四十七條至第五十五條之規定提出消費訴訟。
如消費者不易或不能證明其實際損害額時,得請求法院依侵害情節,以每人每一事件新臺幣五百元以上二萬元以下計算。

## 第十章 附則

第57條
本法關於食品器具或容器之規定,於兒童常直接放入口內之玩具,準用之。

第58條
中央主管機關依本法受理食品業者申請審查、檢驗及核發許可證,應收取審查費、檢驗費及證書費;其費額,由中央主管機關定之。

第59條
本法施行細則,由中央主管機關定之。

第60條
本法除第三十條申報制度與第三十三條保證金收取規定及第二十二條第一項第五款、第二十六條、第二十七條,自公布後一年施行外,自公布日施行。

為前項規定所為之解僱、降調或減薪者,無效。
雇主以外之人曾參與違反本法之規定且應負刑事責任之行為,而向主管機關或司法機關揭露,因而破獲雇主違反本法之行為者,減輕或免除其刑。

第51條
有下列情形之一者,主管機關得為處分如下:

一、有第四十七條第十三款規定情形者,得暫停受理食品業者或其代理人依第三十條第一項規定所為之查驗申請;產品已放行者,得視違規之情形,命食品業者回收、銷毀或辦理退運。
二、違反第三十條第三項規定,將免予輸入查驗之產品供販賣者,得停止其免查驗之申請一年。
三、違反第三十三條第二項規定,取得產品輸入許可前,擅自移動、啟用或販賣者,或具結保管之存放地點與實際不符者,沒收所收取之保證金,並於一年內暫停受理該食品業者具結保管之申請;擅自販賣者,並得處販賣價格一倍至二十倍之罰鍰。

第52條
食品、食品添加物、食品器具、食品容器或包裝及食品用洗潔劑,經依第四十一條規定查核或檢驗者,由當地直轄市、縣(市)主管機關依查核或檢驗結果,為下列之處分:

一、有第十五條第一項、第四項或第十六條所列各款情形之一者,應予沒入銷毀。
二、不符合中央主管機關依第十七條、第十八條所定標準,或違反第二十一條第一項及第二項規定者,其產品及以其為原料之產品,應予沒入銷毀。但實施消毒或採行適當安全措施後,仍可供食用、使用或不影

按次處罰至其停止刊播為止。

違反第二十八條有關廣告規定之一，情節重大者，除依前二項規定處分外，主管機關並應命其不得販賣、供應或意圖販賣、供應而陳列；且應自裁處書送達之日起三十日內，於原刊播之同一篇幅、時段，刊播一定次數之更正廣告，其內容應載明表達歉意及排除錯誤之訊息。

違反前項規定，繼續販賣、供應，或意圖販賣、供應而陳列或未刊播更正廣告者，處新臺幣十二萬元以上六十萬元以下罰鍰。

**第46條**

傳播業者違反第二十九條規定者，處新臺幣六萬元以上三十萬元以下罰鍰，並得按次處罰。

直轄市、縣（市）主管機關為前條第一項處罰時，應通知傳播業者及其直轄市、縣（市）主管機關或目的事業主管機關。傳播業者自收到該通知之次日起，應即停止刊播。

傳播業者未依前項規定停止刊播違反第二十八條第一項或第二項規定，或違反中央主管機關依第二十八條第三項所為廣告之限制或所定辦法中有關停止廣告之規定者，處新臺幣十二萬元以上六十萬元以下罰鍰，並應按次處罰至其停止刊播為止。

傳播業者經依第二項規定通知後，仍未停止刊播者，直轄市、縣（市）主管機關除依前項規定處罰外，並通知傳播業者之直轄市、縣（市）主管機關或其目的事業主管機關依相關法規規定處理。

**第47條**

有下列行為之一者，處新臺幣三萬元以上十五萬元以下罰鍰；一年內再次違反者，並得命其歇業、停業一定期間、廢止其公司、商業登記、工廠之全部或部分登記事項，或食品業者之登錄；經廢止登錄者，一年內不得再申請重新登錄：

一、違反中央主管機關依第四條所為公告。

二、違反第七條第二項規定。

響國人健康者，應通知限期消毒、改製或採行適當安全措施；屆期未遵行者，沒入銷毀之。

三、標示違反第二十二條第一項或依第二項及第三項公告之事項、第二十四條第一項或依第二項公告之事項、第二十六條、第二十七條或第二十八條第一項規定者，應通知限期回收改正，改正前不得繼續販賣；屆期未遵行或違反第二十八條第二項規定者，沒入銷毀之。

四、依第四十一條第一項規定命暫停作業及停止販賣並封存之產品，如經查無前三款之情形者，應撤銷原處分，並予啟封。

前項第一款至第三款應予沒入之產品，應命製造、販賣或輸入者立即公告停止使用或食用，並予回收、銷毀。必要時，當地直轄市、縣（市）主管機關得代為回收、銷毀，並收取必要之費用。

前項應回收、銷毀之產品，其回收、銷毀處理辦法，由中央主管機關定之。

製造、加工、調配、包裝、運送、販賣、輸入、輸出第一項第一款或第二款產品之食品業者，由當地直轄市、縣（市）主管機關公布其商號、地址、負責人姓名、商品名稱及違法情節。

輸入第一項產品經通關查驗不符合規定者，中央主管機關應管制其輸入，並得為第一項各款、第二項及前項之處分。

**第53條**

直轄市、縣（市）主管機關經依前條第一項規定，命限期回收銷毀產品或為其他必要之處置後，食品業者應依所定期限將處理過程、結果及改善情形等資料，報直轄市、縣（市）主管機關備查。

**第54條**

食品、食品添加物、食品器具、食品容器或包裝及食品用洗潔劑，有

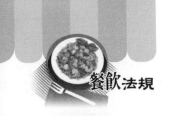

三、食品業者依第八條第三項或第
　　九條第一項規定，登錄或建立
　　追溯或追蹤之資料不實。

四、違反第十一條第一項或第十二
　　條第一項規定。

五、違反中央主管機關依第十三條
　　所為投保產品責任保險之規
　　定。

六、違反直轄市或縣（市）主管機
　　關依第十四條所定管理辦法中
　　有關公共飲食場所衛生之規
　　定。

七、違反第十五條第一項第八款、
　　第九款、第二十一條第一項、
　　第二十二條第一項、第二十四
　　條、第二十六條或第二十七條
　　規定。

八、除第四十八條第四款規定者
　　外，違反中央主管機關依第
　　十八條所定標準中有關食品添
　　加物品名、規格及其使用範
　　圍、限量之規定。

九、違反中央主管機關依第二十五
　　條第二項所為之公告。

十、規避、妨礙或拒絕本法所規定
　　之查核、檢驗、查扣或封存。

十一、對依本法規定應提供之資
　　　料，拒不提供或提供資料不
　　　實。

十二、經依本法規定命暫停作業或
　　　停止販賣而不遵行。

十三、違反第三十條第一項規定，
　　　未辦理輸入產品資訊申報，
　　　或申報之資訊不實。

十四、違反第五十三條規定。

第48條
有下列行為之一者，經命限期改
正，屆期不改正者，處新臺幣三萬
元以上十五萬元以下罰鍰；一年內
再次違反者，並得命其歇業、停業
一定期間、廢止其公司、商業、工
廠之全部或部分登記事項，或食品
業者之登錄；經廢止登錄者，一年
內不得再申請重新登錄：

一、違反第八條第三項規定，未辦
　　理登錄。

二、違反第九條第一項規定，未建
　　立追溯或追蹤系統。

第五十二條第一項第一款或第二款
情事，除依第五十二條規定處理
外，中央主管機關得公告禁止其製
造、販賣、輸入或輸出。

前項公告禁止之產品為中央主管機
關查驗登記並發給許可文件者，得
一併廢止其許可。

第55條
本法所定之處罰，除另有規定外，
由直轄市、縣（市）主管機關為
之，必要時得由中央主管機關為
之。但有關公司、商業或工廠之全
部或部分登記事項之廢止，由直轄
市、縣（市）主管機關於勒令歇業
處分確定後，移由工、商業主管機
關或其目的事業主管機關為之。

第55-1條
依本法所為之行政罰，其行為數認
定標準，由中央主管機關定之。

第56條
消費者雖非財產上之損害，亦得請
求賠償相當之金額，並得準用消費
者保護法第四十七條至第五十五條
之規定提出消費訴訟。

如消費者不易或不能證明其實際損
害額時，得請求法院依侵害情節，
以每人每一事件新臺幣五百元以上
三萬元以下計算。

直轄市、縣（市）政府受理同一原
因事件，致二十人以上消費者受有
損害之申訴時，應協助消費者依消
費者保護法第五十條之規定辦理。

第56-1條
中央主管機關為保障食品安全事
件消費者之權益，得設立食品安
全保護基金，並得委託其他機關
（構）、法人或團體辦理。

前項基金之來源如下：

一、違反本法罰鍰之部分提撥。

二、依本法科處並繳納之罰金及沒
　　收之現金或變賣所得。

三、依行政罰法規定追繳之不當利
　　得部分提撥。

四、基金孳息收入。

五、捐贈收入。

六、循預算程序之撥款。

七、其他有關收入。

第二項第一款及第三款來源，以其

三、違反中央主管機關依第十七條
　　或第十九條所定標準之規定。
四、食品業者販賣之產品違反中央
　　主管機關依第十八條所定標準
　　之規定。
第49條
有第四十四條至前條行為之一，致
危害人體健康者，處七年以下有期
徒刑、拘役或科或併科新臺幣一千
萬元以下罰金。
因過失犯前項之罪者，處一年以下
有期徒刑、拘役或科新臺幣六百萬
元以下罰金。
法人之代表人、法人或自然人之代
理人、受僱人或其他從業人員，因
執行業務犯第一項之罪者，除處罰
其行為人外，對該法人或自然人科
以第一項之罰金。
第50條
違反第四十條規定，足以生損害於
公眾或他人者，處新臺幣三萬元以
上十五萬元以下罰鍰。
第51條
有下列情形之一者，主管機關得為
處分如下：
一、有第四十七條第十三款規定情
　　形者，得暫停受理食品業者或
　　其代理人依第三十條第一項規
　　定所為之查驗申請；產品已放
　　行者，得視違規之情形，命食
　　品業者回收、銷毀或辦理退
　　運。
二、違反第三十條第三項規定，將
　　免予輸入查驗之產品供販賣
　　者，得停止其免查驗之申請一
　　年。
三、違反第三十三條第二項規定，
　　取得產品輸入許可前，擅自移
　　動、啟用或販賣者，或具結保
　　管之存放地點與實際不符者，
　　沒收所收取之保證金，並於一
　　年內暫停受理該食品業者具結
　　保管之申請；擅自販賣者，並
　　得處販賣價格一倍至二十倍之
　　罰鍰。
第52條
食品、食品添加物、食品器具、食
品容器或包裝及食品用洗潔劑，經

處分生效日在中華民國一百零二年
六月二十一日以後者適用。
第一項基金之用途如下：
一、補助因食品衛生安全事件依消
　　費者保護法之規定，提起之消
　　費訴訟相關費用。
二、補助經公告之特定食品衛生安
　　全事件，有關人體健康風險評
　　估費用。
三、補助其他有關促進食品安全及
　　消費者訴訟協助相關費用。
中央主管機關應設置基金運用管理
監督小組，由學者專家、消保團
體、社會公正人士組成，監督補助
業務。
第四項基金之補助對象、申請資
格、審查程序、補助基準、補助之
廢止、前項基金運用管理監督小組
之組成、運作及其他應遵行事項，
由中央主管機關以辦法定之。
**第十章　附則**
第57條
本法關於食品器具或容器之規定，
於兒童常直接放入口內之玩具，準
用之。
第58條
中央主管機關依本法受理食品業者
申請審查、檢驗及核發許可證，應
收取審查費、檢驗費及證書費；其
費額，由中央主管機關定之。
第59條
本法施行細則，由中央主管機關定
之。
第60條
本法除第三十條申報制度與第
三十三條保證金收取規定及第
二十二條第一項第五款、第二十六
條、第二十七條，自公布後一年施
行外，自公布日施行。
第二十二條第一項第四款自中華民
國一百零三年六月十九日施行。
本法一百零三年一月二十八日修正
條文第二十一條第三項，自公布後
一年施行。

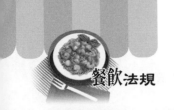
依第四十一條規定查核或檢驗者，由當地直轄市、縣（市）主管機關依查核或檢驗結果，為下列之處分：

一、有第十五條第一項、第四項或第十六條所列各款情形之一者，應予沒入銷毀。

二、不符合中央主管機關依第十七條、第十八條所定標準，或違反第二十一條第一項規定者，應予沒入銷毀。但實施消毒或採行適當安全措施後，仍可供食用、使用或不影響國人健康者，應通知限期消毒、改製或採行適當安全措施；屆期未遵行者，沒入銷毀之。

三、標示違反第二十二條第一項或依第二項公告之事項、第二十四條、第二十六條、第二十七條或第二十八條第一項規定者，應通知限期回收改正，改正前不得繼續販賣；屆期未遵行或違反第二十八條第二項規定者，沒入銷毀之。

四、依第四十一條第一項規定命暫停作業及停止販賣並封存之產品，如經查無前三款之情形者，應撤銷原處分，並予啟封。

前項第一款至第三款應予沒入之產品，應先命製造、販賣或輸入者立即公告停止使用或食用，並予回收、銷毀。必要時，當地直轄市、縣（市）主管機關得代為回收、銷毀，並收取必要之費用。

前項應回收、銷毀之產品，其回收、銷毀處理辦法，由中央主管機關定之。

製造、加工、調配、包裝、運送、販賣、輸入、輸出第一項第一款或第二款產品之食品業者，由當地直轄市、縣（市）主管機關公布其商號、地址、負責人姓名、商品名稱及違法情節。

輸入第一項產品經通關查驗不符合規定者，中央主管機關應管制其輸入，並得為第一項各款、第二項及前項之處分。

| | | |
|---|---|---|
| **第53條**<br>直轄市、縣（市）主管機關經依前條第一項規定，命限期回收銷毀產品或為其他必要之處置後，食品業者應依所定期限將處理過程、結果及改善情形等資料，報直轄市、縣（市）主管機關備查。<br>**第54條**<br>食品、食品添加物、食品器具、食品容器或包裝及食品用洗潔劑，有第五十二條第一項第一款或第二款情事，除依第五十二條規定處理外，中央主管機關得公告禁止其製造、販賣、輸入或輸出。<br>前項公告禁止之產品為中央主管機關查驗登記並發給許可文件者，得一併廢止其許可。<br>**第55條**<br>本法所定之處罰，除另有規定外，由直轄市、縣（市）主管機關為之，必要時得由中央主管機關為之。但有關公司、商業或工廠之全部或部分登記事項之廢止，由直轄市、縣（市）主管機關於勒令歇業處分確定後，移由工、商業主管機關或其目的事業主管機關為之。<br>**第十章　附則**<br>**第56條**<br>本法關於食品器具或容器之規定，於兒童常直接放入口內之玩具，準用之。<br>**第57條**<br>中央主管機關依本法受理食品業者申請審查、檢驗及核發許可證，應收取審查費、檢驗費及證書費；其費額，由中央主管機關定之。<br>**第58條**<br>本法施行細則，由中央主管機關定之。<br>**第59條**<br>本法除第三十條申報制度與第三十三條保證金收取規定，及第二十二條第一項第五款、第二十六條、第二十七條，自公布後一年施行外，自公布日施行。 | | |

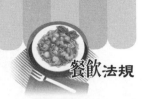

餐飲法規

# 附錄六　食品安全衛生管理法新舊條文對照表（97年與103年）

李義川整理

| 食品衛生管理法<br>（民國97年5月23日） | 97年修改為<br>103年後之<br>對照條文 | 食品安全衛生管理法<br>（民國103年02月05日） |
|---|---|---|
| 第1條（立法目的與適用範圍）<br>為管理食品衛生安全及品質，維護國民健康，特制定本法；本法未規定者，適用其他有關法律之規定。 | 第1條 | 第1條<br>為管理食品衛生安全及品質，維護國民健康，特制定本法。 |
| 第2條（食品定義）<br>本法所稱食品，係指供人飲食或咀嚼之物品及其原料。<br>本法所稱特殊營養食品，指營養均衡或經營養素調整，提供特殊營養需求對象食用之下列配方食品：<br>一、嬰兒配方食品及較大嬰兒配方輔助食品。<br>二、提供特定疾病病人之營養需求，且必須在醫師、藥師或營養師指導下食用，以維持健康為目的之病人用食品。<br>三、其他經中央主管機關公告指定特殊對象食用之食品。<br>前項第二款所稱特定疾病，其範圍由中央主管機關定之。<br>※97年6月11日公布修正前原條文※<br>本法所稱食品，係指供人飲食或咀嚼之物品及其原料。 | 第3條 | 第3條<br>本法用詞，定義如下：<br>一、食品：指供人飲食或咀嚼之產品及其原料。<br>二、特殊營養食品：指嬰兒與較大嬰兒配方食品、特定疾病配方食品及其他經中央主管機關許可得供特殊營養需求者使用之配方食品。<br>三、食品添加物：指為食品著色、調味、防腐、漂白、乳化、增加香味、安定品質、促進發酵、增加稠度、強化營養、防止氧化或其他必要目的，加入、接觸於食品之單方或複方物質。複方食品添加物使用之添加物僅限由中央主管機關准用之食品添加物組成，前述准用之單方食品添加物皆應有中央主管機關之准用許可字號。<br>四、食品器具：指與食品或食品添加物直接接觸之器械、工具或器皿。<br>五、食品容器或包裝：指與食品或食品添加物直接接觸之容器或包裹物。<br>六、食品用洗潔劑：指用於消毒或洗滌食品、食品器具、食品容器或包裝之物質。<br>七、食品業者：指從事食品或食品添加物之製造、加工、調配、包裝、運送、貯存、販賣、輸入、輸出或從事食品器具、食品容器或包裝、食品用洗潔劑之製造、加工、輸入、輸出或販賣之業者。<br>八、標示：指於食品、食品添加物、食品用洗潔劑、食品器具、食品容器或包裝上，記載品名或為說明之文字、圖畫、記號或附加之說明書。<br>九、營養標示：指於食品容器或包裝上，記載食品之營養成分、含量及營養宣稱。<br>十、查驗：指查核及檢驗。<br>十一、基因改造：指使用基因工程或分子生物技術，將遺傳物質轉移或轉殖入活細胞或生物體，產生基因重組現象，使表現具外源 |
| 第3條（食品添加物之定義）<br>本法所稱食品添加物，係指食品之製造、加工、調配、包裝、運送、貯存等過程中用以著色、調味、防腐、漂白、乳化、增加香味、安定品質、促進發酵、增加稠度、增加營養、防止氧化或其他用途而添加或接觸於食品之物質。 | | |
| 第4條（食品器具之意義）<br>本法所稱食品器具，係指生產或運銷過程中，直接接觸於食品或食品添加物之器械、工具或器皿。 | | |
| 第5條（食品容器包裝之意義）<br>本法所稱食品容器、食品包裝，係指與食品或食品添加物直接接觸之容器或包裹物。 | | |
| 第6條（食品用洗潔劑定義）<br>本法所稱食品用洗潔劑，係指直接使用於消毒或洗滌食品、食品器具、食品容器及食品包裝之物質。 | | |

| | | |
|---|---|---|
| 第7條（食品業者之意義）<br>本法所稱食品業者，係指經營食品或食品添加物之製造、加工、調配、包裝、運送、貯存、販賣、輸入、輸出或經營食品器具、食品容器、食品包裝、食品用洗潔劑之製造、加工、輸入、輸出或販賣之業者。 | | 基因特性或使自身特定基因無法表現之相關技術。但不包括傳統育種、同科物種之細胞及原生質體融合、雜交、誘變、體外受精、體細胞變異及染色體倍增等技術。 |
| 第8條（標示之定義）<br>本法所稱標示，係指於下列物品用以記載品名或說明之文字、圖畫或記號：<br>一、食品、食品添加物、食品用洗潔劑之容器、包裝或說明書。<br>二、食品器具、食品容器、食品包裝之本身或外表。 | | |
| 第9條（主管機關之定義）<br>本法所稱主管機關：在中央為行政院衛生署；在直轄市為直轄市政府；在縣（市）為縣（市）政府。 | 第2條 | 第2條<br>本法所稱主管機關：在中央為衛生福利主管機關；在直轄市為直轄市政府；在縣（市）為縣（市）政府。 |
| 第10條（衛生標準）<br>販賣之食品、食品用洗潔劑及其器具、容器或包裝，應符合衛生安全及品質之標準；其標準，由中央主管機關定之。 | 第17條 | 第17條<br>販賣之食品、食品用洗潔劑及其器具、容器或包裝，應符合衛生安全及品質之標準；其標準由中央主管機關定之。 |
| 第11條（食品或食品添加物之衛生）<br>食品或食品添加物有下列情形之一，不得製造、加工、調配、包裝、運送、貯存、販賣、輸入、輸出、作為贈品或公開陳列：<br>一、變質或腐敗者。<br>二、未成熟而有害人體健康者。<br>三、有毒或含有害人體健康之物質或異物者。<br>四、染有病原菌者。<br>五、殘留農藥或動物用藥含量超過安全容許量者。<br>六、受原子塵或放射能污染，其含量超過安全容許量者。<br>七、攙偽或假冒者。<br>八、逾有效日期者。<br>九、從未於國內供作飲食且未經證明為無害人體健康者。<br>前項殘留農藥或動物用藥安全容許量及食品中原子塵或放射能污染安全容許量之標準，由中央主管機關會商相關機關定之。 | 第15條 | 第15條<br>食品或食品添加物有下列情形之一者，不得製造、加工、調配、包裝、運送、貯存、販賣、輸入、輸出、作為贈品或公開陳列：<br>一、變質或腐敗。<br>二、未成熟而有害人體健康。<br>三、有毒或含有害人體健康之物質或異物。<br>四、染有病原性生物，或經流行病學調查認定屬造成食品中毒之病因。<br>五、殘留農藥或動物用藥含量超過安全容許量。<br>六、受原子塵或放射能污染，其含量超過安全容許量。<br>七、攙偽或假冒。<br>八、逾有效日期。<br>九、從未於國內供作飲食且未經證明為無害人體健康。<br>十、添加未經中央主管機關許可之添加物。<br>前項第五款、第六款殘留農藥或動物用藥安全容許量及食品中原子塵或放射能污染安全容許量之標準，由中央主管機關會商相關機關定之。<br>第一項第三款有害人體健康之物質，包括雖非疫區而近十年內有發生牛海綿狀腦病或新型庫賈氏症病例之國家或地區牛隻之頭骨、腦、眼睛、脊髓、絞肉、內臟及其他相關產製品。 |

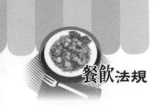

| | | |
|---|---|---|
| | | 國內外之肉品及其他相關產製品，除依中央主管機關根據國人膳食習慣為風險評估所訂定安全容許標準外，不得檢出乙型受體素。<br>國內外如發生因食用安全容許殘留乙型受體素肉品導致中毒案例時，應立即停止含乙型受體素之肉品進口；國內經確認有因食用致中毒之個案，政府應負照護責任，並協助向廠商請求損害賠償。 |
| 第12條（食品添加物之衛生）<br>食品添加物之品名、規格及其使用範圍、限量標準，由中央主管機關定之。 | 第18條 | 第18條<br>食品添加物之品名、規格及其使用範圍、限量標準，由中央主管機關定之。<br>前項標準之訂定，必須以可以達到預期效果之最小量為限制，且依據國人膳食習慣為風險評估，同時必須遵守規格標準之規定。 |
| 第13條（畜禽屠宰及分切之衛生檢查）<br>屠宰場內畜禽屠宰及分切之衛生檢查，由農業主管機關依畜牧之規定辦理。<br>運出屠宰場之屠體、內臟或分切肉，其製造、加工、調配、包裝、運送、貯存、販賣、輸出之衛生管理，由主管機關依本法之規定辦理。 | 第20條 | 第20條<br>屠宰場內畜禽屠宰及分切之衛生查核，由農業主管機關依相關法規之規定辦理。<br>運送過程之屠體、內臟及其分切物於交付食品業者後之衛生查核，由衛生主管機關為之。<br>食品業者所持有之屠體、內臟及其分切物之製造、加工、調配、包裝、運送、貯存、販賣、輸入或輸出之衛生管理，由各級主管機關依本法之規定辦理。<br>第二項衛生查核之規範，由中央主管機關會同中央農業主管機關定之。 |
| 第14條（許可證之申請）<br>經中央主管機關公告指定之食品、食品添加物、食品用洗潔劑、食品器具、食品容器及食品包裝，其製造、加工、調配、改裝、輸入或輸出，非經中央主管機關查驗登記並發給許可證，不得為之。登記事項有變更者，應事先向中央主管機關申請審查核准。<br>前項許可證，其有效期間為一年至五年，由中央主管機關核定之；期滿仍需繼續製造、加工、調配、改裝、輸入或輸出者，應於期滿前三個月內，申請中央主管機關核准展延。但每次展延，不得超過五年。<br>第一項許可之廢止、許可證之發給、換發、補發、展延、移轉、註銷及登記事項變更等管理事項之辦法，由中央主管機關定之。<br>第一項之查驗登記，得委託其他機構辦理；其委託辦法，由中央主管機關定之。 | 第21條 | 第21條<br>經中央主管機關公告之食品、食品添加物、食品器具、食品容器或包裝及食品用洗潔劑，其製造、加工、調配、改裝、輸入或輸出，非經中央主管機關查驗登記並發給許可文件，不得為之；其登記事項有變更者，應事先向中央主管機關申請審查核准。<br>食品所含之基因改造食品原料非經中央主管機關健康風險評估審查，並查驗登記發給許可文件，不得供作食品原料。<br>經中央主管機關查驗登記並發給許可文件之基因改造食品原料，其輸入業者應依第九條第二項所定辦法，建立基因改造食品原料供應來源及流向之追溯或追蹤系統。<br>第一項及第二項許可文件，其有效期間為一年至五年，由中央主管機關核定之；期滿仍需繼續製造、加工、調配、改裝、輸入或輸出者，應於期滿前三個月內，申請中央主管機關核准展延。但每次展延，不得超過五年。<br>第一項及第二項許可之廢止、許可文件之發給、換發、補發、展延、移轉、註銷及登記事項變更等管理事項之辦法，由中央主管機關定之。 |

| | | 第一項及第二項之查驗登記，得委託其他機構辦理；其委託辦法，由中央主管機關定之。<br>本法中華民國一百零三年一月二十八日修正前，第二項未辦理查驗登記之基因改造食品原料，應於公布後二年內完成辦理。 |
|---|---|---|
| 第14條之1（國外特定食品或食品添加物之申報及違反攜入之處置）<br>國外食品或食品添加物對民眾之身體或健康有造成危害之虞，經中央主管機關公告指定者，旅客攜帶入境時應檢附出產國衛生主管機關開具之衛生證明文件申報之；對民眾之身體或健康有嚴重危害者，中央主管機關並得公告禁止旅客攜帶入境。<br>違反前項規定之食品或食品添加物，沒入銷毀之。 | 第36條 | 第36條<br>境外食品、食品添加物、食品器具、食品容器或包裝及食品用洗潔劑對民眾之身體或健康有造成危害之虞，經中央主管機關公告者，旅客攜帶入境時，應檢附出產國衛生主管機關開具之衛生證明文件申報之；對民眾之身體或健康有嚴重危害者，中央主管機關並得公告禁止旅客攜帶入境。<br>違反前項規定之產品，不問屬於何人所有，沒入銷毀之。 |
| 第15條（器具容器包裝食品用洗潔劑之衛生）<br>食品器具、食品容器、食品包裝或食品用洗潔劑有下列情形之一者，不得製造、販賣、輸入、輸出或使用：<br>一、有毒者。<br>二、易生不良化學作用者。<br>三、其他足以危害健康者。 | 第16條 | 第16條<br>食品器具、食品容器或包裝、食品用洗潔劑有下列情形之一，不得製造、販賣、輸入、輸出或使用：<br>一、有毒者。<br>二、易生不良化學作用者。<br>三、足以危害健康者。<br>四、其他經風險評估有危害健康之虞者。 |
| 第16條（食品中毒之報告）<br>醫療機構診治病人時發現有疑似食品中毒之情形，應於二十四小時內向當地主管機關報告。 | 第6條 | 第6條<br>各級主管機關應設立通報系統，劃分食品引起或感染症中毒，由衛生福利部食品藥物管理署或衛生福利部疾病管制署主管，蒐集並受理疑似食品中毒事件之通報。<br>醫療機構診治病人時發現有疑似食品中毒之情形，應於二十四小時內向當地主管機關報告。 |
| 第17條（食品標示項目）<br>有容器或包裝之食品、食品添加物，應以中文及通用符號顯著標示下列事項於容器或包裝之上：<br>一、品名。<br>二、內容物名稱及重量、容量或數量；其為二種以上混合物時，應分別標明。<br>三、食品添加物名稱。<br>四、廠商名稱、電話號碼及地址。輸入者，應註明國內負責廠商名稱、電話號碼及地址。<br>五、有效日期。經中央主管機關公告指定須標示製造日期、保存期限或保存條件者，應一併標示之。<br>六、其他經中央主管機關公告指定之標示事項。<br>經中央主管機關公告指定之食品，應以中文及通用符號顯著標示營養成分及含量；其標示方式及內容之標準，由中央主管機關定之。 | 第22條與<br>第24條 | 第22條<br>食品之容器或外包裝，應以中文及通用符號，明顯標示下列事項：<br>一、品名。<br>二、內容物名稱；其為二種以上混合物時，應依其含量多寡由高至低分別標示之。<br>三、淨重、容量或數量。<br>四、食品添加物名稱；混合二種以上食品添加物，以功能性命名者，應分別標明添加物名稱。<br>五、製造廠商或國內負責廠商名稱、電話號碼及地址。<br>六、原產地（國）。<br>七、有效日期。<br>八、營養標示。<br>九、含基因改造食品原料。 |

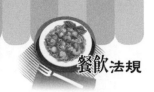

| | | |
|---|---|---|
| ※97年6月11日公布修正前原條文※<br>有容器或包裝之食品、食品添加物，應以中文及通用符號顯著標示下列事項於容器或包裝之上：<br>一、品名。<br>二、內容物名稱及重量、容量或數量；其為二種以上混合物時，應分別標明。<br>三、食品添加物名稱。<br>四、廠商名稱、電話號碼及地址。輸入者，應註明國內負責廠商名稱、電話號碼及地址。<br>五、有效日期。經中央主管機關公告指定須標示製造日期、保存期限或保存條件者，應一併標示之。<br>六、其他經中央主管機關公告指定之標示事項。<br>經中央主管機關公告指定之食品，應以中文及通用符號顯著標示營養成分及含量；其標示方式及內容，並應符合中央主管機關之規定。 | | 十、其他經中央主管機關公告之事項。<br>前項第二款內容物之主成分應標明所佔百分比；其應標示之產品、主成分項目、標示內容、方式及各該產品實施日期，由中央主管機關另定之。<br>第一項第八款及第九款標示之應遵行事項，由中央主管機關公告之。<br>**第24條**<br>食品添加物之容器或外包裝，應以中文及通用符號，明顯標示下列事項：<br>一、品名及「食品添加物」字樣。<br>二、食品添加物名稱；其為二種以上混合物時，應分別標明。<br>三、淨重、容量或數量。<br>四、製造廠商或國內負責廠商名稱、電話號碼及地址。<br>五、有效日期。<br>六、使用範圍、用量標準及使用限制。<br>七、原產地（國）。<br>八、含基因改造食品添加物之原料。<br>九、其他經中央主管機關公告之事項。<br>前項第二款食品添加物之香料成分及第八款標示之應遵行事項，由中央主管機關公告之。 |
| 第17條之1（特定散裝食品之標示）<br>中央主管機關得就特定散裝食品之販售地點、方式予以限制或要求以中文標示原產地等事項。<br>前項特定散裝食品之品項、販售地點與方式之限制及應標示事項之範圍，由中央主管機關公告之。 | 第25條 | **第25條**<br>中央主管機關得對直接供應飲食之場所，就其供應之特定食品，要求以中文標示原產地；對特定散裝食品販賣者，得就其販賣之地點、方式予以限制，或要求以中文標示品名、原產地（國）、含基因改造食品原料、製造日期或有效日期等事項。<br>前項特定食品品項、應標示事項、方法及範圍；與特定散裝食品品項、限制方式及應標示事項，由中央主管機關公告之。 |
| 第18條（標示事項）<br>食品用洗潔劑及經中央主管機關公告指定之食品器具、食品容器、食品包裝，應以中文及通用符號顯著標示下列事項、電話號碼及地址。輸入者，應註明國內負責廠商名稱、電話號碼及地址。<br>二、其他經中央主管機關公告指定之標示事項。 | 第26條與<br>第27條 | **第26條**<br>經中央主管機關公告之食品器具、食品容器或包裝，應以中文及通用符號，明顯標示下列事項：<br>一、品名。<br>二、材質名稱及耐熱溫度；其為二種以上材質組成者，應分別標明。<br>三、淨重、容量或數量。<br>四、國內負責廠商之名稱、電話號碼及地址。<br>五、原產地（國）。<br>六、製造日期；其有時效性者，並應加註有效日期或有效期間。<br>七、使用注意事項或微波等其他警語。<br>八、其他經中央主管機關公告之事項。<br>**第27條**<br>食品用洗潔劑之容器或外包裝，應以中文及通用符號，明顯標示下列事項： |

| | | |
|---|---|---|
| | | 一、品名。<br>二、主要成分之化學名稱；其為二種以上成分組成者，應分別標明。<br>三、淨重或容量。<br>四、國內負責廠商名稱、電話號碼及地址。<br>五、原產地（國）。<br>六、製造日期；其有時效性者，並應加註有效日期或有效期間。<br>七、適用對象或用途。<br>八、使用方法及使用注意事項或警語。<br>九、其他經中央主管機關公告之事項。 |
| 第19條（真實標示及廣告義務）<br>對於食品、食品添加物或食品用洗潔劑所為之標示、宣傳或廣告，不得有不實、誇張或易生誤解之情形。<br>食品不得為醫療效能之標示、宣傳或廣告。<br>中央主管機關得以公告限制特殊營養食品之廣告範圍、方式及場所。<br>接受委託刊播之傳播業者，應自廣告之日起六個月，保存委託刊播廣告者之姓名（法人或團體名稱）、身分證或事業登記證字號、住居所（事務所或營業所）及電話等資料，且於主管機關要求提供時，不得規避、妨礙或拒絕。 | 第28條與第29條 | 第28條<br>食品、食品添加物、食品用洗潔劑及經中央主管機關公告之食品器具、食品容器或包裝，其標示、宣傳或廣告，不得有不實、誇張或易生誤解之情形。<br>食品不得為醫療效能之標示、宣傳或廣告。<br>中央主管機關對於特殊營養食品、易導致慢性病或不適合兒童及特殊需求者長期食用之食品，得限制其促銷或廣告；其食品之項目、促銷或廣告之限制與停止刊播及其他應遵行事項之辦法，由中央主管機關定之。<br>第29條<br>接受委託刊播之傳播業者，應自廣告之日起六個月，保存委託刊播廣告者之姓名或名稱、國民身分證統一編號、公司、商號、法人或團體之設立登記文件號碼、住居所或事務所、營業所及電話等資料，且於主管機關要求提供時，不得規避、妨礙或拒絕。 |
| 第20條（食品業者之衛生及食品工廠之設廠標準）<br>食品業者製造、加工、調配、包裝、運送、貯存、販賣食品或食品添加物之作業場所、設施及品保制度，應符合食品良好衛生規範，經中央主管機關公告指定之食品業別，並應符合食品安全管制系統之規定。<br>前項食品良好衛生規範及食品安全管制系統之辦法，由中央主管機關定之。<br>食品業者之設廠登記，應由工業主管機關會同主管機關辦理。<br>食品工廠之建築及設備，應符合設廠標準；其標準，由中央主管機關會同中央工業主管機關定之。 | 第8條與第10條 | 第8條<br>食品業者之從業人員、作業場所、設施衛生管理及其品保制度，均應符合食品之良好衛生規範準則。<br>經中央主管機關公告類別及規模之食品業，應符合食品安全管制系統準則之規定。<br>經中央主管機關公告類別及規模之食品業者，應向中央或直轄市、縣（市）主管機關申請登錄，始得營業。<br>第一項食品之良好衛生規範準則、第二項食品安全管制系統準則，及前項食品業者申請登錄之條件、程序、應登錄之事項與申請變更、登錄之廢止、撤銷及其他應遵行事項之辦法，由中央主管機關定之。<br>中央主管機關得就食品業者，辦理衛生安全管理之驗證；必要時得就該項業務委託相關驗證機構辦理。 |

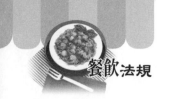

餐飲法規

| | | 前項驗證之程序、驗證方式、委託驗證之受託者、委託程序及其他相關事項之管理辦法,由中央主管機關定之。<br>第10條<br>食品業者之設廠登記,應由工業主管機關會同主管機關辦理。<br>食品工廠之建築及設備,應符合設廠標準;其標準,由中央主管機關會同中央工業主管機關定之。 |
|---|---|---|
| 第21條(產品責任保險)<br>經中央主管機關公告指定一定種類、規模之食品業者,應投保產品責任保險;其保險金額及契約內容,由中央主管機關會商有關機關後定之。 | 第13條 | 第13條<br>經中央主管機關公告類別及規模之食品業者,應投保產品責任保險。<br>前項產品責任保險之保險金額及契約內容,由中央主管機關定之。 |
| 第22條(衛生管理人員之設置)<br>經中央主管機關公告指定之食品製造工廠,應設置衛生管理人員。<br>前項衛生管理人員設置辦法,由中央主管機關定之。 | 第11條 | 第11條<br>經中央主管機關公告類別及規模之食品業者,應置衛生管理人員。<br>前項衛生管理人員之資格、訓練、職責及其他應遵行事項之辦法,由中央主管機關定之。 |
| 第23條(公共飲食場所衛生管理辦法)【相關罰則】§33<br>公共飲食場所衛生之管理辦法,由直轄市、縣(市)主管機關依據中央主管機關頒布之各類衛生標準或規範定之。 | 第14條 | 第14條<br>公共飲食場所衛生之管理辦法,由直轄市、縣(市)主管機關依中央主管機關訂定之各類衛生標準或法令定之。 |
| 第24條(衛生抽查及抽樣檢驗)<br>直轄市、縣(市)主管機關應抽查食品業者之作業衛生及紀錄;必要時,並應抽樣檢驗及查扣紀錄。對於涉嫌違反第十一條第一項、第十五條、中央主管機關依第十條所定衛生安全及品質標準或依第十二條所定食品添加物品名、規格及其使用範圍、限量標準之規定者,得命暫停作業,並將涉嫌物品封存。<br>中央主管機關得就食品、食品添加物、食品器具、食品容器、食品包裝或食品用洗潔劑,於輸入時委託經濟部標準檢驗局為前項之措施。<br>中央主管機關於必要時,得就市售之前項物品為第一項之措施。 | 第41條 | 第41條<br>直轄市、縣(市)主管機關為確保食品、食品添加物、食品器具、食品容器或包裝及食品用洗潔劑符合本法規定,得執行下列措施,業者不得規避、妨礙或拒絕:<br>一、進入製造、加工、調配、包裝、運送、貯存、販賣場所執行現場查核及抽樣檢驗。<br>二、為前款查核或抽樣檢驗時,得要求前款場所之食品業者提供原料或產品之來源及數量、作業、品保、販賣對象、金額、其他佐證資料、證明或紀錄,並得查閱、扣留或複製之。<br>三、查核或檢驗結果證實為不符合本法規定之食品、食品添加物、食品器具、食品容器或包裝及食品用洗潔劑,應予封存。<br>四、對於有違反第八條第一項、第十五條第一項、第四項、第十六條、中央主管機關依第十七條、第十八條或第十九條所定標準之虞者,得命食品業者暫停作業及停止販賣,並封存該產品。<br>五、接獲通報疑似食品中毒案件時,對於各該食品業者,得命其限期改善或派送相關食品從業人員至各級主管機關認可之機關(構), |

| | | |
|---|---|---|
| | | 接受至少四小時之食品中毒防治衛生講習；調查期間，並得命其暫停作業、停止販賣及進行消毒，並封存該產品。中央主管機關於必要時，亦得為前項規定之措施。 |
| 第25條（食品衛生檢驗之方法）<br>食品衛生檢驗之方法，由中央主管機關公告指定之；未公告指定者，得依國際間認可之方法為之。 | 第38條 | 第38條<br>各級主管機關執行食品、食品添加物、食品器具、食品容器或包裝及食品用洗潔劑之檢驗，其檢驗方法，經食品檢驗方法諮議會諮議，由中央主管機關定之；未定檢驗方法者，得依國際間認可之方法為之。 |
| 第26條（衛生檢驗施行）<br>食品衛生之檢驗，由各級主管機關所屬食品衛生檢驗機構行之。但必要時，得將其一部或全部委託其他檢驗機構、學術團體或研究機構辦理；其委託辦法，由中央主管機關定之。 | 第37條 | 第37條<br>食品、食品添加物、食品器具、食品容器或包裝及食品用洗潔劑之檢驗，由各級主管機關或委任、委託經認可之相關機關（構）、法人或團體辦理。<br>中央主管機關得就前項受委任、委託之相關機關（構）、法人或團體，辦理認證；必要時，其認證工作，得委任、委託相關機關（構）、法人或團體辦理。<br>前二項有關檢驗之委託、檢驗機關（構）、法人或團體認證之條件與程序、委託辦理認證工作之程序及其他相關事項之管理辦法，由中央主管機關定之。 |
| 第27條（查驗辦法之訂立及認證辦法）<br>本法所定之抽查、檢驗；其辦法，由中央主管機關定之。但查驗工作涉及其他機關職掌者，應會同有關機關定之。<br>中央主管機關得就食品衛生查驗業務，辦理國內及國外驗證機構之認證；其認證項目及管理辦法，由中央主管機關定之。<br>前項認證工作，得委任所屬機關或委託相關機關（構）或團體辦理；其委託辦法，由中央主管機關定之。 | 第33條、<br>第37條與<br>第42條 | 第33條<br>輸入產品因性質或其查驗時間等條件特殊者，食品業者得向查驗機關申請具結先行放行，並於特定地點存放。查驗機關審查後認定應繳納保證金者，得命其繳納保證金後，准予具結先行放行。<br>前項具結先行放行之產品，其存放地點得由食品業者或其代理人指定；產品未取得輸入許可前，不得移動、啟用或販賣。<br>第三十條、第三十一條及本條第一項有關產品輸入之查驗、申報或查驗、申報之委託、優良廠商輸入查驗與申報之優惠措施、輸入產品具結先行放行之條件、應繳納保證金之審查基準、保證金之收取標準及其他應遵行事項之辦法，由中央主管機關定之。<br>第37條<br>食品、食品添加物、食品器具、食品容器或包裝及食品用洗潔劑之檢驗，由各級主管機關或委任、委託經認可之相關機關（構）、法人或團體辦理。<br>中央主管機關得就前項受委任、委託之相關機關（構）、法人或團體，辦理認證；必要時，其認證工作，得委任、委託相關機關（構）、法人或團體辦理。 |

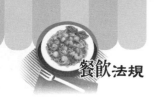
| | | 前二項有關檢驗之委託、檢驗機關（構）、法人或團體認證之條件與程序、委託辦理認證工作之程序及其他相關事項之管理辦法，由中央主管機關定之。<br>第42條<br>前條查核、檢驗與管制措施及其他應遵行事項之辦法，由中央主管機關定之。 |
|---|---|---|
| 第28條（檢舉人之保密及獎勵）<br>主管機關對於檢舉查獲違反本法規定之食品、食品添加物、食品器具、食品容器、食品包裝、食品用洗潔劑、標示、宣傳、廣告或食品業者，除應對檢舉人身分資料嚴守秘密外，並得酌予獎勵。<br>前項檢舉獎勵辦法，由中央主管機關定之。 | 第43條 | 第43條<br>主管機關對於檢舉查獲違反本法規定之食品、食品添加物、食品器具、食品容器或包裝、食品用洗潔劑、標示、宣傳、廣告或食品業者，除應對檢舉人身分資料嚴守秘密外，並得酌予獎勵。<br>前項檢舉獎勵辦法，由中央主管機關定之。<br>第一項檢舉人身分資料之保密，於訴訟程序，亦同。 |
| 第29條（抽樣檢驗不合格處分）<br>食品、食品添加物、食品器具、食品容器、食品包裝或食品用洗潔劑，經依第二十四條規定抽查或檢驗者，由當地主管機關依抽查或檢驗結果為下列之處分：<br>一、有第十一條第一項或第十五條所列各款情形之一者，應予沒入銷毀。<br>二、不符合中央主管機關依第十條所定衛生安全及品質標準或依第十二條所定食品添加物品名、規格及其使用範圍、限量標準之規定，或違反第十三條第二項、第十四條第一項規定者，應予沒入銷毀。但實施消毒或採行適當安全措施後，仍可使用或得改製使用者，應通知限期消毒、改製或採行適當安全措施；屆期未遵行者，沒入銷毀之。<br>三、標示違反第十七條、第十八條、第十九條第一項規定者，應通知限期回收改正，改正前不得繼續販賣；屆期未遵行或違反第十九條第二項規定者，沒入銷毀之。<br>四、依第二十四條第一項規定命暫停作業並封存之物品，如經查無前三款之情形者，應撤銷原處分，並予啟封。<br>前項第一款至第三款應予沒入之物品，應先命製造、販賣或輸入者立即公告停止使用或食用，並予回收、銷毀。必要時，當地主管機關得代為回收、銷毀，並收取必要之費用。<br>前項應回收、銷毀之物品，其回收、銷毀處理辦法，由中央主管機關定之。<br>製造、加工、調配、包裝、運送、販賣、輸入、輸出第一項第一款或第二款物品之食品業者，由當地主管機關正式公布其商號、地址、負責人姓名、商品名稱及違法情節。 | 第52條 | 第52條<br>食品、食品添加物、食品器具、食品容器或包裝及食品用洗潔劑，經依第四十一條規定查核或檢驗者，由當地直轄市、縣（市）主管機關依查核或檢驗結果，為下列之處分：<br>一、有第十五條第一項、第四項或第十六條所列各款情形之一者，應予沒入銷毀。<br>二、不符合中央主管機關依第十七條、第十八條所定標準，或違反第二十一條第一項及第二項規定者，其產品及以其為原料之產品，應予沒入銷毀。但實施消毒或採行適當安全措施後，仍可供食用、使用或不影響國人健康者，應通知限期消毒、改製或採行適當安全措施；屆期未遵行者，沒入銷毀之。<br>三、標示違反第二十二條第一項或依第二項及第三項公告之事項、第二十四條第一項或依第二項公告之事項、第二十六條、第二十七條或第二十八條第一項規定者，應通知限期回收改正，改正前不得繼續販賣；屆期未遵行或違反第二十八條第二項規定者，沒入銷毀之。<br>四、依第四十一條第一項規定命暫停作業及停止販賣並封存之產品，如經查無前三款之情形者，應撤銷原處分，並予啟封。<br>前項第一款至第三款應予沒入之產品，應先命製造、販賣或輸入者立即公告停止使用或食用，並予回收、銷毀。必要時，當地直轄市、縣（市）主管機關得代為回收、銷毀，並收取必要之費用。<br>前項應回收、銷毀之產品，其回收、銷毀處理辦法，由中央主管機關定之。<br>製造、加工、調配、包裝、運送、販賣、輸入、 |

| | | |
|---|---|---|
| 輸入第一項物品經通關查驗不符規定者，中央主管機關應管制其進口，並得為第一項各款、第二項及前項之處分。 | | 輸出第一項第一款或第二款產品之食品業者，由當地直轄市、縣（市）主管機關公布其商號、地址、負責人姓名、商品名稱及違法情節。<br>輸入第一項產品經通關查驗不符合規定者，中央主管機關應管制其輸入，並得為第一項各款、第二項及前項之處分。 |
| 第29條之1（檢驗不合格物品之處理及申請複驗）<br>直轄市、縣（市）主管機關對於檢驗結果不合規定之物品，其原餘存檢體，包括容器、包裝及標籤，應保存六個月，逾期即予銷毀。但依其性質於六個月內變質者，以其所能保存之期間為準。<br>食品業者對於檢驗結果有異議者，得於收到有關通知後十五日內，向原抽驗機關申請複驗，受理複驗機關應於七日內就其餘存檢體複驗之。但檢體已變質者，不得申請複驗。<br>申請複驗以一次為限，並應繳納檢驗費。 | 第39條 | 第39條<br>食品業者對於檢驗結果有異議時，得自收受通知之日起十五日內，向原抽驗之機關（構）申請複驗；受理機關（構）應於三日內進行複驗。但檢體無適當方法可資保存者，得不受理之。 |
| 第30條（禁止製造輸出入之處分）<br>食品、食品添加物、食品器具、食品容器、食品包裝或食品用洗潔劑，發現有第二十九條第一項第一款或第二款情事，除依第二十九條規定處理外，中央主管機關得公告禁止其製造、販賣或輸入、輸出。<br>前項公告禁止之物品為中央主管機關查驗登記並發給許可證者，得一併廢止其許可。 | 第54條 | 第54條<br>食品、食品添加物、食品器具、食品容器或包裝及食品用洗潔劑，有第五十二條第一項第一款或第二款情事，除依第五十二條規定處理外，中央主管機關得公告禁止其製造、販賣、輸入或輸出。<br>前項公告禁止之產品為中央主管機關查驗登記並發給許可文件者，得一併廢止其許可。 |
| 第31條（行為人之處罰）<br>有下列行為之一者，處新臺幣六萬元以上三十萬元以下罰鍰；一年內再次違反者，並得廢止其營業或工廠登記證照：<br>一、違反第十一條第一項第一款至第七款或第十五條規定。<br>二、違反依第二十條第一項規定，經令其限期改正，屆期不改正。<br>三、違反前條之禁止命令。 | 第44條 | 第44條<br>有下列行為之一者，處新臺幣六萬元以上五千萬元以下罰鍰；情節重大者，並得命其歇業、停業一定期間、廢止其公司、商業、工廠之全部或部分登記事項，或食品業者之登錄；經廢止登錄者，一年內不得再申請重新登錄：<br>一、違反第八條第一項或第二項規定，經命其限期改正，屆期不改正。<br>二、違反第十五條第一項、第四項或第十六條規定。<br>三、經主管機關依第五十二條第二項規定，命其回收、銷毀而不遵行。<br>四、違反中央主管機關依第五十四條第一項所為禁止其製造、販賣、輸入或輸出之公告。<br>違反前項規定，其所得利益超過法定罰鍰最高額且經中央主管機關認定情節重大者，得於所得利益範圍內裁處之。 |
| 第32條（不實標示或廣告之處罰）<br>違反第十九條第一項或第三項規定者，處新臺幣四萬元以上二十萬元以下罰鍰；違反同條第二項規定者，處新臺幣二十萬元以上一百萬元以下罰 | 第45條與第46條 | 第45條<br>違反第二十八條第一項或中央主管機關依第二十八條第三項所定辦法者，處新臺幣四萬元以上四百萬元以下罰鍰；違反同條第二項規定者， |

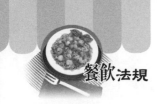

| | | |
|---|---|---|
| 鍰;一年內再次違反者,並得廢止其營業或工廠登記證照;對其違規廣告,並應按次連續處罰至其停止刊播為止。<br>傳播業者,違反第十九條第四項規定者,處新臺幣六萬元以上三十萬元以下罰鍰,並得按次連續處罰。<br>主管機關為第一項處分同時,應函知傳播業者及直轄市、縣(市)新聞主管機關。傳播業者自收文之次日起,應即停止刊播。<br>傳播業者未依前項規定繼續刊播違反第十九條第一項、第二項規定或中央主管機關依第十九條第三項所為公告之廣告者,處新臺幣十二萬元以上六十萬元以下罰鍰,並應按次連續處罰至其停止刊播為止。 | | 處新臺幣六十萬元以上五百萬元以下罰鍰;再次違反者,並得命其歇業、停業一定期間、廢止其公司、商業、工廠之全部或部分登記事項,或食品業者之登錄;經廢止登錄者,一年內不得再申請重新登錄。<br>違反前項廣告規定之食品業者,應按次處罰至其停止刊播為止。<br>違反第二十八條有關廣告規定之一,情節重大者,除依前二項規定處分外,主管機關並應命其不得販賣、供應或陳列;且應自裁處書送達之日起三十日內,於原刊播之同一篇幅、時段,刊播一定次數之更正廣告,其內容應載明表達歉意及排除錯誤之訊息。<br>違反前項規定,繼續販賣、供應、陳列或未刊播更正廣告者,處新臺幣十二萬元以上六十萬元以下罰鍰。<br>第46條<br>傳播業者違反第二十九條規定者,處新臺幣六萬元以上三十萬元以下罰鍰,並得按次處罰。<br>直轄市、縣(市)主管機關為前條第一項處罰時,應通知傳播業者及其直轄市、縣(市)主管機關或目的事業主管機關。傳播業者自收到該通知之次日起,應即停止刊播。<br>傳播業者未依前項規定停止刊播違反第二十八條第一項或第二項規定,或違反中央主管機關依第二十八條第三項所為廣告之限制或所定辦法中有關停止廣告之規定者,處新臺幣十二萬元以上六十萬元以下罰鍰,並應按次處罰至其停止刊播為止。<br>傳播業者經依第二項規定通知後,仍未停止刊播者,直轄市、縣(市)主管機關除依前項規定處罰外,並通知傳播業者之直轄市、縣(市)主管機關或其目的事業主管機關依相關法規規定處理。 |
| 第33條(廢止營業或工廠登記證照之處罰)<br>有下列行為之一者,處新臺幣三萬元以上十五萬元以下罰鍰;一年內再次違反者,並得廢止其營業或工廠登記證照:<br>一、違反中央主管機關依第十條所定標準有關衛生安全及品質之規定,經令其限期改正,屆期不改正。<br>二、違反第十一條第一項第八款、第九款、第十三條第二項、第十四條第一項、第十七條第一項、第十八條、第二十二條第一項規定。<br>三、違反中央主管機關依第十二條所定標準有關食品添加物品名、規格及其使用範圍、限量 | 第48條 | 第48條<br>有下列行為之一者,經命限期改正,屆期不改正者,處新臺幣三萬元以上三百萬元以下罰鍰;情節重大者,並得命其歇業、停業一定期間、廢止其公司、商業、工廠之全部或部分登記事項,或食品業者之登錄;經廢止登錄者,一年內不得再申請重新登錄:<br>一、違反第七條第三項規定。<br>二、違反第八條第三項規定,未辦理登記。<br>三、違反第九條第一項規定,未建立追溯或追蹤系統。<br>四、違反中央主管機關依第十七條或第十九條所定標準之規定。 |

| | | |
|---|---|---|
| 之規定，或依第十七條第二項所定標準有關營養成分及含量標示之規定。<br>四、違反中央主管機關依第十七條之一所為公告。<br>五、違反中央主管機關依第二十一條所為投保產品責任保險之規定，經通知限期改正，屆期不改正。<br>六、違反直轄市或縣（市）主管機關依第二十三條所定管理辦法有關公共飲食場所衛生之規定。<br>七、經主管機關依第二十九條第二項命其回收、銷毀而不遵行。 | | 五、食品業者販賣之產品違反中央主管機關依第十八條所定食品添加物規格及其使用範圍、限量之規定。 |
| 第34條（危害人體健康之處罰）<br>有第三十一條至前條行為，致危害人體健康者，處三年以下有期徒刑、拘役或科或併科新臺幣十八萬元以上九十萬元以下罰金。<br>法人之代表人、法人或自然人之代理人、受僱人或其他從業人員，因執行業務犯前項之罪者，除處罰其行為人外，對該法人或自然人科以前項之罰金。<br>因過失犯第一項之罪者，處六個月以下有期徒刑、拘役或科新臺幣十萬元以下罰金。 | 第49條 | 第49條<br>有第十五條第一項第七款、第十款行為者，處五年以下有期徒刑、拘役或科或併科新臺幣八百萬元以下罰金。<br>有第四十四條至前條行為，致危害人體健康者，處七年以下有期徒刑、拘役或科或併科新臺幣一千萬元以下罰金。<br>犯前項之罪，因而致人於死者，處無期徒刑或七年以上有期徒刑，得併科新臺幣二千萬元以下罰金；致重傷者，處三年以上十年以下有期徒刑，得併科新臺幣一千五百萬元以下罰金。<br>因過失犯第一項、第二項之罪者，處一年以下有期徒刑、拘役或科新臺幣六百萬元以下罰金。<br>法人之代表人、法人或自然人之代理人、受僱人或其他從業人員，因執行業務犯第一項至第三項之罪者，除處罰其行為人外，對該法人或自然人科以各該項十倍以下之罰金。 |
| 第35條（罰則）<br>拒絕、妨礙或規避本法所規定之抽查、抽驗、查扣、不能或不願提供不符合本法規定物品之來源或經命暫停作業而不遵行者，處新臺幣三萬元以上十五萬元以下罰鍰；情節重大或一年內再次違反者，並得廢止其營業或工廠登記證照。<br>※91年1月30日修正公布前原條文※<br>拒絕、妨礙或規避本法所規定之抽查、抽驗、查扣、不能或不願提供不符合本法規定物品之來源或經命暫停作業而不遵行者，處新臺幣三萬元以上十五萬元以下罰鍰；情節重大或一年內再次違反者，並得吊銷其營業或工廠登記證照。 | 第41條與第47條 | 第41條<br>直轄市、縣（市）主管機關為確保食品、食品添加物、食品器具、食品容器或包裝及食品用洗潔劑符合本法規定，得執行下列措施，業者不得規避、妨礙或拒絕：<br>一、進入製造、加工、調配、包裝、運送、貯存、販賣場所執行現場查核及抽樣檢驗。<br>二、為前款查核或抽樣檢驗時，得要求前款場所之食品業者提供原料或產品之來源及數量、作業、品保、販賣對象、金額、其他佐證資料、證明或紀錄，並得查閱、扣留或複製之。<br>三、查核或檢驗結果證實為不符合本法規定之食品、食品添加物、食品器具、食品容器或包裝及食品用洗潔劑，應予封存。<br>四、對於有違反第八條第一項、第十五條第一項、第四項、第十六條、中央主管機關依第十七條、第十八條或第十九條所定標準之虞 |

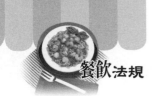

者,得命食品業者暫停作業及停止販賣,並封存該產品。

五、接獲通報疑似食品中毒案件時,對於各該食品業者,得命其限期改善或派送相關食品從業人員至各級主管機關認可之機關(構)接受至少四小時之食品中毒防治衛生講習;調查期間,並得命其暫停作業、停止販賣及進行消毒,並封存該產品。

中央主管機關於必要時,亦得為前項規定之措施。

第47條

有下列行為之一者,處新臺幣三萬元以上三百萬元以下罰鍰;情節重大者,並得命其歇業、停業一定期間、廢止其公司、商業、工廠之全部或部分登記事項,或食品業者之登錄;經廢止登錄者,一年內不得再申請重新登錄:

一、違反中央主管機關依第四條所為公告。

二、違反第七條第二項規定。

三、食品業者依第八條第三項或第九條第一項規定,登錄或建立追溯或追蹤之資料不實。

四、違反第十一條第一項或第十二條第一項規定。

五、違反中央主管機關依第十三條所為投保產品責任保險之規定。

六、違反直轄市或縣(市)主管機關依第十四條所定管理辦法中有關公共飲食場所衛生之規定。

七、違反第二十一條第一項及第二項、第二十二條第一項或依第二項及第三項公告之事項、第二十四條第一項或依第二項公告之事項、第二十六條或第二十七條規定。

八、除第四十八條第四款規定者外,違反中央主管機關依第十八條所定標準中有關食品添加物規格及其使用範圍、限量之規定。

九、違反中央主管機關依第二十五條第二項所為之公告。

十、規避、妨礙或拒絕本法所規定之查核、檢驗、查扣或封存。

十一、對依本法規定應提供之資料,拒不提供或提供資料不實。

十二、經依本法規定命暫停作業或停止販賣而不遵行。

十三、違反第三十條第一項規定,未辦理輸入產品資訊申報,或申報之資訊不實。

十四、違反第五十三條規定。

| | | |
|---|---|---|
| 第36條（罰鍰之執行機關）<br>本法所定之罰鍰，由直轄市或縣（市）主管機關處罰之。 | 第55條 | 第55條<br>本法所定之處罰，除另有規定外，由直轄市、縣（市）主管機關為之，必要時得由中央主管機關為之。但有關公司、商業或工廠之全部或部分登記事項之廢止，由直轄市、縣（市）主管機關於勒令歇業處分確定後，移由工、商業主管機關或其目的事業主管機關為之。 |
| 第37條（玩具之準用）<br>本法關於食品器具、食品容器之規定，於兒童直接接觸入口之玩具準用之。 | 第57條 | 第57條<br>本法關於食品器具或容器之規定，於兒童常直接放入口內之玩具，準用之。 |
| 第38條（審查費、檢驗費及證書費）<br>中央主管機關依本法受理食品業者申請審查、檢驗及核發許可證，應收取審查費、檢驗費及證書費；其費額，由中央主管機關定之。 | 第58條 | 第58條<br>中央主管機關依本法受理食品業者申請審查、檢驗及核發許可證，應收取審查費、檢驗費及證書費；其費額，由中央主管機關定之。 |
| 第39條（施行細則之訂定）<br>本法施行細則，由中央主管機關定之。 | 第59條 | 第59條<br>本法施行細則，由中央主管機關定之。 |
| 第40條（施行日）<br>本法自公布日施行。 | 第60條 | 第60條<br>本法除第三十條申報制度與第三十三條保證金收取規定及第二十二條第一項第五款、第二十六條、第二十七條，自公布後一年施行外，自公布日施行。<br>第二十二條第一項第四款自中華民國一百零三年六月十九日施行。<br>本法一百零三年一月二十八日修正條文第二十一條第三項，自公布後一年施行。 |

餐飲旅館系列

# 餐飲法規 Food and Beverage Regulations

作　　　者 / 李義川
出 版 者 / 揚智文化事業股份有限公司
發 行 人 / 葉忠賢
總 編 輯 / 馬琦涵
執行編輯 / 吳韻如
地　　　址 / 222 新北市深坑區北深路 3 段 260 號 8 樓
電　　　話 / (02)8662-6826
傳　　　真 / (02)2664-7633
網　　　址 / http://www.ycrc.com.tw
　E-mail　 / service@ycrc.com.tw
印　　　刷 / 鼎易印刷事業股份有限公司
ISBN / 978-986-298-131-3
初版一刷 / 2014 年 2 月
定　　　價 / 新台幣 400 元

國家圖書館出版品預行編目（CIP）資料

餐飲法規／李義川著. -- 初版. -- 新北市：揚
智, 2014. 01
　　面；　公分 -- （餐飲旅館系列）
　ISBN　978-986-298-131-3（平裝）

　1.食品衛生法規

412.25　　　　　　　　　　　103000795